1日1分 寝たまま！

下腹ぺたんこポーズ

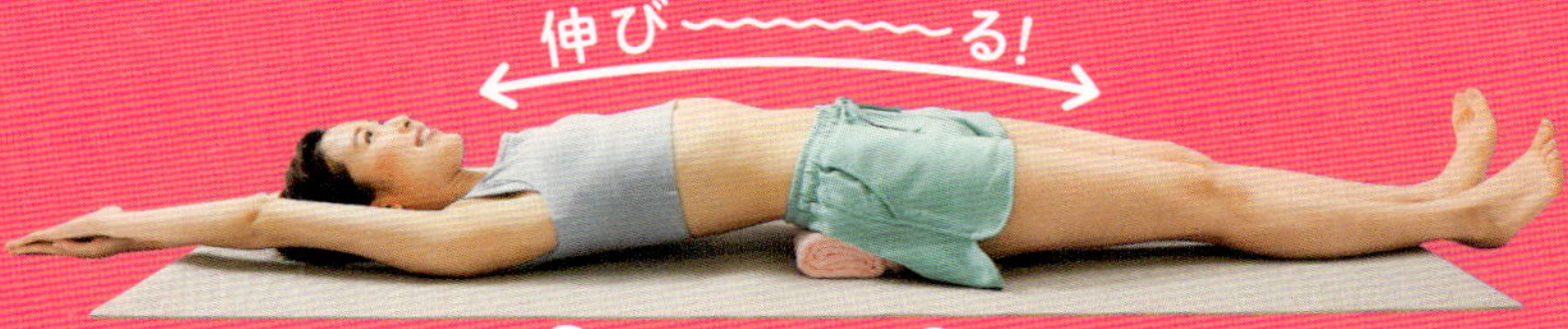

池田書店

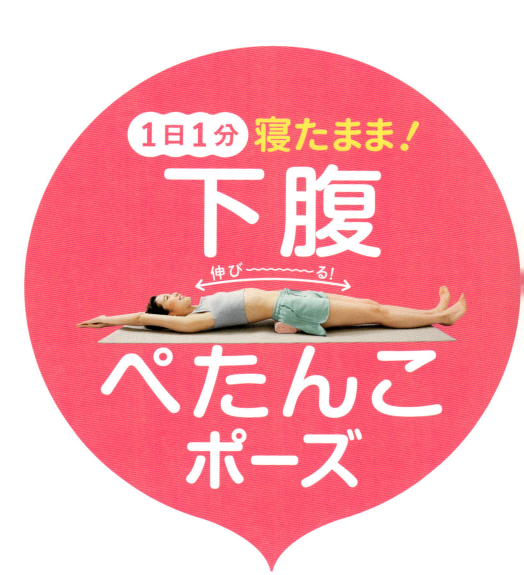

はじめに

こんにちは！波《は》多《た》野《の》賢《けん》也《や》です！

シルエットを美しく矯正する美容整体師です

産後に激太りした愛する妻も美シルエットに！

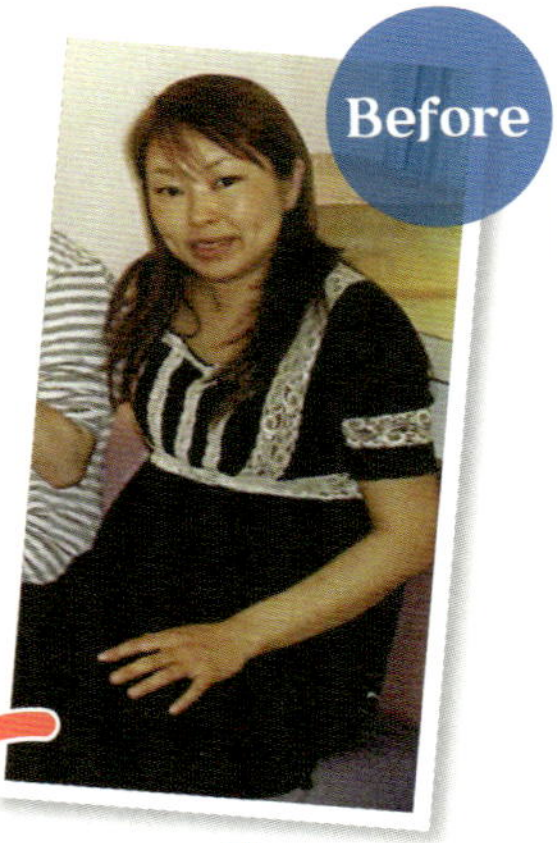

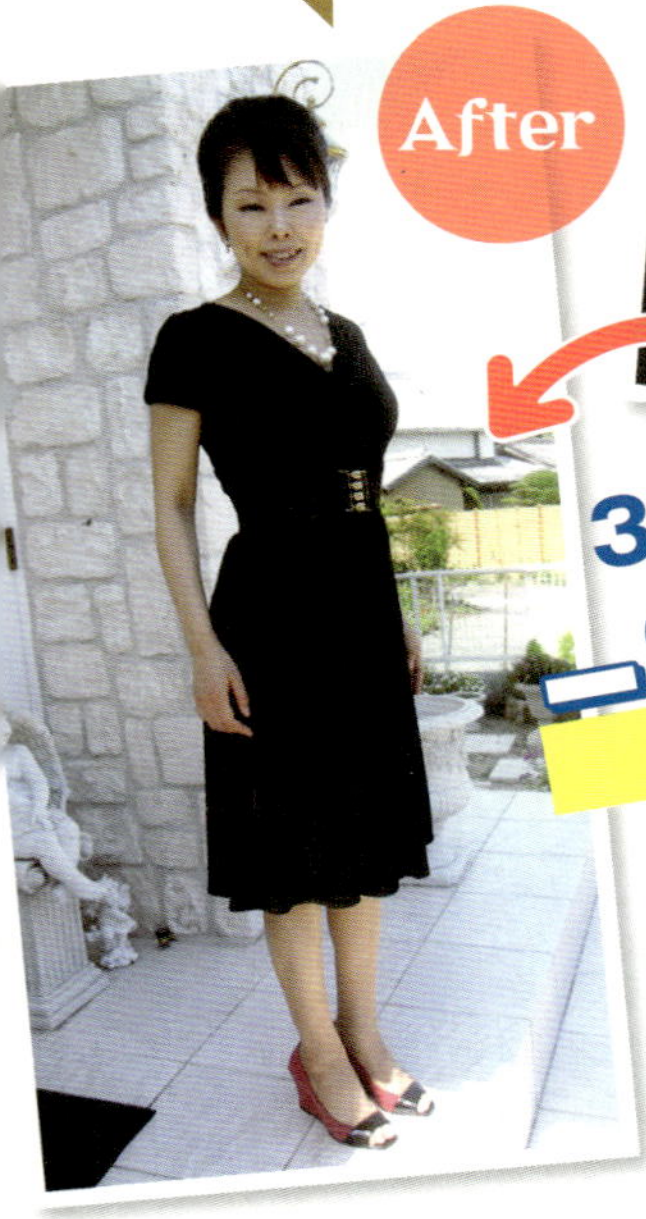

3ヶ月で −20kg

産後太りでなんと21kgも太ってしまった妻。運動嫌いな妻のために簡単なエクササイズを考案。自力で元の体重まで戻すことに成功しました！

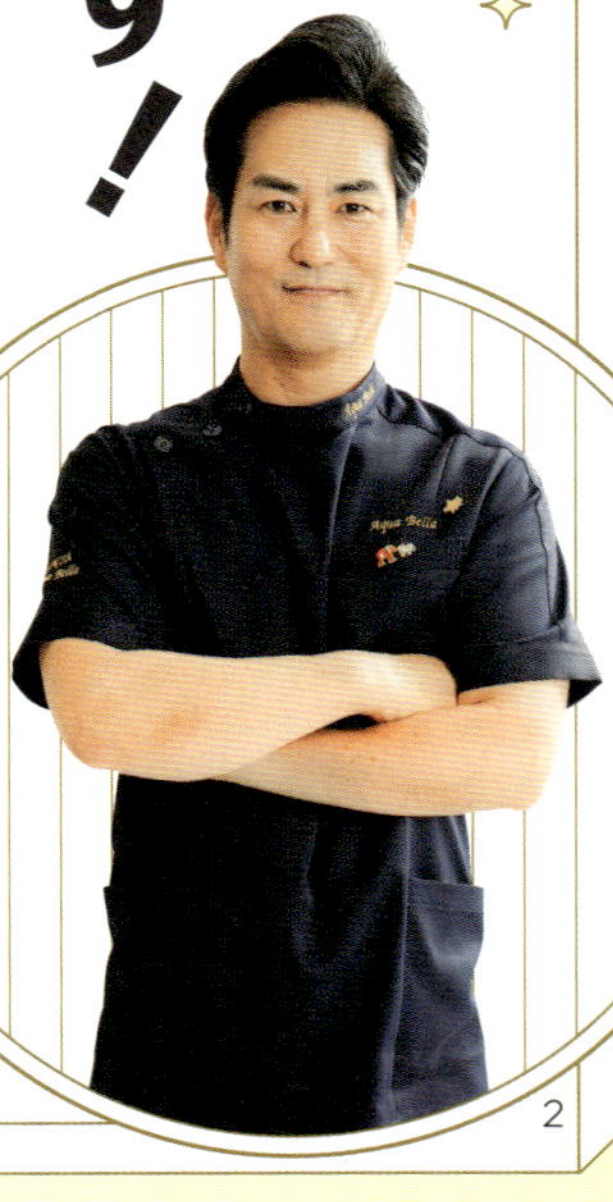

2002年、地元である愛知県豊橋市に美容整体サロン「アクアヴェーラ」を開業しました。以来、常に予約がいっぱいというありがたい状態が続いています。

美容整体は、小顔矯正、骨盤矯正など、お客さまの希望をうかがいながら、全身の骨格のゆがみを解消し、不調や痛みを取り除き、健康的で美しいシルエットに整えることを目的としています。この本ではエクササイズを中心にご紹介し、女性ならではの悩みや疑問についてもお答えしていきます！

簡単・気軽に続けられる骨格ケア！
自宅でできるメソッドを考案

日頃のクセやストレスで骨格はすぐにゆがみます。次の施術までになるべくゆがみをおさえてもらえるようにと、お客さまが自分でできる簡単なエクササイズを考案してきました。整体学をもとにしたエクササイズは数知れず……。簡単さが評判を呼び、本にもしていただきました。

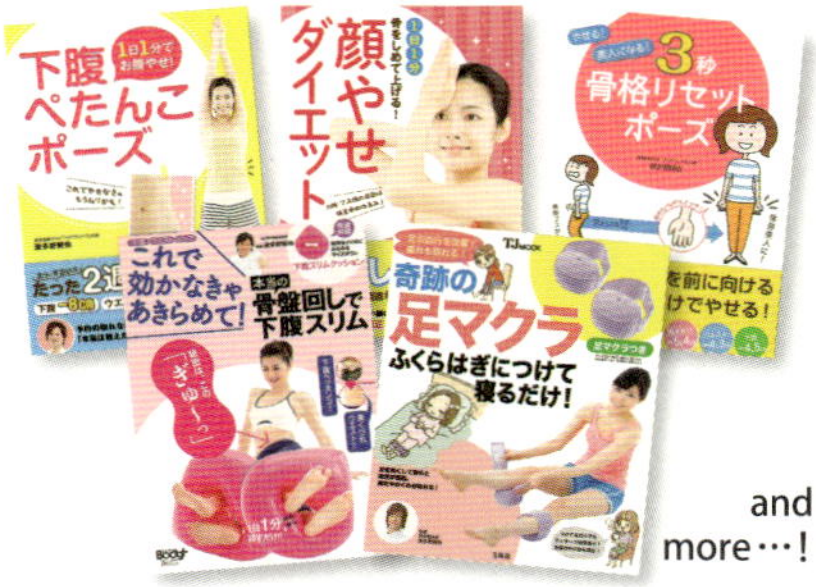

and
more…！

左上から、『1日1分でお腹やせ！ 下腹ぺたんこポーズ』『1日1分！ 骨をしめて上げる！ 顔やせダイエット』『やせる！ 美人になる！ 3秒骨格リセットポーズ』（池田書店）、『本当の骨盤回しで下腹スリム』（実業之日本社）、『足の血行を改善！ 疲れも取れる！ 奇跡の足マクラ』（宝島社）

正しいサポートで悩みを解消
オリジナル整体グッズも開発！

整体は方向と角度が重要。考案した整体エクササイズが自宅でも正しくできるように、整体師のサポートの代わりとなるオリジナルグッズをたくさん開発しました。最新作は寝ている間に全身のゆがみを整えてくれるマットレス。これは構想12年の力作。頭のなかでは常にアイデアを練っています。

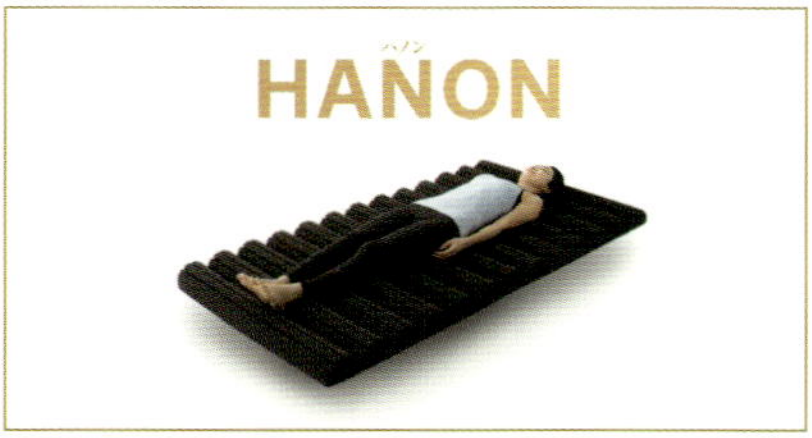

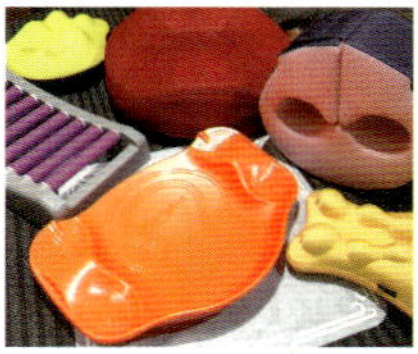

人間工学をもとに考えた整体マットレス『HANON』（上）、今までに考案した美容整体グッズ。目的・用途はさまざま（左）

1日に2億円売り上げたことも…！

地元の情報番組や、通販番組「ショップチャンネル」などに出演しています。オリジナル美容グッズを販売するために依頼され、試しに出演してみたのですが、グッズについて力説するあまり1回の出演で2億円を売り上げたことも。緊張しますが、美容整体について知っていただけるチャンスと考えてがんばっています。

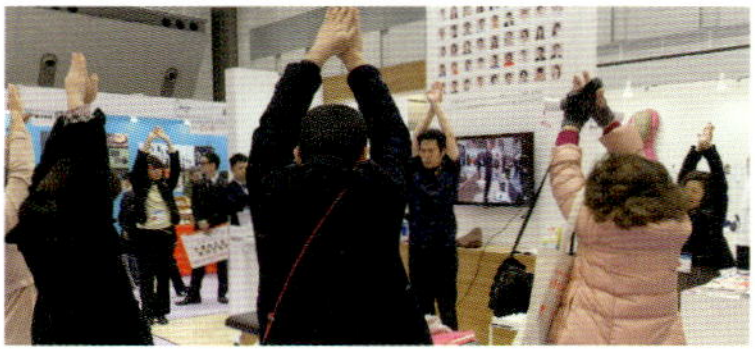

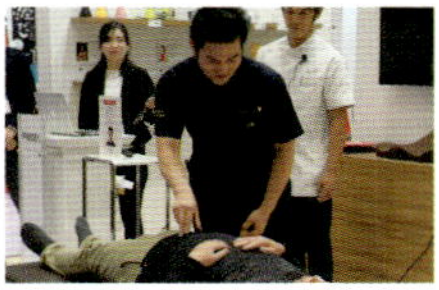

イベント・セミナーにも積極的に参加して、皆さんに体験してもらっています

銀座のエステサロンで、「KENYA SALON」をオープン！

美容整体をより突きつめたい…！

長年、「若々しく健康的な美シルエット」を追求してきたこともあり、お声がけいただいたのをきっかけに5年前から銀座のエステサロンで「KENYA SALON」をはじめました。美しいスタイルや豊かな表情を維持するためには、骨と筋肉の正しい働きが非常に重要です。私の美容整体の矯正テクニックで全身の骨格と筋肉の働きを改善していきます。日々、美容意識の高いお客さまとお話しすることで、さらに美容矯正についての考えが深まっています。

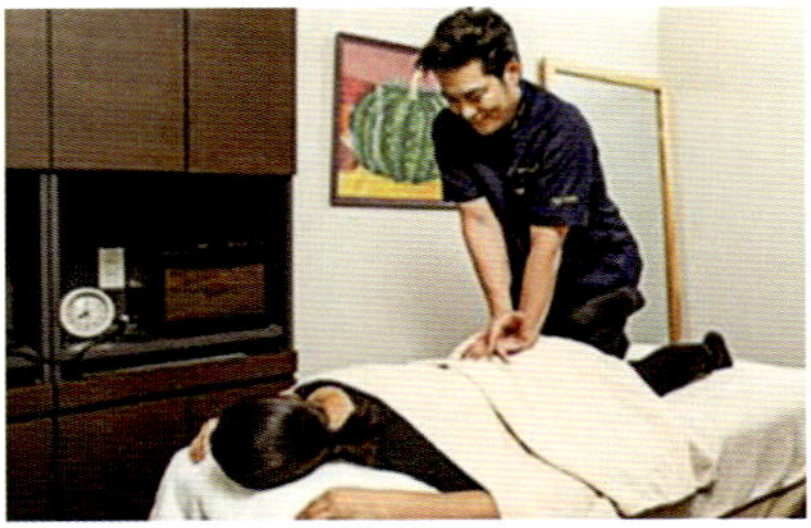

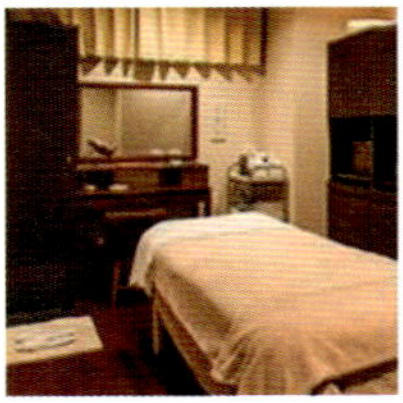

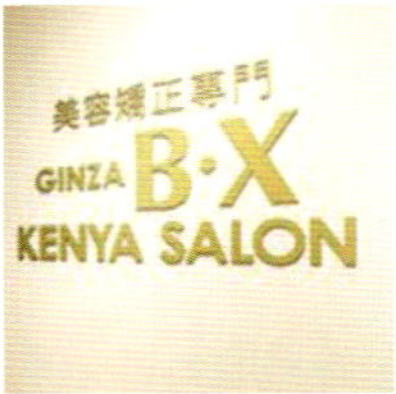

「GINZA B・X KENYA SALON」美容矯正を中心にアンチエイジングトリートメントをおこないます。プロデューサーとして、私も週２回ほど施術をしています

そうして生まれたのがこれ…！ 下腹ぺたんこES《エス》トレです！

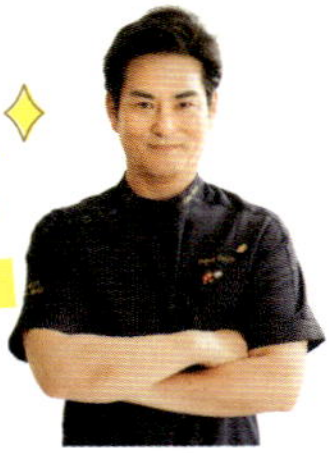

エステサロンでの美容矯正の施術が評判を呼び、「波多野先生に施術してもらいたい！」という要望を多くいただくようになりました。しかし、私には愛知のサロンもあったので銀座のサロンは週2回が限度。「私がいなくても正確にできる美容矯正プログラムを」と考案したのがこのメソッドです。エステティシャン・施術者がトレーナーとなり、専用器具を使用しながらお客さま自身が正しい方向と角度をつけて全身を矯正できるプログラムです。

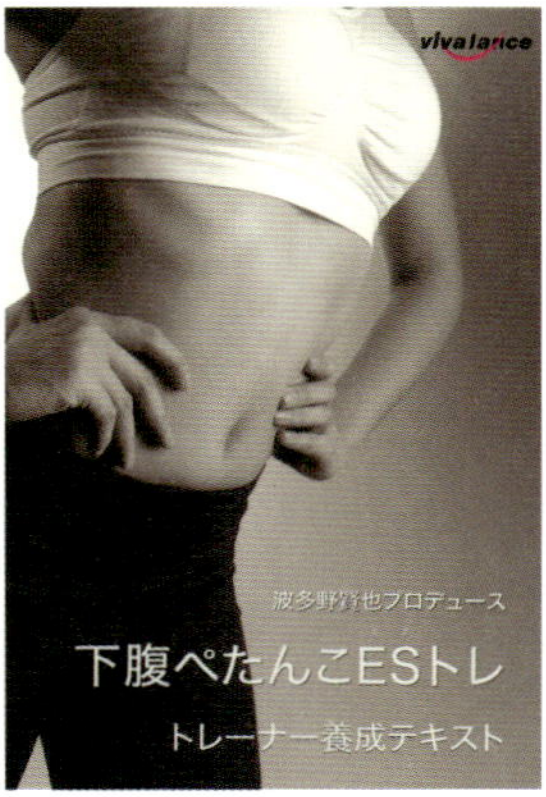

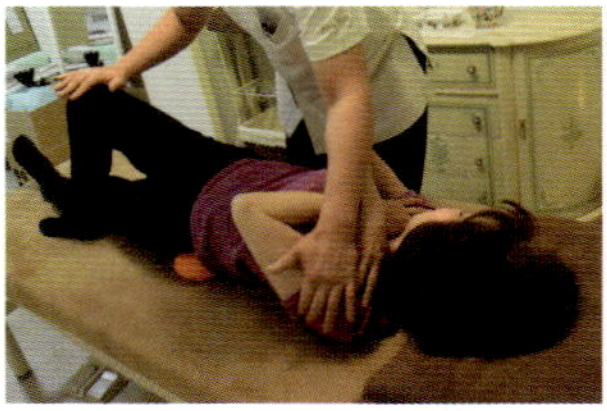

下腹ぺたんこESトレのトレーナー養成テキスト。現在、全国でこのプログラムを導入するエステサロンが増えています（左）、エステティシャンがトレーナーとなって動きを指導（下）

そこで開発したのがコレ！

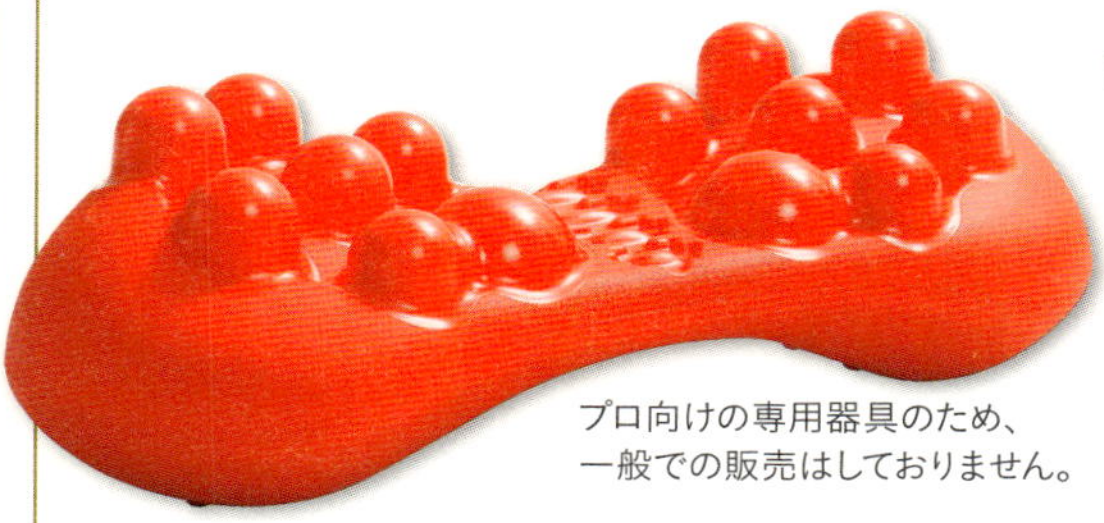

プロ向けの専用器具のため、
一般での販売はしておりません。

＼ 下腹ぺたんこESトレ専用
トレーニングアイテム ／

S《エス》P《ピー》K《ケー》 Pro《プロ》

（下腹ぺたんこクッションPro）

骨格と筋肉を理想的な状態に整えるエクササイズクッション

　エステはお客さまが横になった状態で施術を受けます。それは外からのアプローチを跳ね返す余計な「力み」が出ない、非常に理想的な状態です。ただし、寝ていると骨盤が沈んでしまうので、骨盤を正しい位置に持ち上げて矯正するプログラム専用の器具を作りました。骨盤の位置を正しながらトレーニングの動きに合わせて適切な反動を与え、ゆがみの矯正をサポートをします。

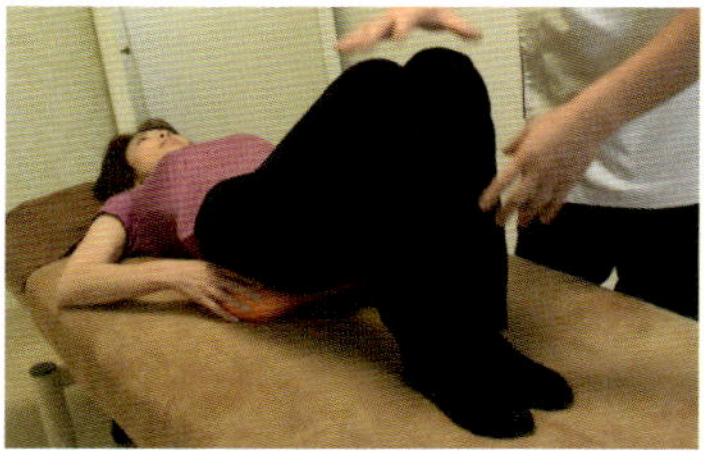

横になった状態で骨盤の下に入れて使用します

本書ではこの「下腹ぺたんこESトレ」を

自宅で、自分で、カンタンにできる

エクササイズを紹介します！

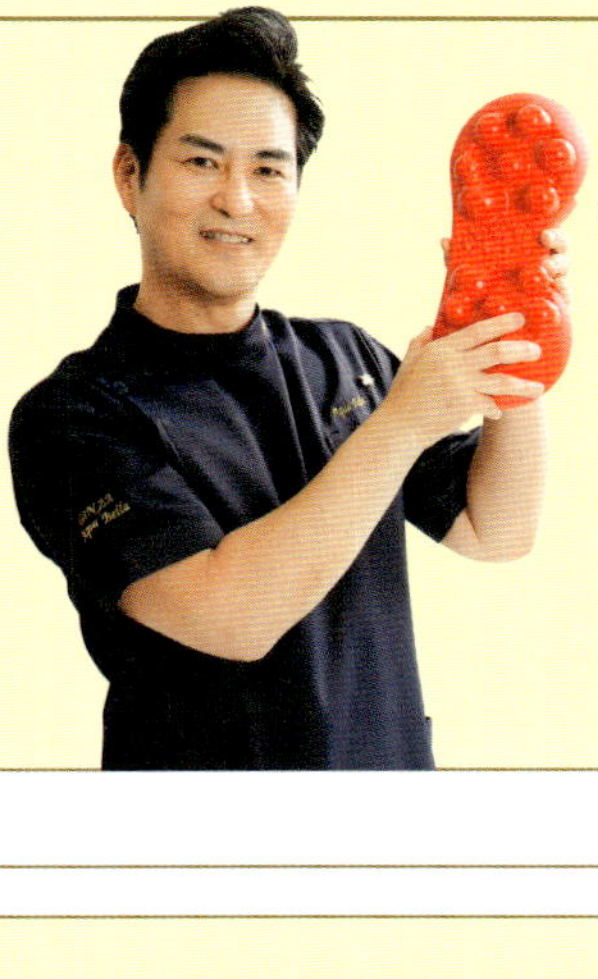

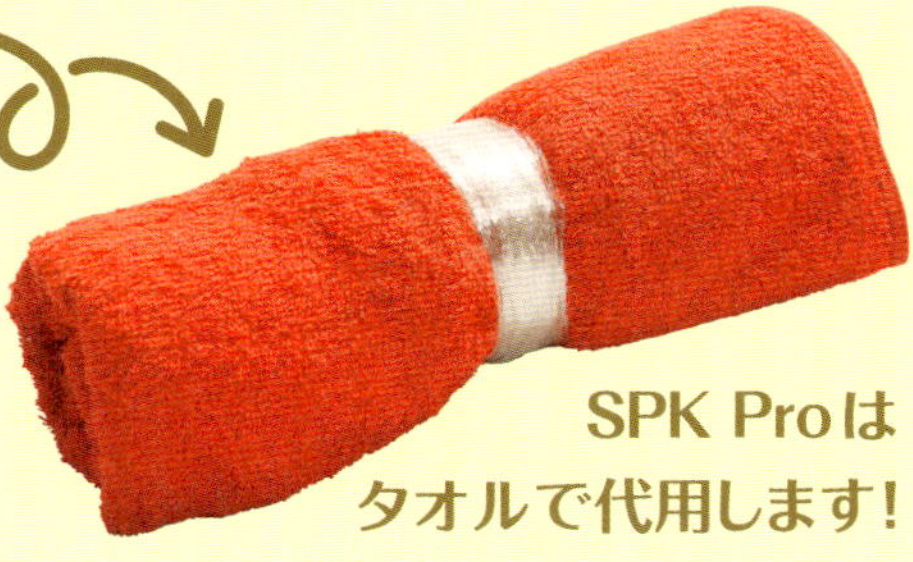

SPK Proは
タオルで代用します！

CONTENTS

2 はじめに

PART 1 もう戻れない!? 下腹は老いの入り口

10 ただやせるだけでは、 満足できない！ 物足りない！

14 でも、このままいくと…もう、戻れない!? これが私の本当の姿!?

16 どうしたらやせられるの!? 注目すべきは下腹

18 ところで、 なぜ下腹は出るの!?

20 図解 「下腹は老いの入り口」とは？

22 骨格がゆがんで良いことはまったくなし！ 姿勢・体型・負担の負のスパイラル

24 ここで質問です！ この人たちはどれくらいやせた？ 理由は骨格アプローチにあった！

26 下腹にはこれが効く！ 強い力は不要！ 美容整体で骨格にアプローチ！

28 目指すのは… 下腹ぺたんこで伸びやかなカラダ！

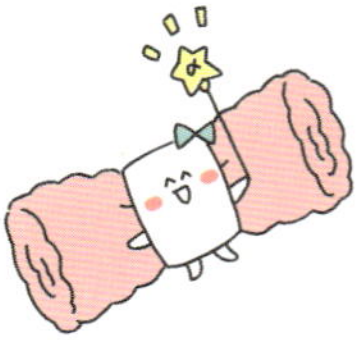

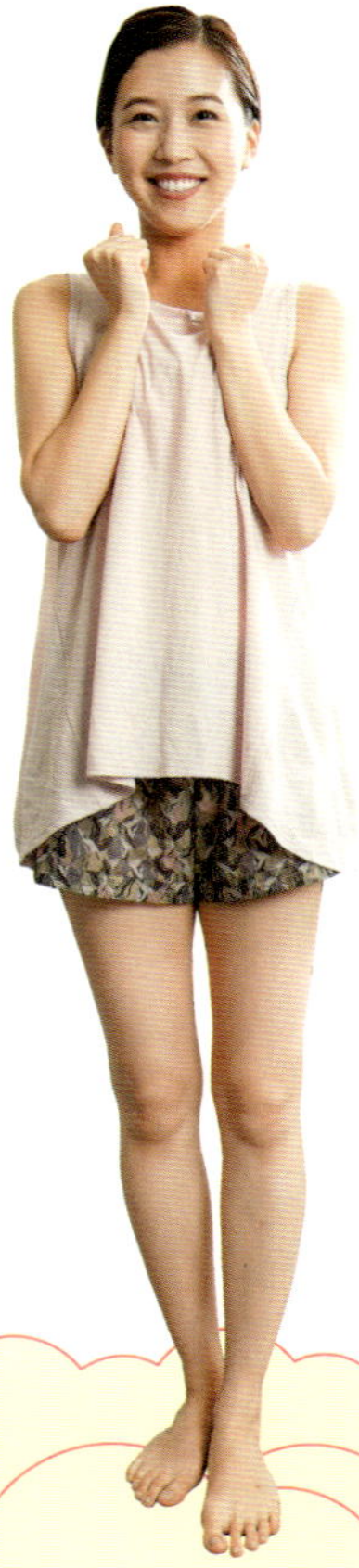

PART 2

さぁ、はじめよう！ 寝たまま！下腹ぺたんこポーズ

1日1分！ この伸び〜が下腹に効く!! 32

1日1分でいい！ 寝たまま！下腹ぺたんこポーズ を紹介します！ 34

その前に… 準備① 骨盤タオルを作ろう！ 用意するのはタオルとラップだけ！ 36

その前に… 準備② 骨盤タオルのあてかた 成功のポイントは骨盤！ 38

その前に… 準備③ 呼吸のしかた 吸って、吐いて、とめるが大事！ 40

1日1分！ 寝たまま！下腹ぺたんこポーズ 42

体験！ 撮影の合間にモデルさんがチャレンジ！ 寝たまま！下腹ぺたんこポーズ 〜1回のポーズでゆがみが治る!?〜 44

疑問1 なぜ寝たままなの？ 48

疑問2 なぜタオルを使うの？ 49

疑問3 本当に効いているの？ 50

疑問4 下腹以外にも効くの？ 51

疑問5 腰、痛めないかな？ 52

疑問6 回数多いほうが効果UP？ 53

疑問7 寝る場所がないときは？ 54

体験！ 下腹で悩む読者さんがどこまで変わる？ 2週間チャレンジ！ 寝たまま！下腹ぺたんこポーズ 56

さらなる高みを目指すアナタへ…
+αポーズを紹介するよ！

+αポーズ① 骨盤パッセポーズ 64
+αポーズ② 下腹スイングポーズ 66
+αポーズ③ ひざ曲げパーフェクト腹筋ポーズ 68

PART 3 尽きないお悩みを解決！ 教えてQ&A

お悩み❶ 年とともに腕と肩がガッチリしてくるのはなぜ？ 74
お悩み❷ 肩こりが治らない！ すぐに肩がこるのはなぜ？ 76
実践編 ムダな「力み」が入らない 美しい姿勢と所作を心がけよう 78
お悩み❸ 顔が垂れ下がって 表情がキツくなるのはなぜ？ 80
実践編 血流アップでお肌ピチピチ！ 美顔メンテ・マッサージ 82
お悩み❹ よく眠れません 朝も早く起きちゃうのはなぜ？ 84
お悩み❺ 突然出てきて困る！ 尿もれが治らないのはなぜ？ 86
お悩み❻ 疲れを感じたときに ひざが痛くなるのはなぜ？ 88
お悩み❼ 生理痛や更年期障害の 症状を軽くすることはできる？ 90
お悩み❽ 体を動かしていません 運動はしたほうがいいの？ 92

おわりに 94

COLUMN 1 ゆがみからは逃れられない!? 30
COLUMN 2 ほぐして、ゆるめて、伸ばす！ 1日1分、骨格メンテナンス！ 70

・PART・
1

もう戻れない!?
下腹は老いの入り口

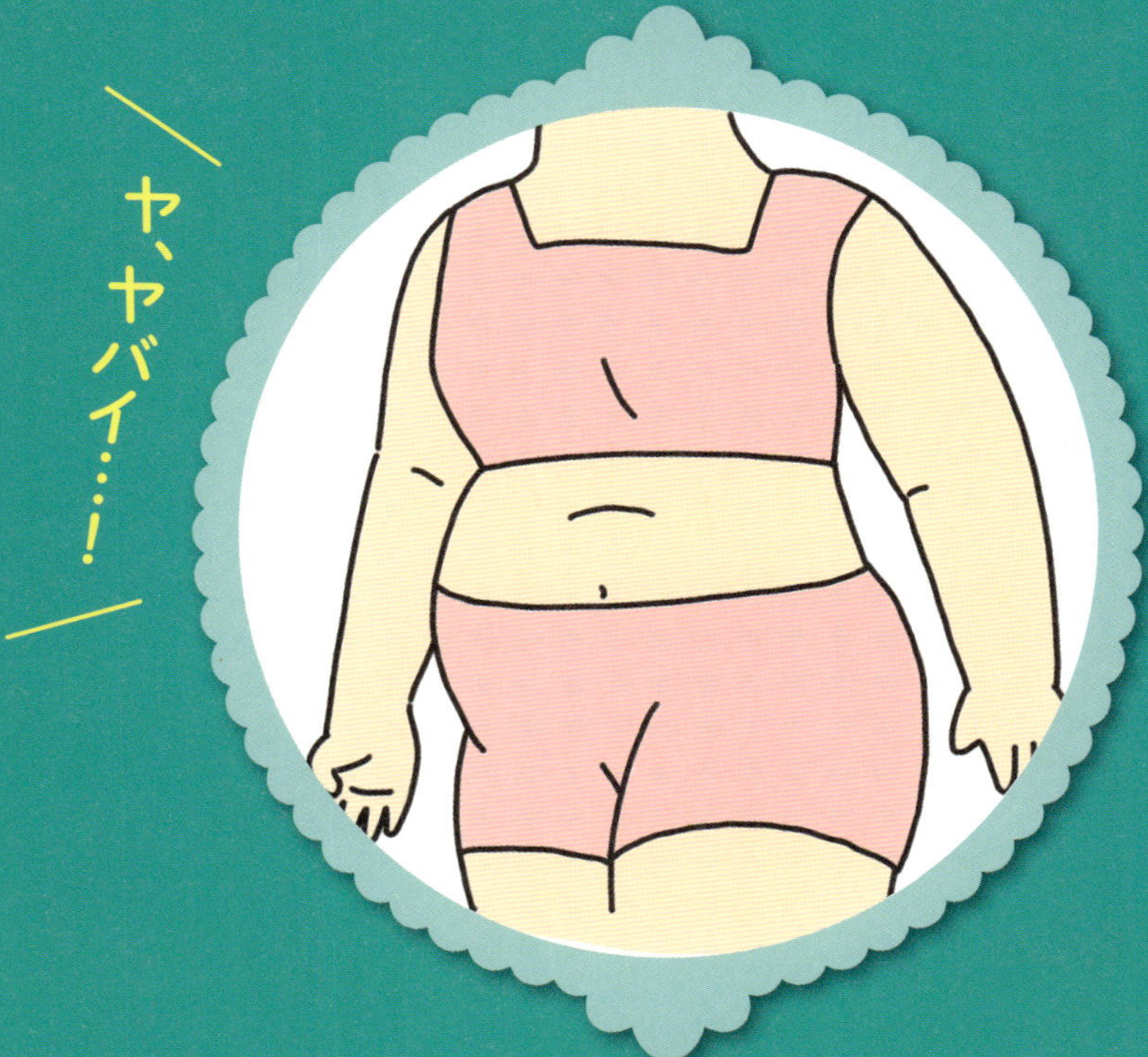

下腹ぺたんこ、最後のチャンス!?

いつ頃からか気になってきた「下腹」。
気づいたら相当な存在感になっていた！

ただやせるだけでは、満足できない！物足りない！

美容整体師として、2万回施術して思うこと…

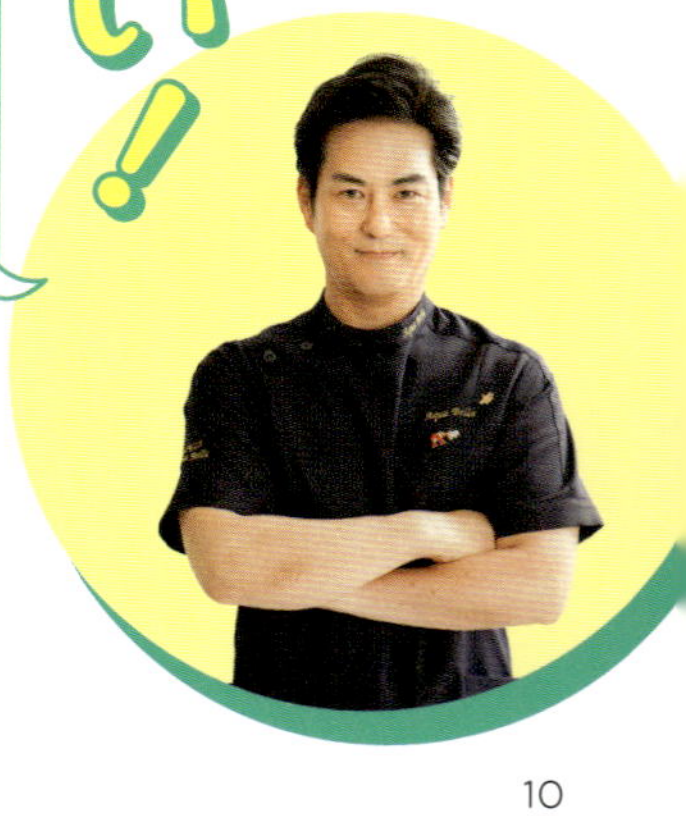

17年前に美容整体サロンを開業して以来、回数にして約2万回、
多くのお客さまと出会い、お悩みやご希望をお聞きしながら施術してきました。
開業からずっと通われている、長いお付き合いのかたもいらっしゃいます。
お客さまも年齢を重ね、身体的な不調を感じるかたも多くなりました。

私のサロンは美容矯正なので、痩身、全身のシルエット矯正、
小顔矯正などを主な目的でいらっしゃるのですが、
お話を聞いていると、体重を減らすことがすべてではないようで……。

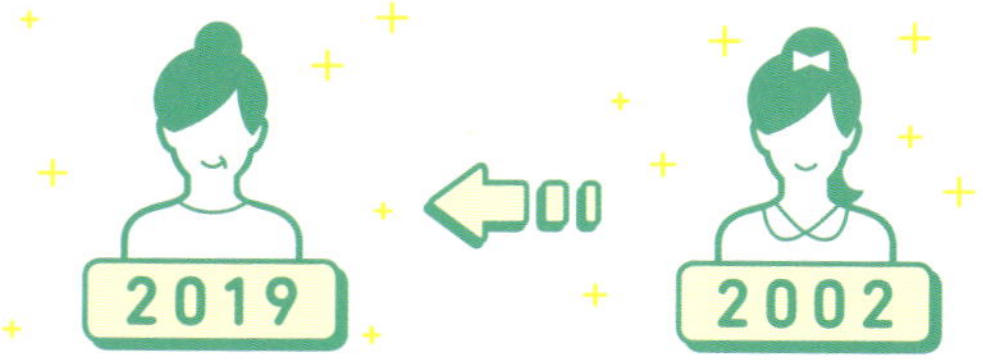

結果として、多くの女性がダイエットに望んでいることは…

たとえば

上半身だけやせてしまう

貧相に見えるのは避けたいわ

更年期もなんとかならない？

髪と肌のツヤが欲しい！

胸とお尻はボリュームが欲しい

若作りと思われるのはイヤ！

年のせいで体のあちこちが痛い…

顔のたるみを引き上げたい！

なんといっても、いつまでも
若々しい
こと！

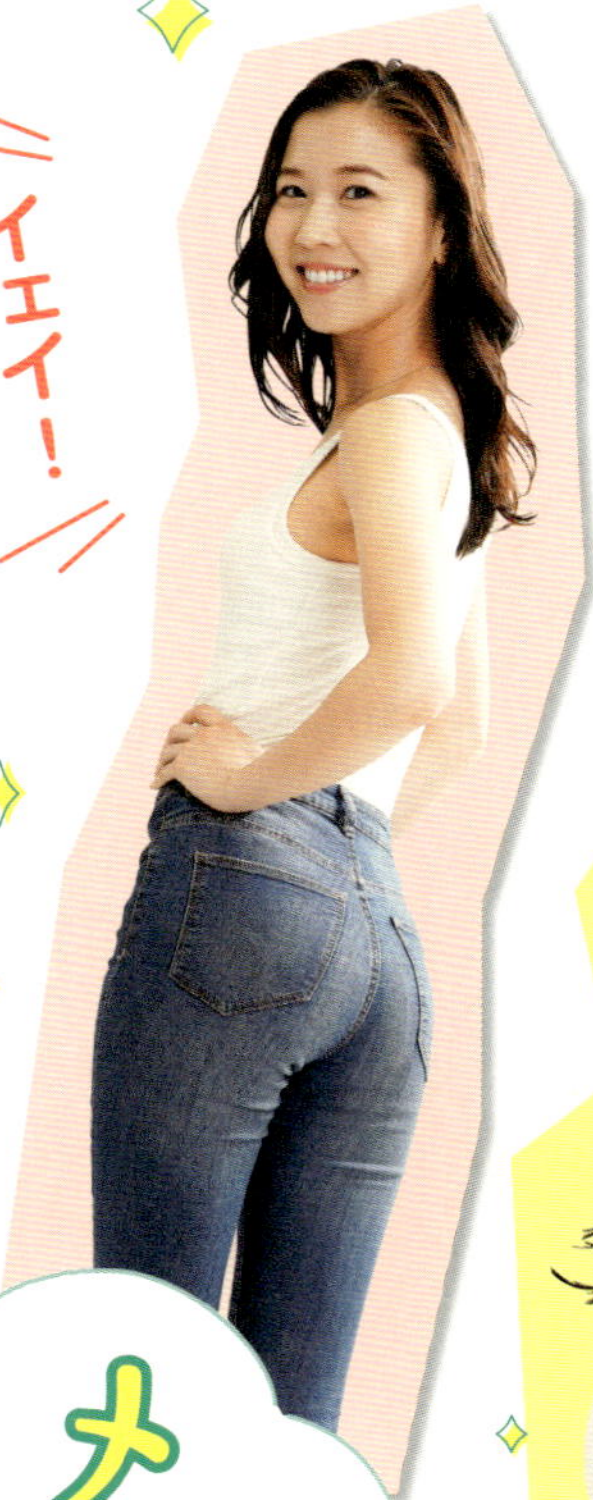

イエイ！

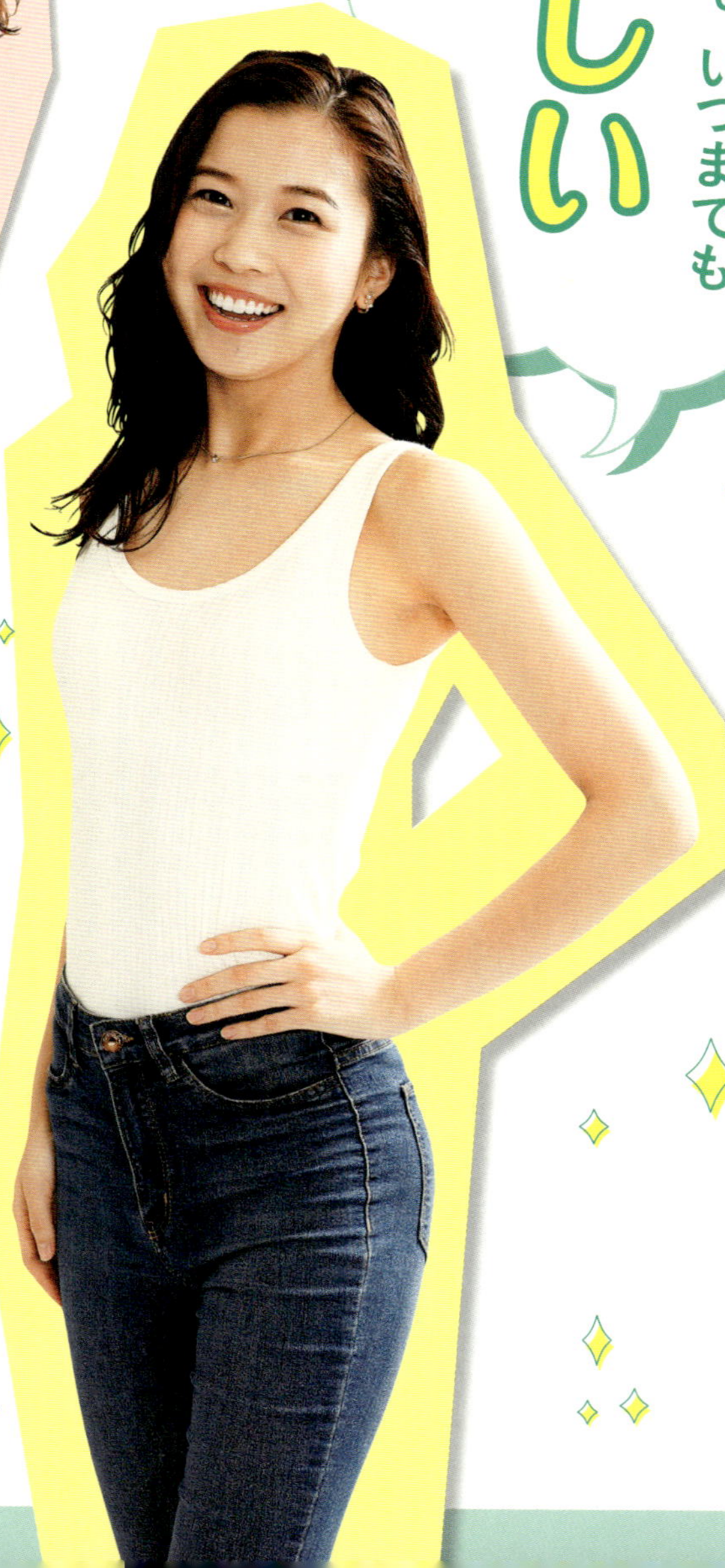

メリハリのある
健康ボディ！

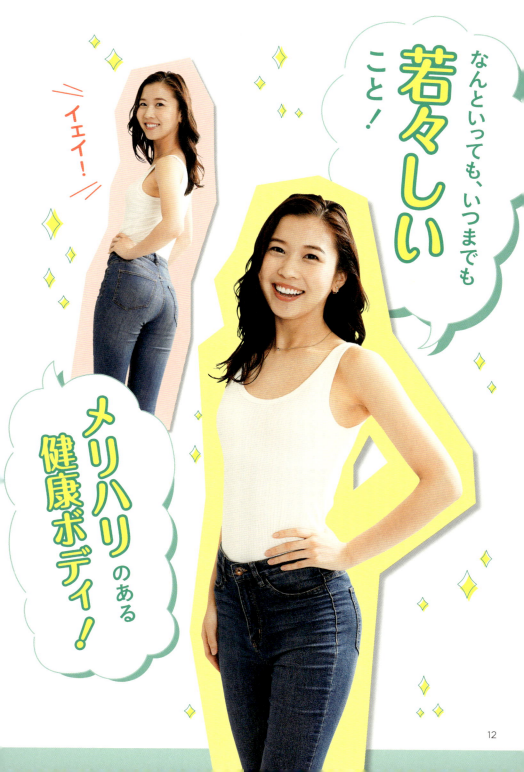

いつまでも**動ける**こと！

いつまでも**笑顔**でいられること！

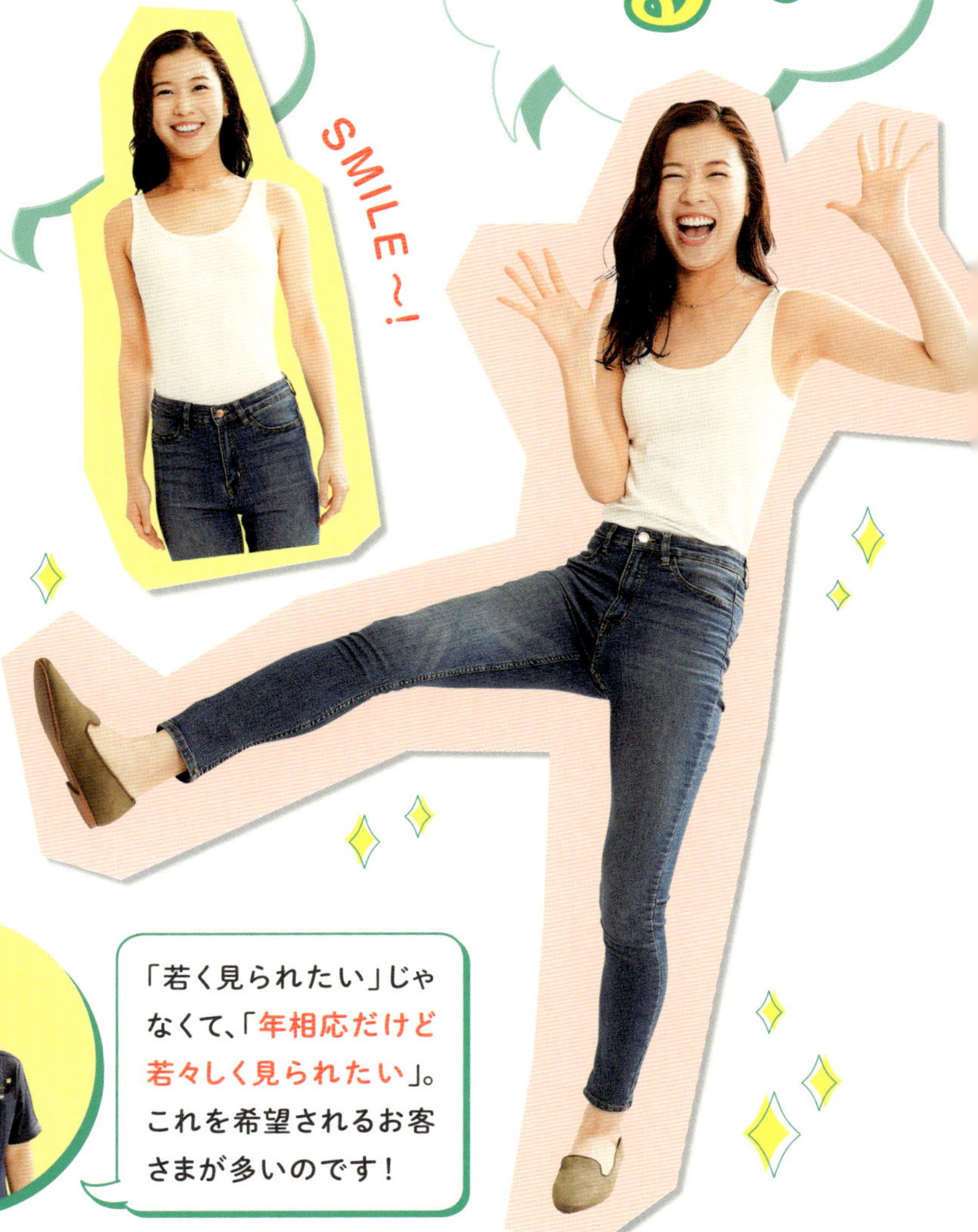

これに尽きるのです！

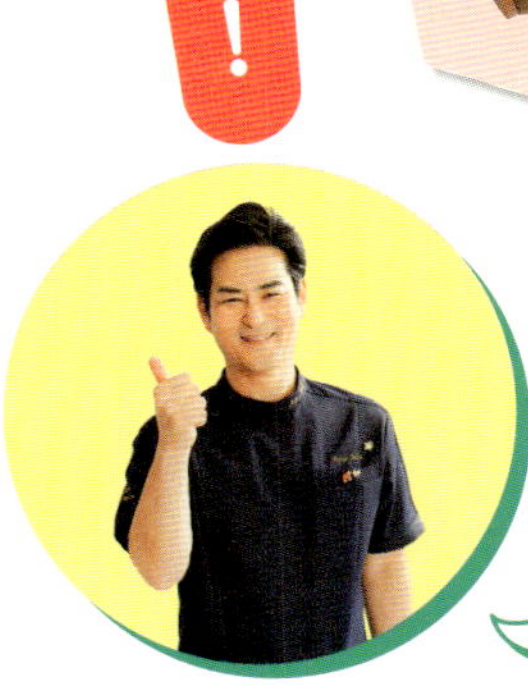

「若く見られたい」じゃなくて、「**年相応だけど若々しく見られたい**」。これを希望されるお客さまが多いのです！

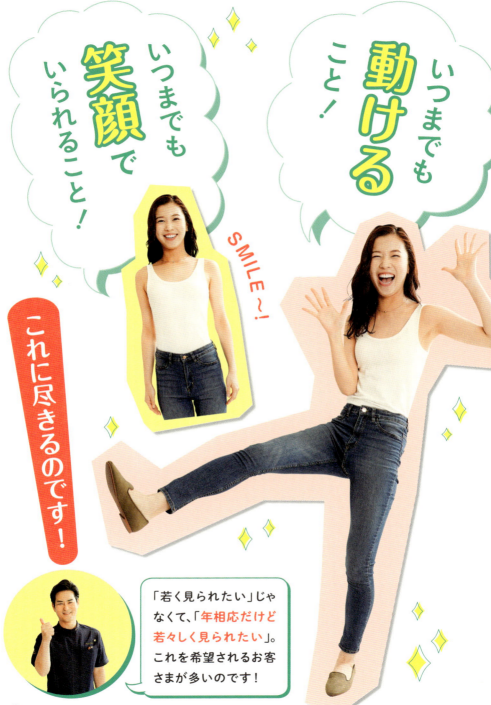

でも、このままいくと…

もう、戻れない!?

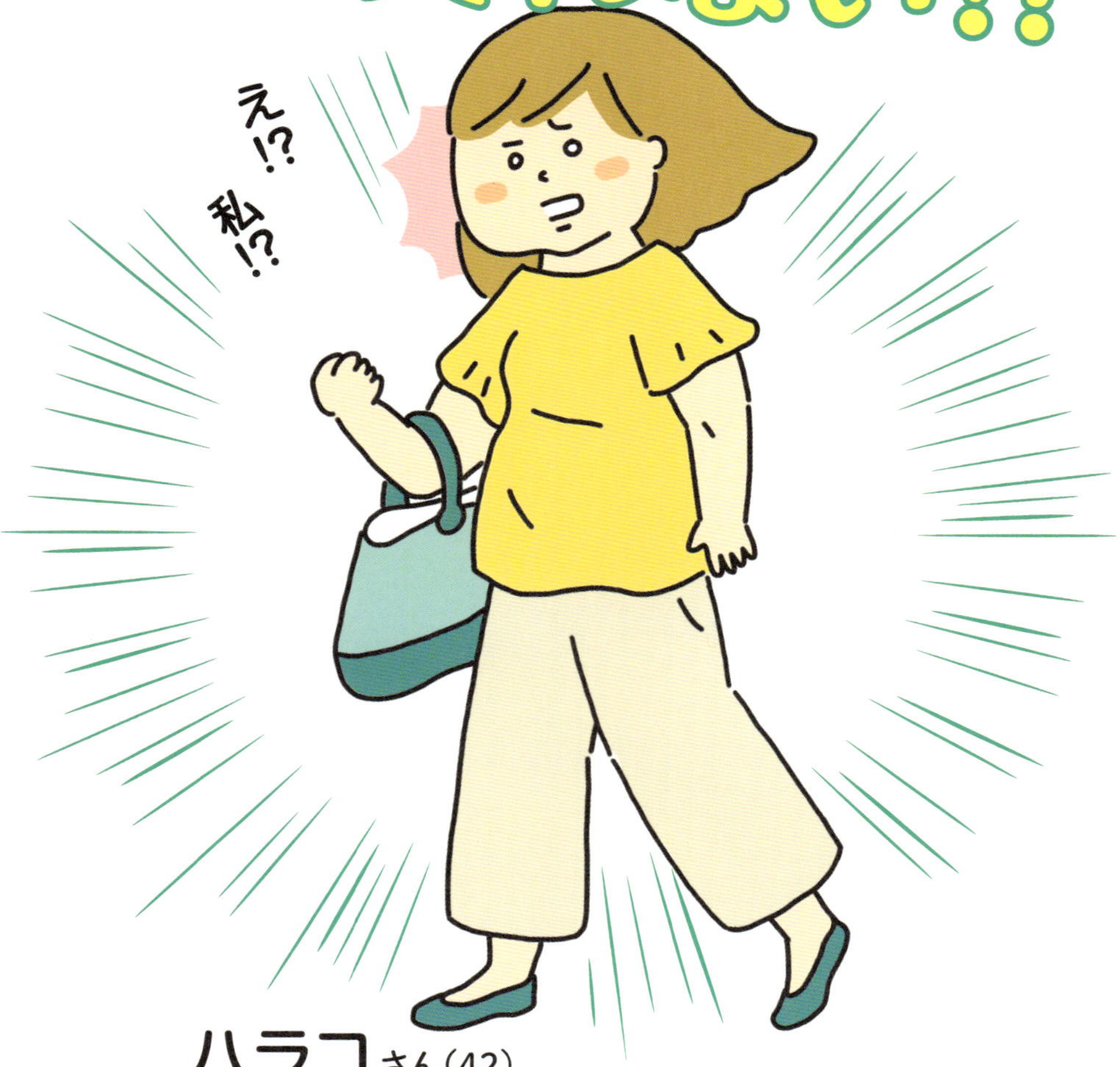

ハラコさん（42）

小学生と幼稚園児の２児を抱えるお母さん。まだまだ自分のことを「そこそこ若いママ」「おしゃれも楽しんでいる」「まだイケるはず」と思い込んできたものの……。最近、下腹が気になって着られない洋服が出てきたことにうっすらと危機感を持っている。

毎日の疲れのせいだと思ってきたけれど、

これが私の本当の姿!?

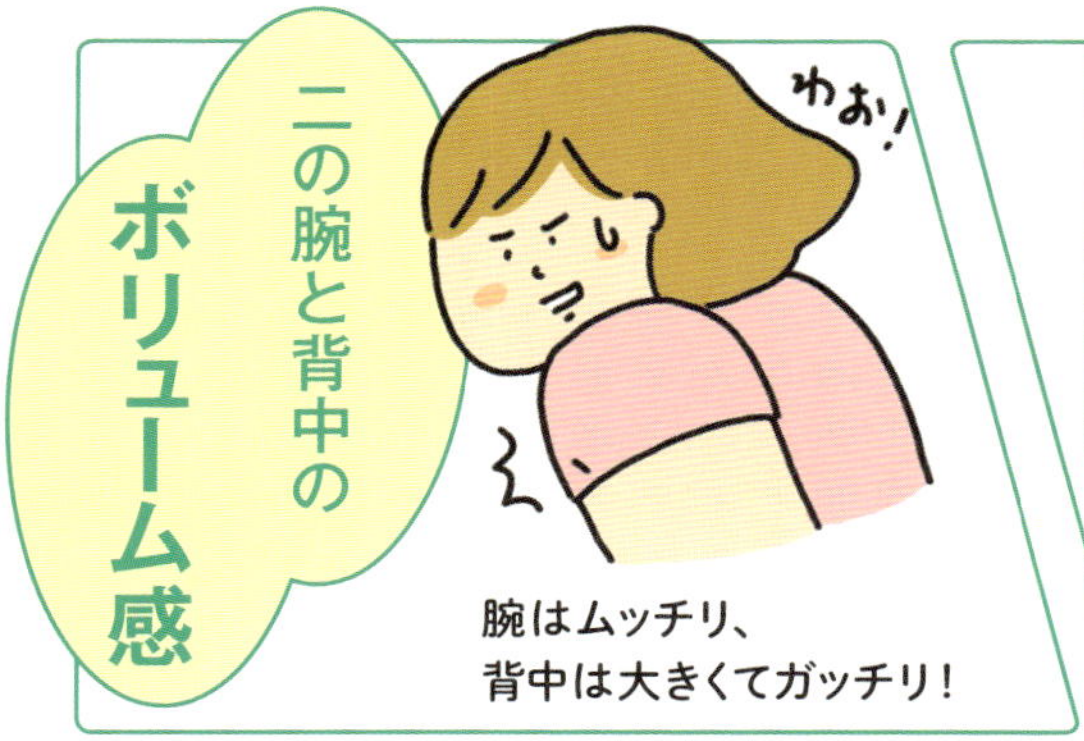
二の腕と背中の
ボリューム感
わお!
腕はムッチリ、
背中は大きくてガッチリ!

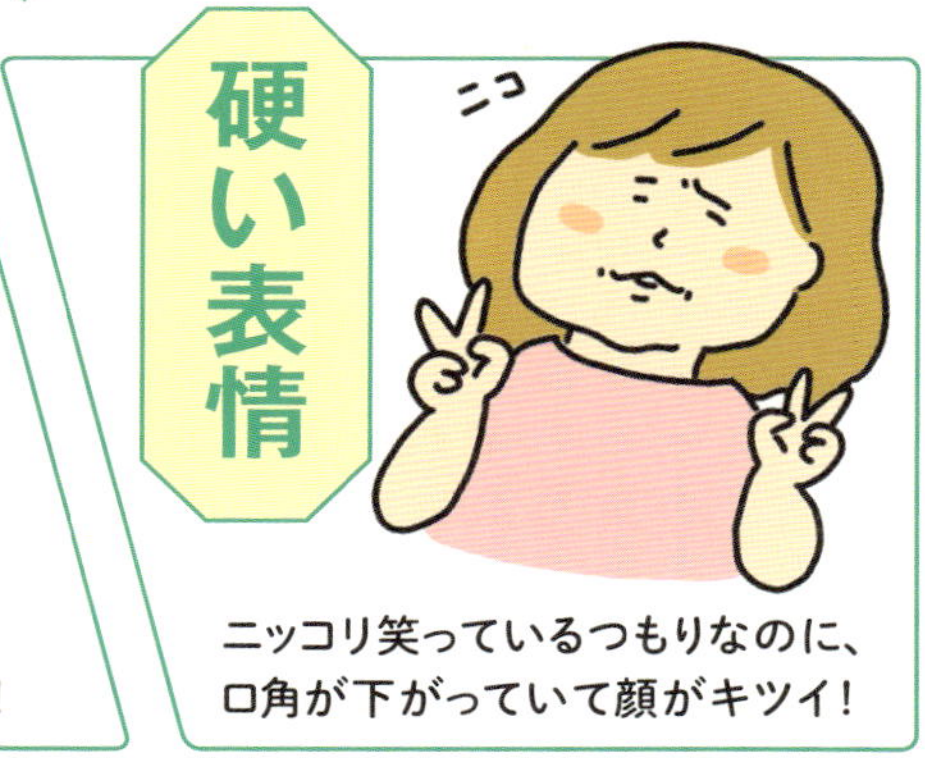
硬い表情
ニコ
ニッコリ笑っているつもりなのに、
口角が下がっていて顔がキツイ!

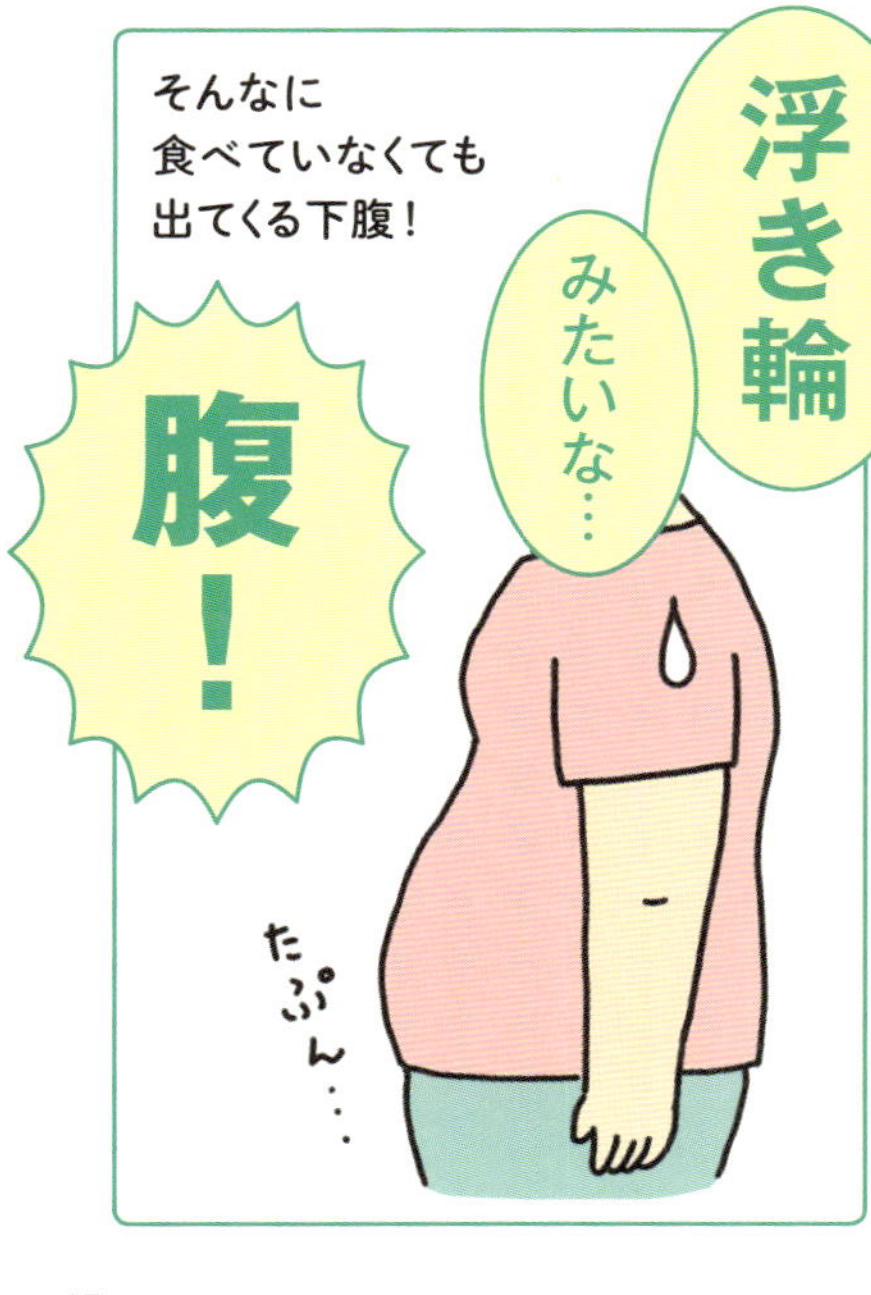
そんなに
食べていなくても
出てくる下腹!
浮き輪
みたいな…
腹!
たぷん…

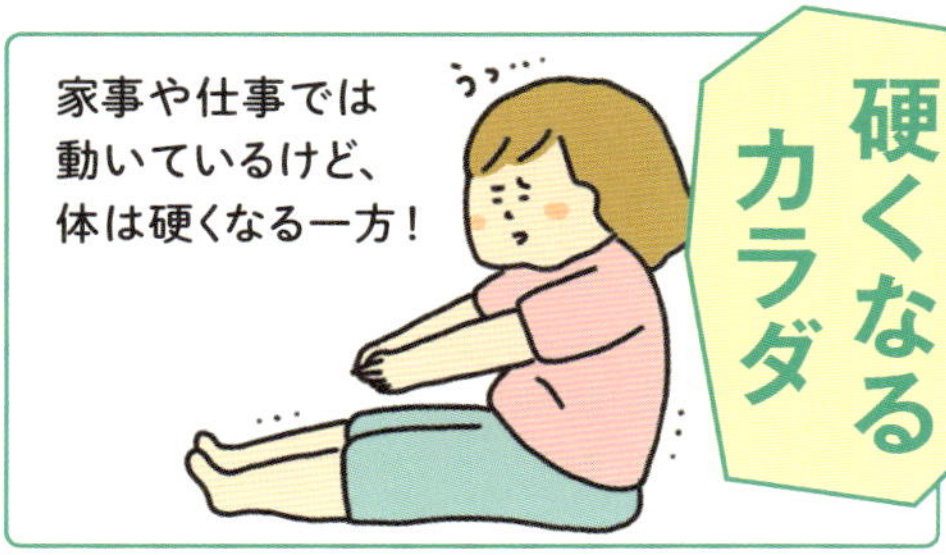
家事や仕事では
動いているけど、
体は硬くなる一方!
うっ…
硬くなる
カラダ

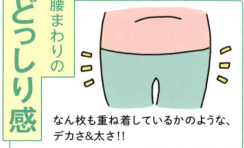

腰まわりの
どっしり感
なん枚も重ね着しているかのような、
デカさ&太さ!!

このままじゃ…やばい!!! どうしたらやせられるの!?

注目すべきは下腹

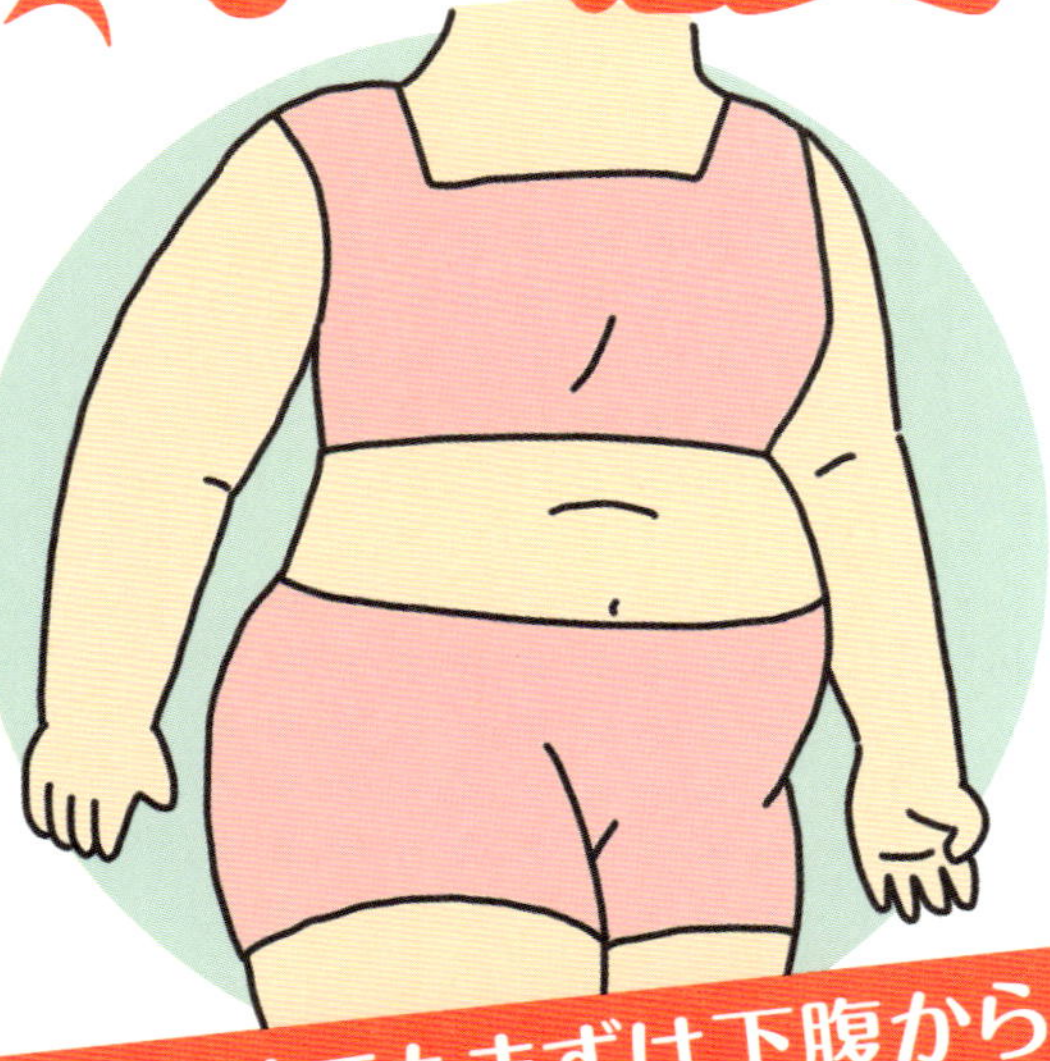

全身やせでもまずは下腹から!

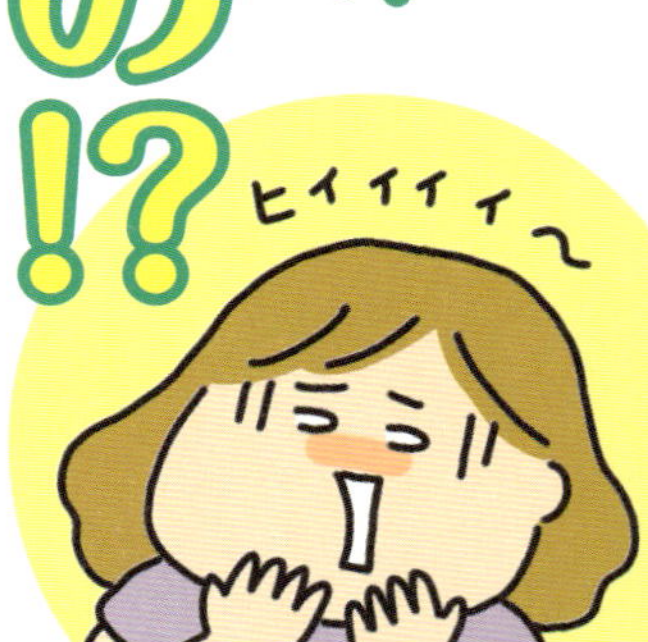

体重のある・ないに関わらず誰もが悩む**「下腹」**。下腹さえ出ていなければ、ピタッとしたお洋服を選べるのに、ついついお腹を隠したくて、**「おばさん感」**丸出しの洋服を選んでしまう!

そんなふうにおっしゃっているかたも多いですよね。

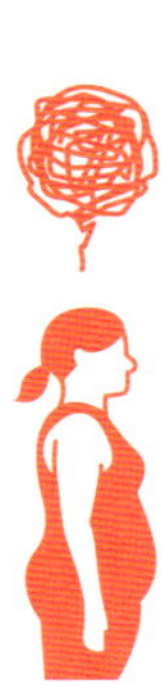

実は…

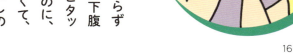

下腹をカバーするとしないじゃ、こうも違う!!!

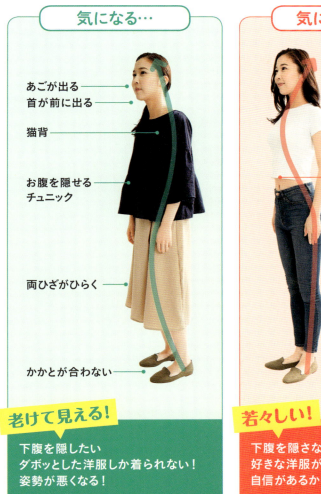

気になる…

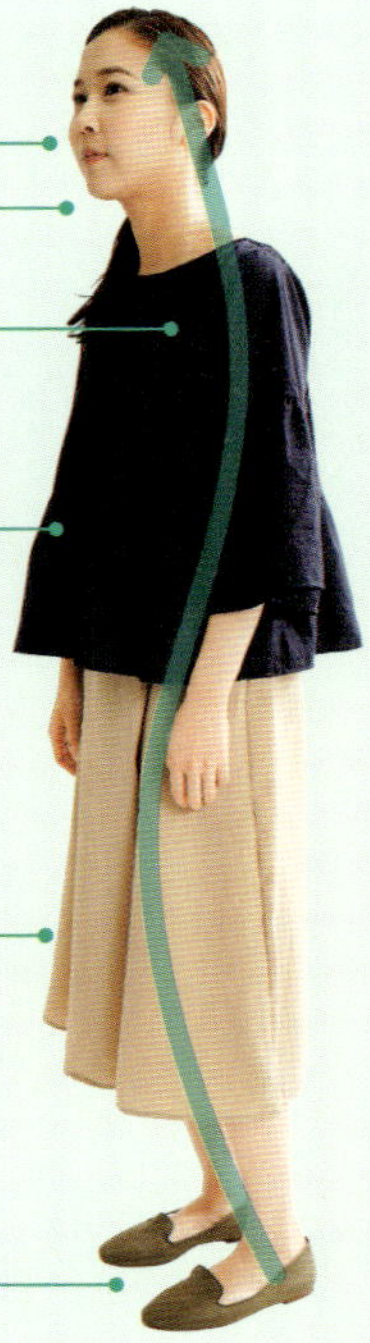
あごが出る
首が前に出る
猫背
お腹を隠せるチュニック
両ひざがひらく
かかとが合わない

老けて見える!

下腹を隠したい
ダボッとした洋服しか着られない！
姿勢が悪くなる！

シルエットは
猫背の逆S字ライン！

気にならない！

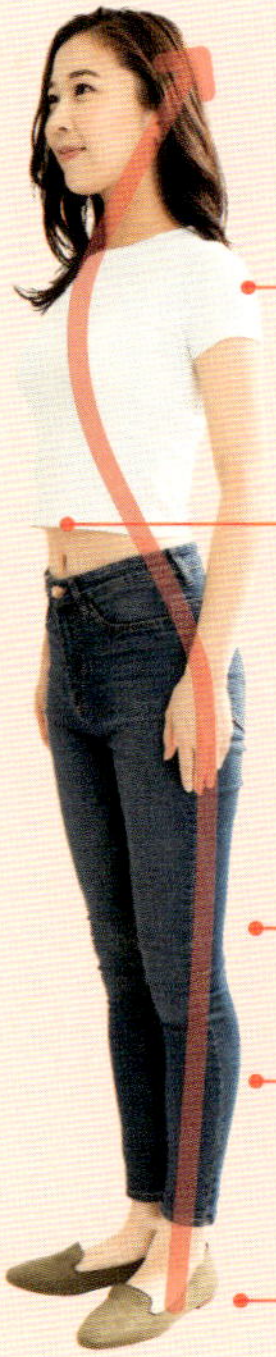
両肩が開いて、胸が上がる
お腹ぴったりの洋服もOK！
両ひざがとじる！
スキニーデニムが着こなせる！
かかとが合う！

若々しい!

下腹を隠さなくていい！
好きな洋服が選べる！
自信があるから姿勢も良くなる！

シルエットは
キレイなS字ライン！

下腹を隠そうとした結果、ますます「おばさん」に！

ところで、なぜ下腹は出るの!?

悪い姿勢

脂肪のつきすぎ

筋肉のおとろえ

便秘

ガスだまり

妊娠・出産

代謝低下

加齢

ホルモンバランスの変化

などなど、

個人差がある!

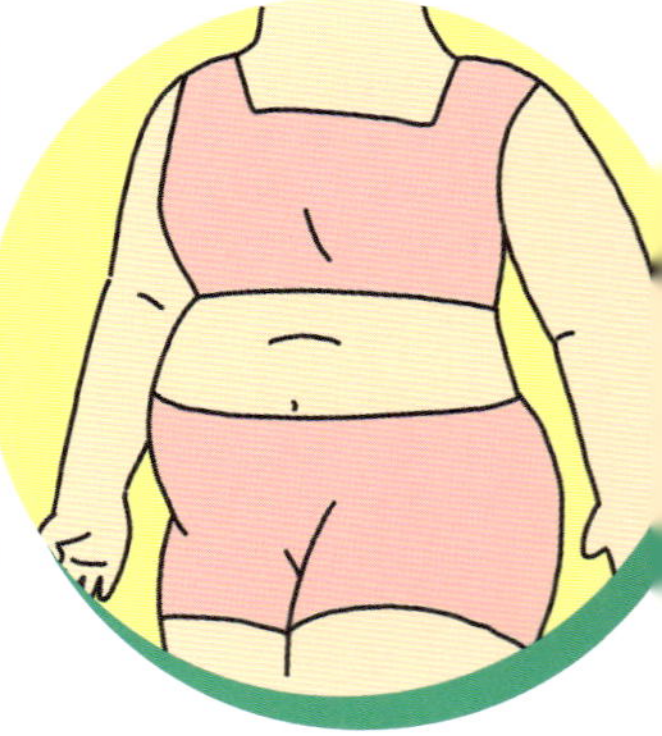

でも、とくに女性は骨盤のゆがみによる

内臓下垂

が多い!

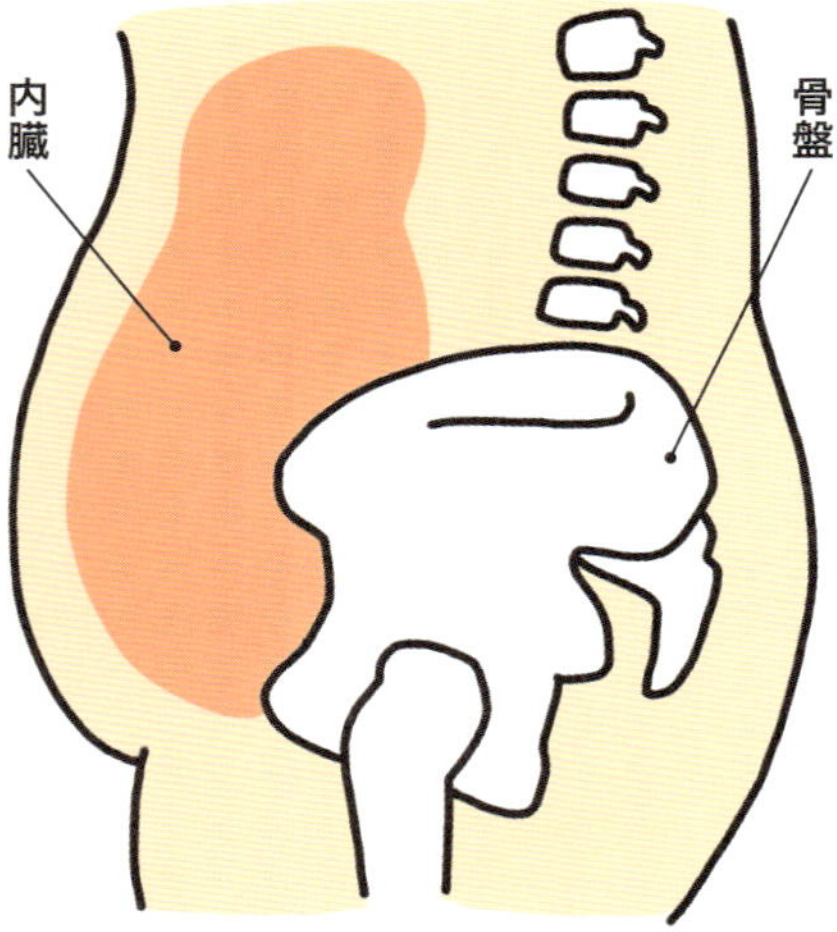

内臓を支えていたはずの骨盤が、悪い姿勢やストレス、加齢などでゆがみ、前傾・後傾することによって内臓が下がり下腹が出てしまう。

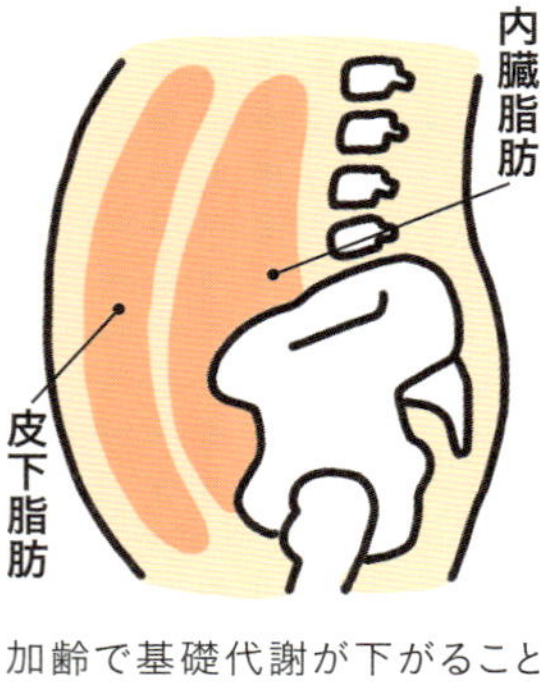

男性の場合は

内臓脂肪

が多い!

加齢で基礎代謝が下がることで、皮下・内臓脂肪がたまり下腹が出てしまう。

さらに女性は加齢によってお肉がつきやすい！

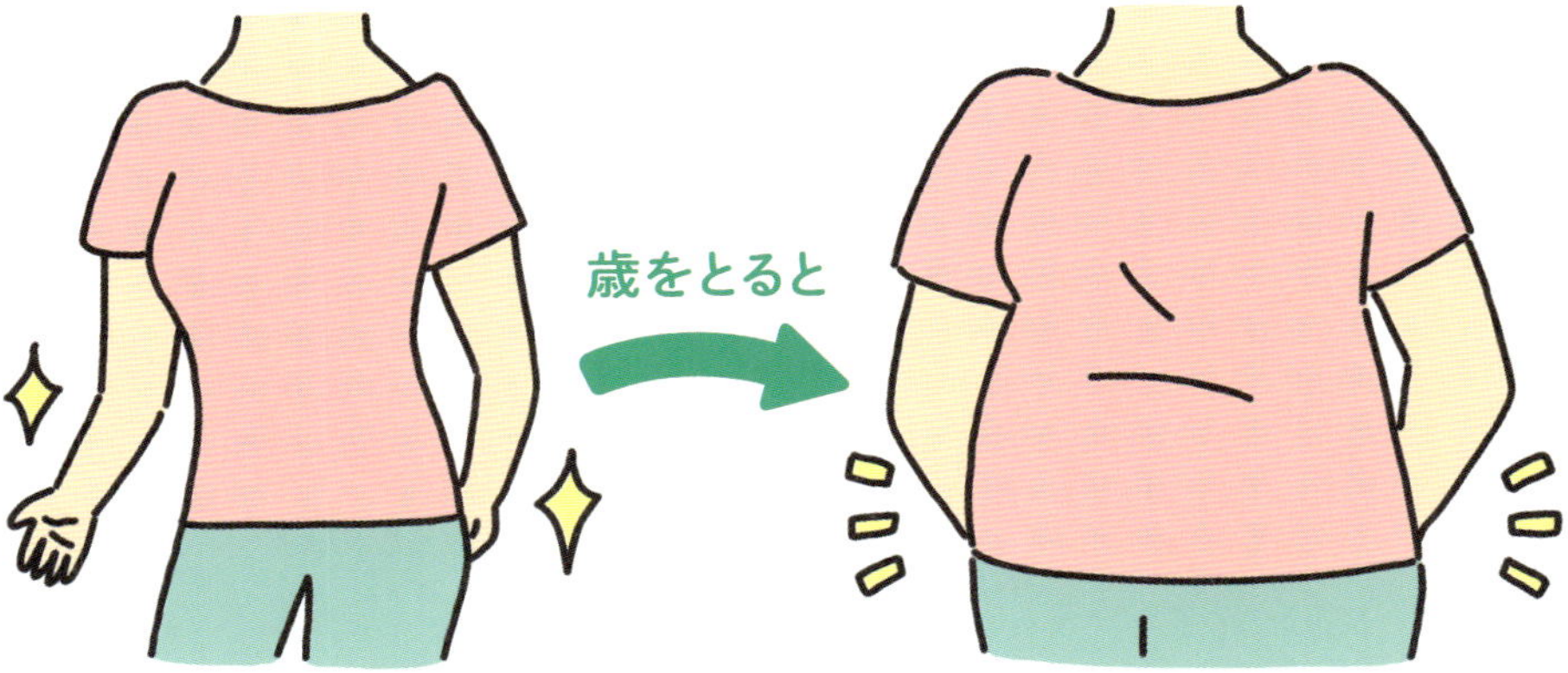

若いときは**ほっそり**していた腰まわりも…

加齢とともに**でっぷり**する！

下腹や腰まわりにお肉がついたのは、「年齢や出産で骨盤が大きく広がったから」というのは間違い。**骨盤自体の大きさは変わりません**し、ガバッと広がることもありません。

太って見える原因は、**骨盤が前や後ろなどに傾き、ゆがむ**ことによって、内臓下垂が起きたり、脂肪がつきやすくなるからなのです。実は、出産経験がなくても、**加齢によるホルモンバランスの変化**で、どうしても骨盤はゆがみ、腰まわりにお肉がつきやすくなります。

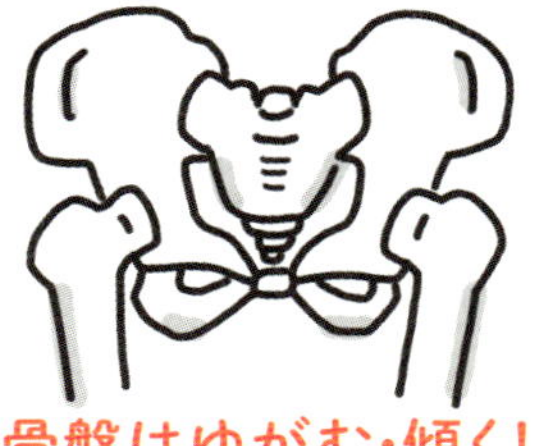

骨盤はゆがむ・傾く！

下腹ってつまり…**老いの入り口**なんです

図解「下腹は老いの入り口」とは？

ハラコの歴史

ハラコの骨格

20代

ヘソ出しピタT！
モデル立ちでハイ、ポーズ！
小尻が自慢です♪

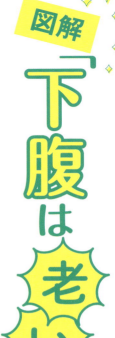

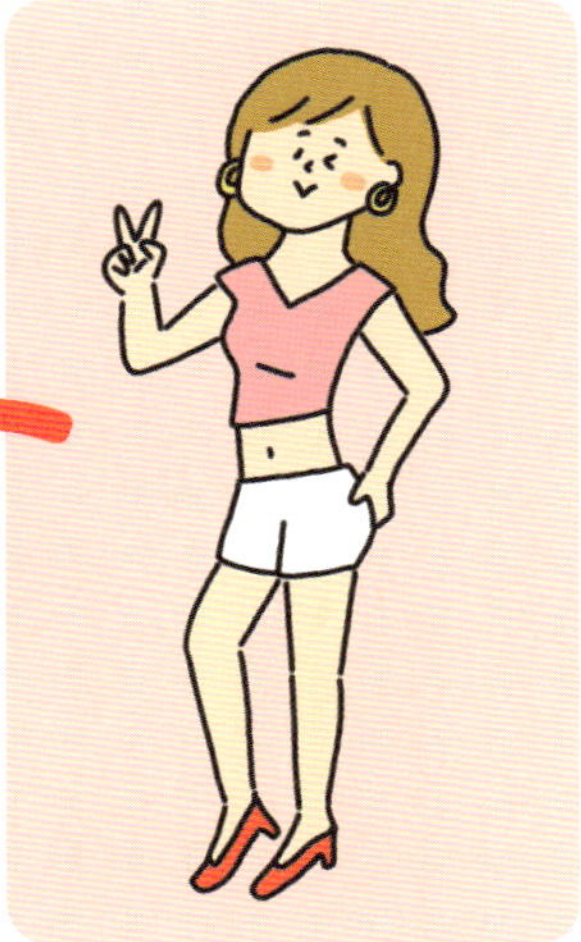

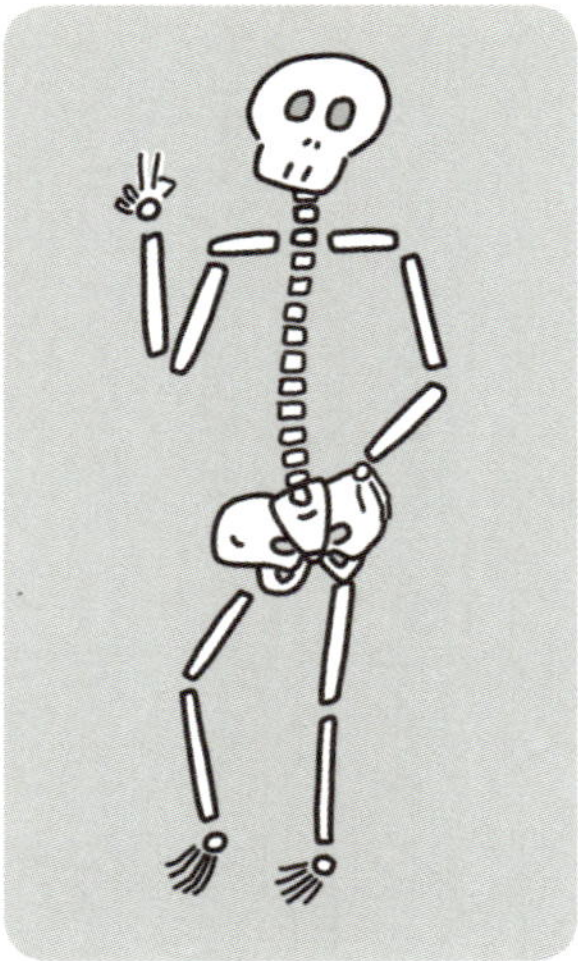

骨格の悩みはまだないものの、ポーズをキメようと**反り腰**気味なのが後々、骨のゆがみの原因に…？

就職 ≫ PC仕事で座りっぱなしの日々

30代前半

仕事ばっかりの毎日。
なんかお腹が出てきたけど
バレてないかな!?

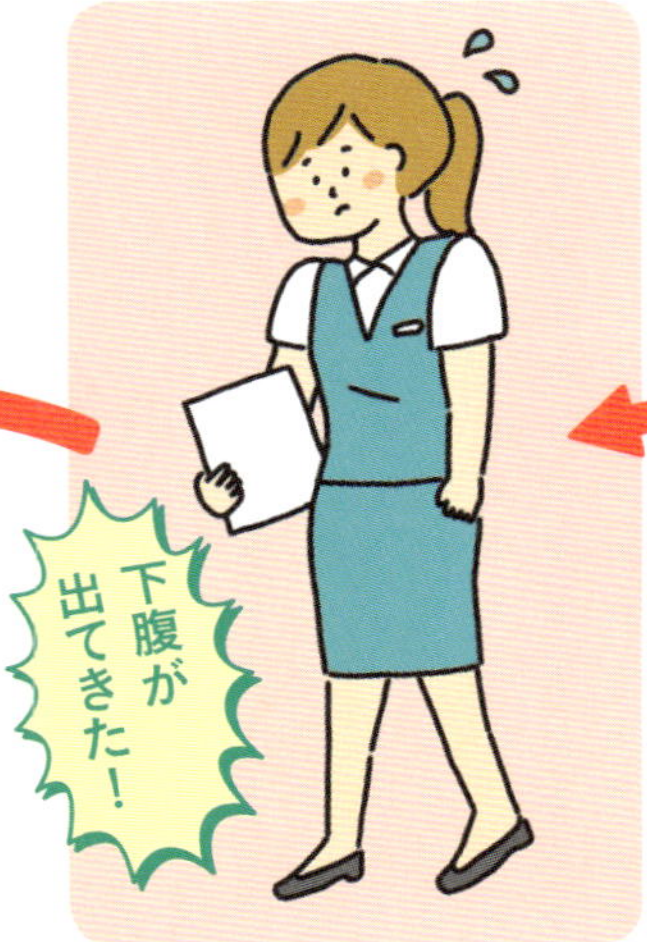

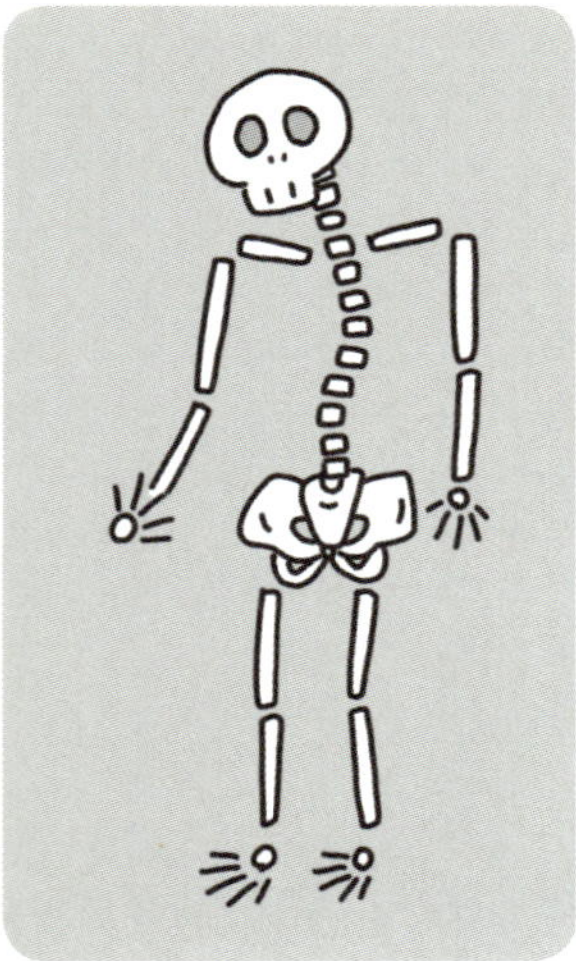

座り仕事で骨盤のゆがみと**猫背**が進行。**悪い姿勢**が続き、体はまだ細いのに**下腹**が出てくる。

30代後半

子育てで肩も腰もパンパン！
体重がなかなか戻らないけど
そのうちやせるでしょ！

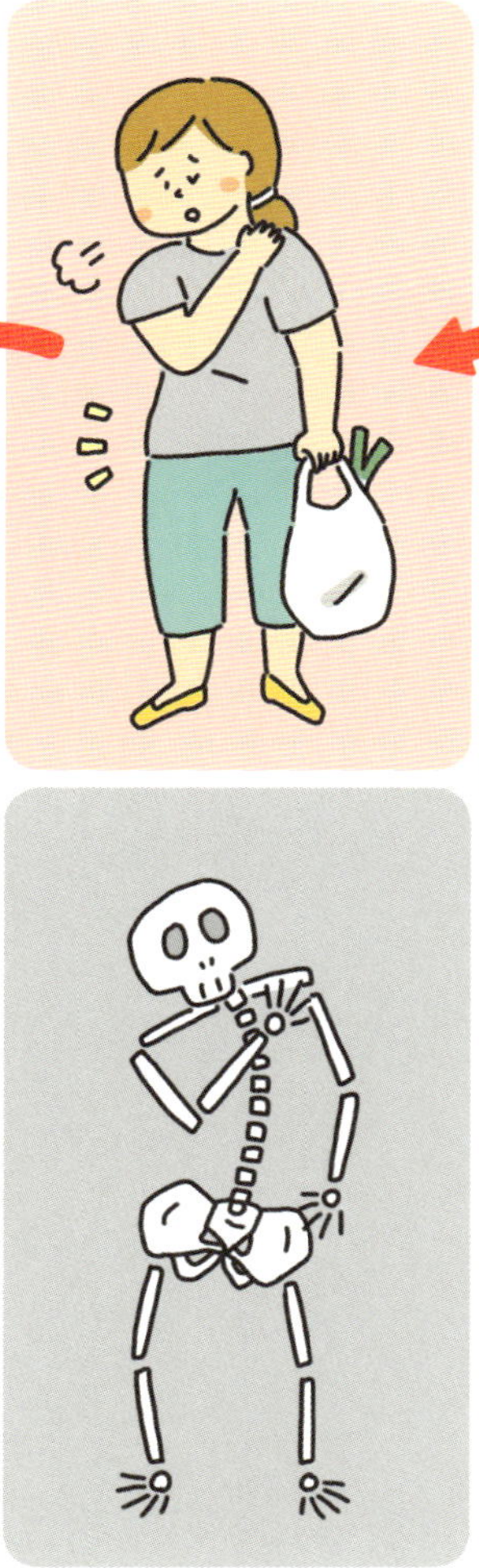

出産
» 産後太り戻らず

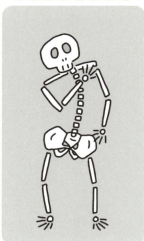

出産により骨盤のゆがみがさらに進行。全身の骨格バランスが崩れ、肩こりや腰痛などが発生！

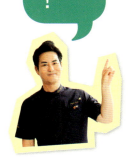

40代前半

ついにおばさんの完成!?
全体的に体が大きくなって
服のサイズがＭからＬに！

子育て&お仕事
» 毎日ドタバタ大忙し

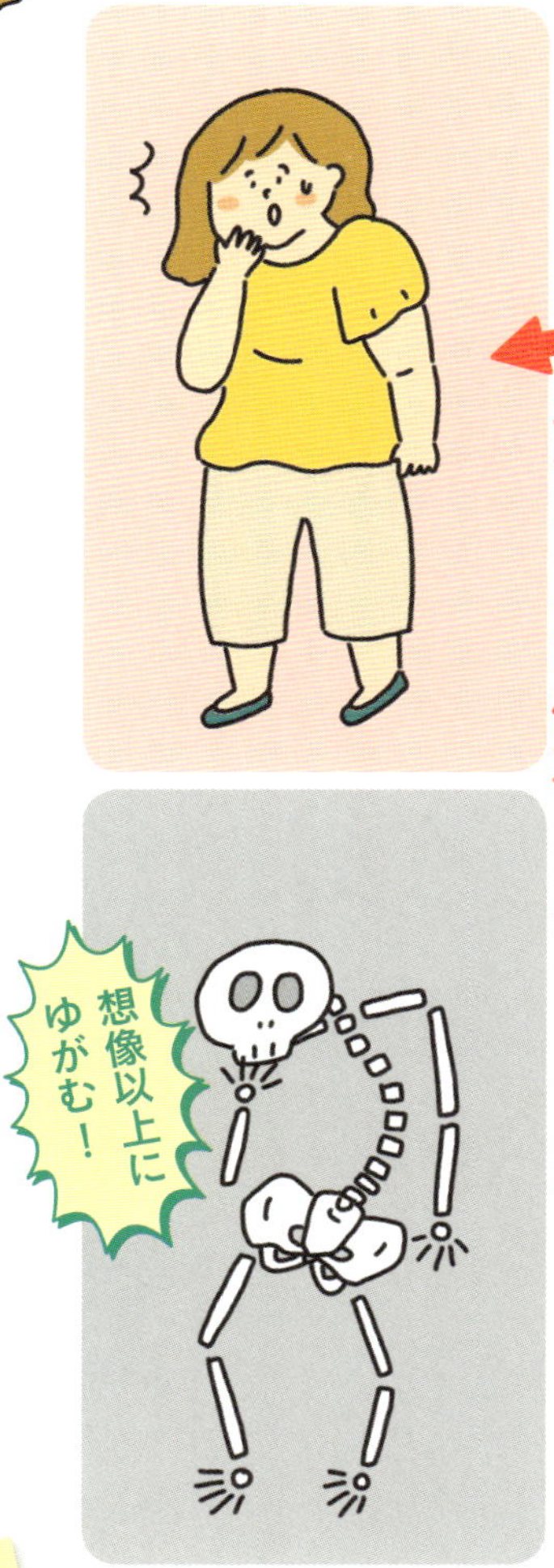

運動量と代謝の低下により、脂肪が落ちにくくなる。全身に脂肪がつき、立派な下腹体型の完成！

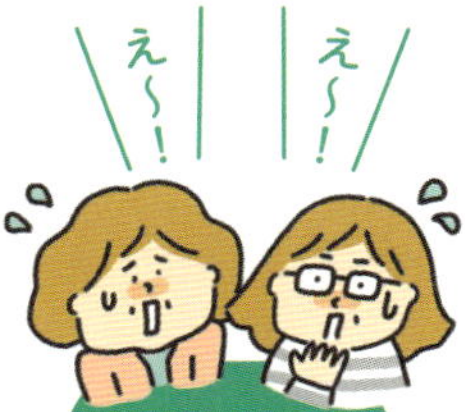

50、60代以降はもっと老いが進みます。骨格がゆがみ、丸く縮んだような体型に！

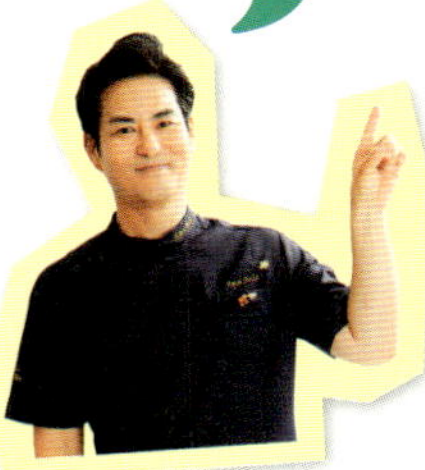

骨格がゆがんで良いことはまったくなし！

姿勢・体型・負担の負のスパイラル

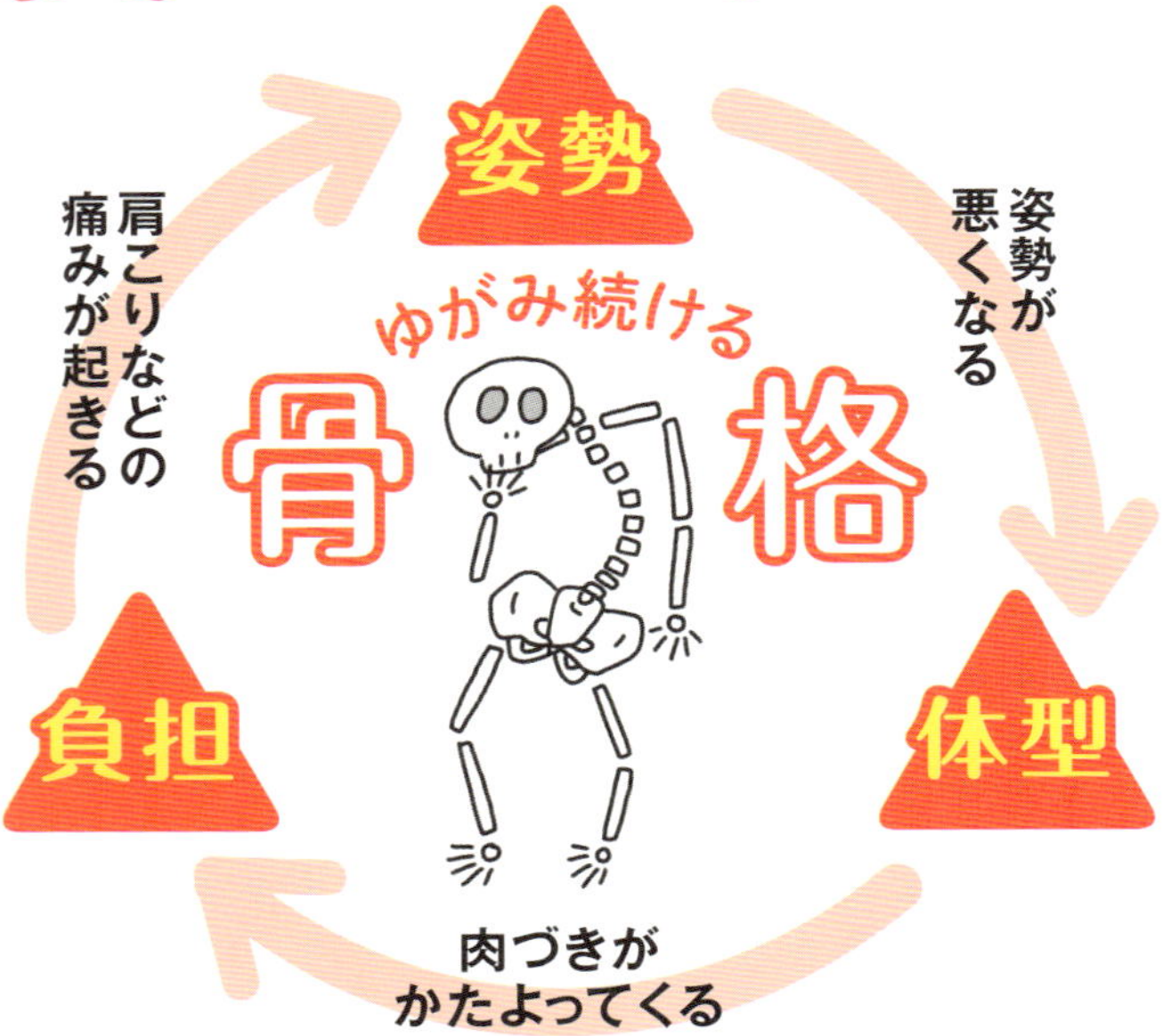

姿勢
姿勢が悪くなる
体型
肉づきがかたよってくる
負担
肩こりなどの痛みが起きる
ゆがみ続ける
骨格

どこか一つが悪ければ全部に影響

とまらない！　**負の連鎖！**

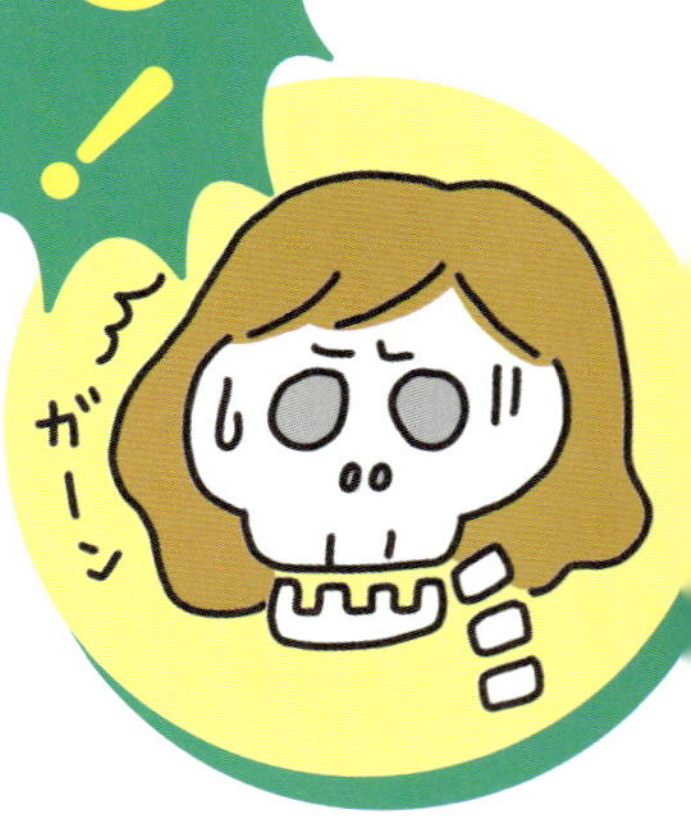

ガーン

どんな人でも年齢とともに骨格はゆがんでいきます。ゆがみの主な原因は「姿勢・体型・負担」。どれか一つが崩れ始めると上の図のように連鎖して、すべてのバランスが崩れていきます。

ゆがみを放置し続けると、姿勢が悪くなり、下腹が出るなど体型のバランスが崩れます。さらに、肩こりや痛みなどの負担

ハードな運動はおすすめしません！

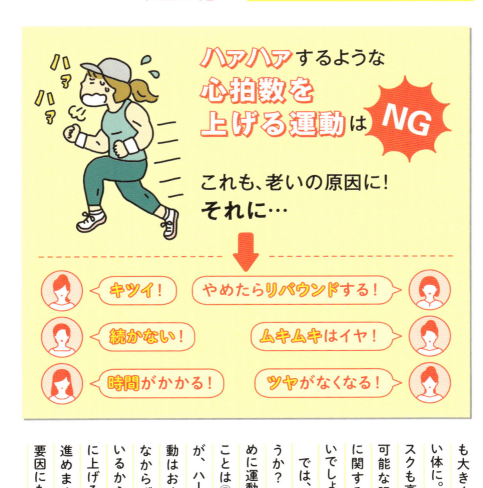

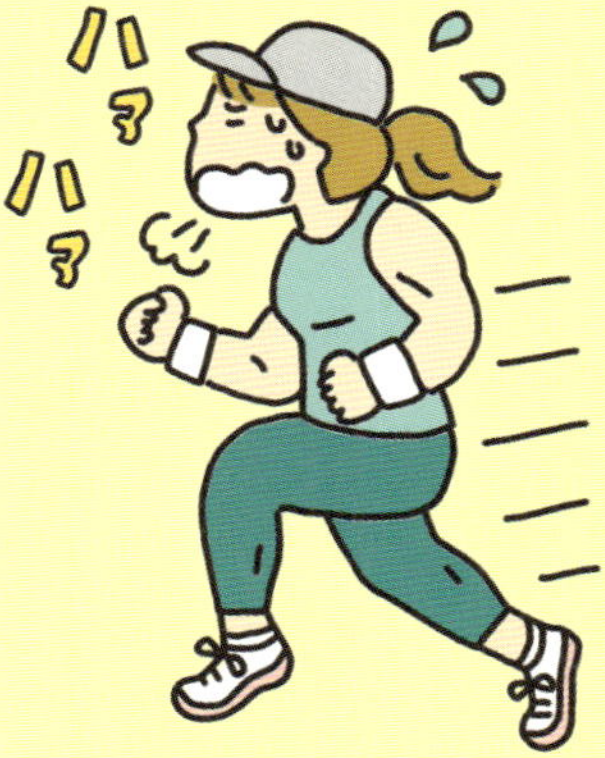

ハァハァするような心拍数を上げる運動はNG

これも、老いの原因に！
それに…

キツイ！

やめたらリバウンドする！

続かない！

ムキムキはイヤ！

時間がかかる！

ツヤがなくなる！

も大きくなり不調が起きやすい体に。病気など健康面へのリスクも高まります。そのため、可能な限り「姿勢・体型・負担」に関するケアはしたほうがいいでしょう。

では、何をしたらいいでしょうか？ 健康やダイエットのために運動をすることは◎。ですが、ハードな運動はおすすめできません。少なからず心臓に負担をかけているからです。心拍数を無理に上げるような運動は、老化を進めます。実は寿命を早める要因にもなるのです。

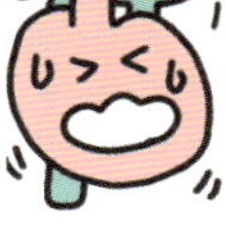

ここで質問です！

この人たちはどれくらいやせた？

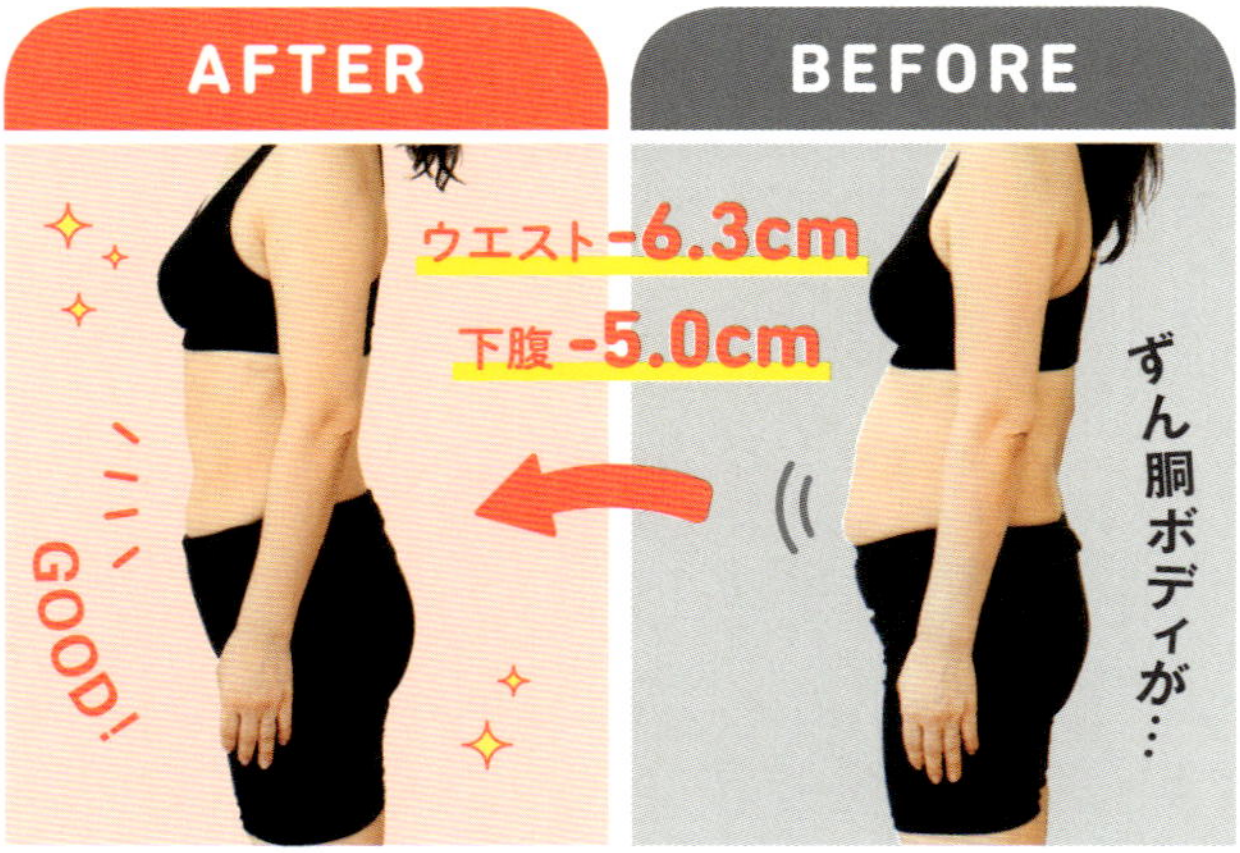

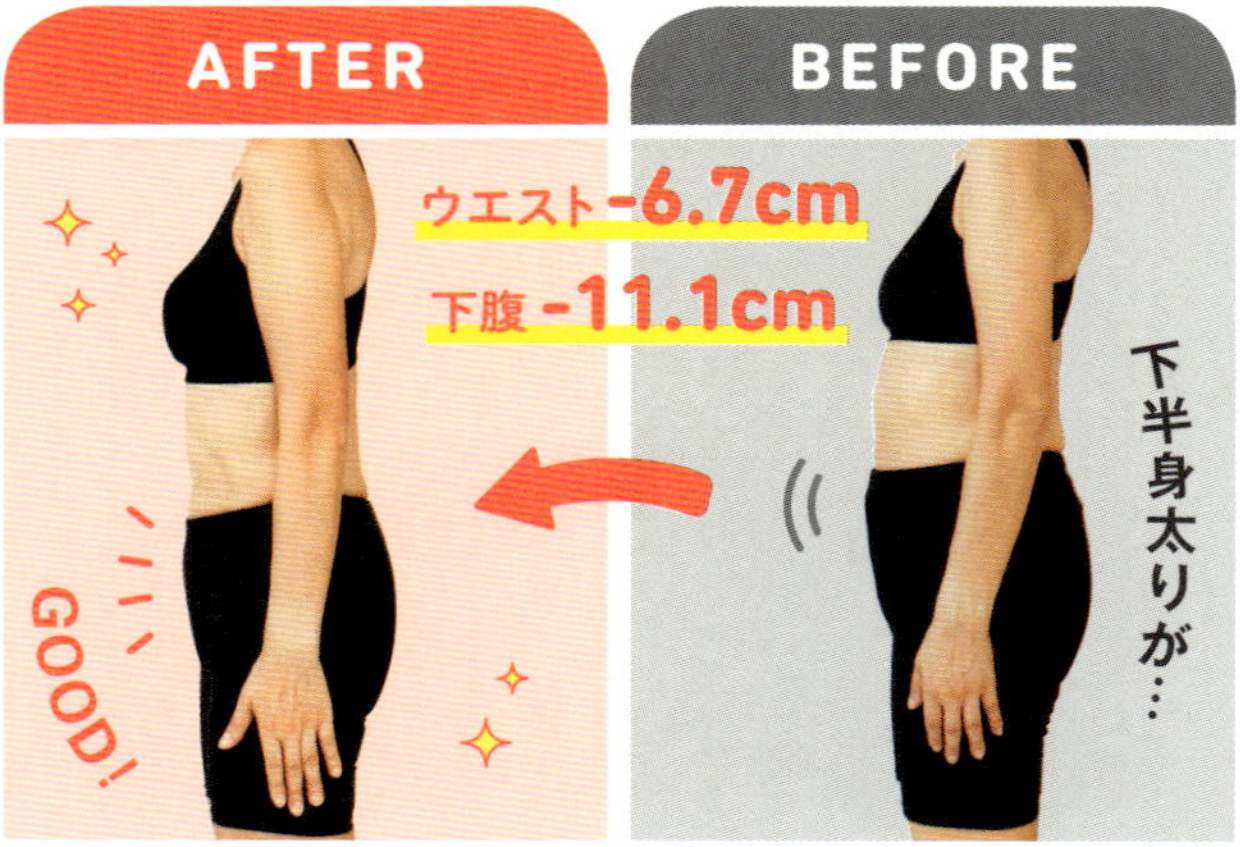

AFTER
BEFORE
ウエスト-6.7cm
下腹 -11.1cm
下半身太りが…
GOOD!

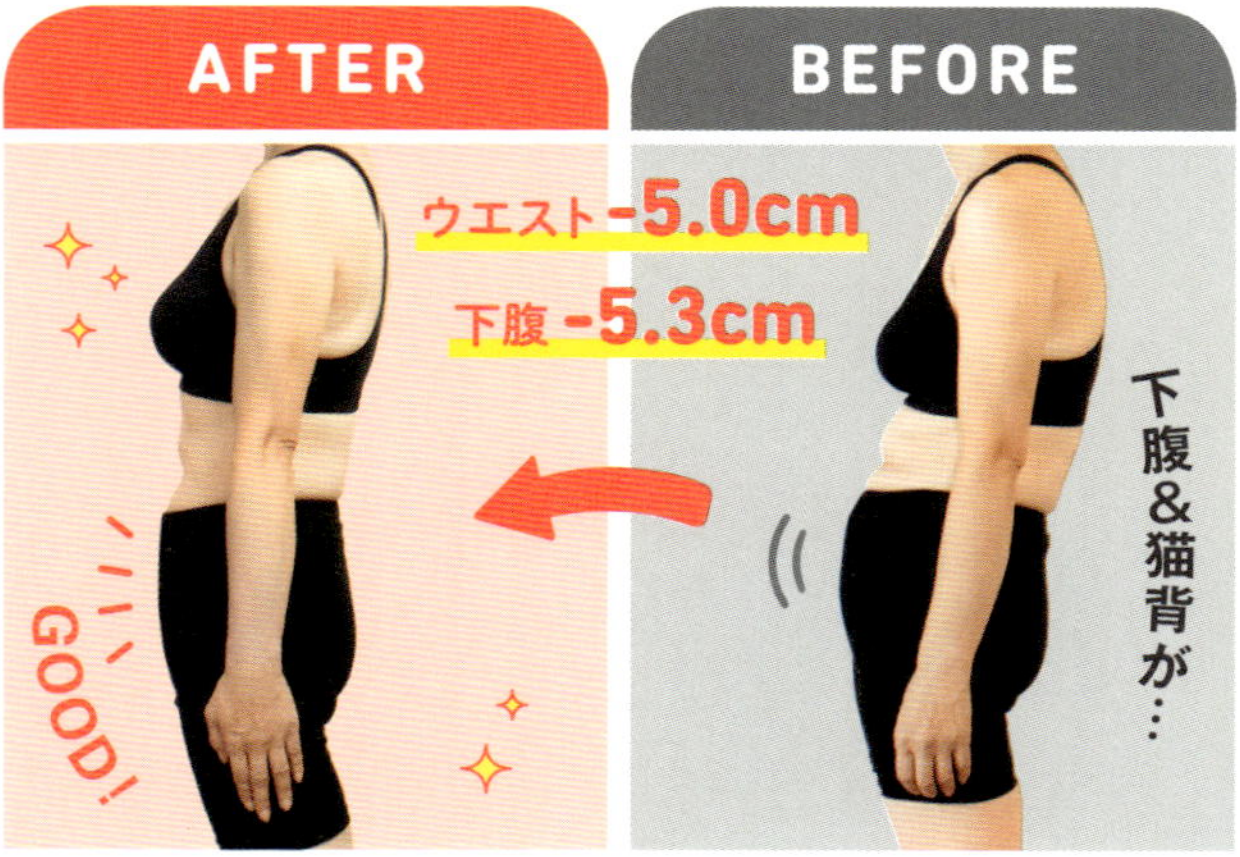

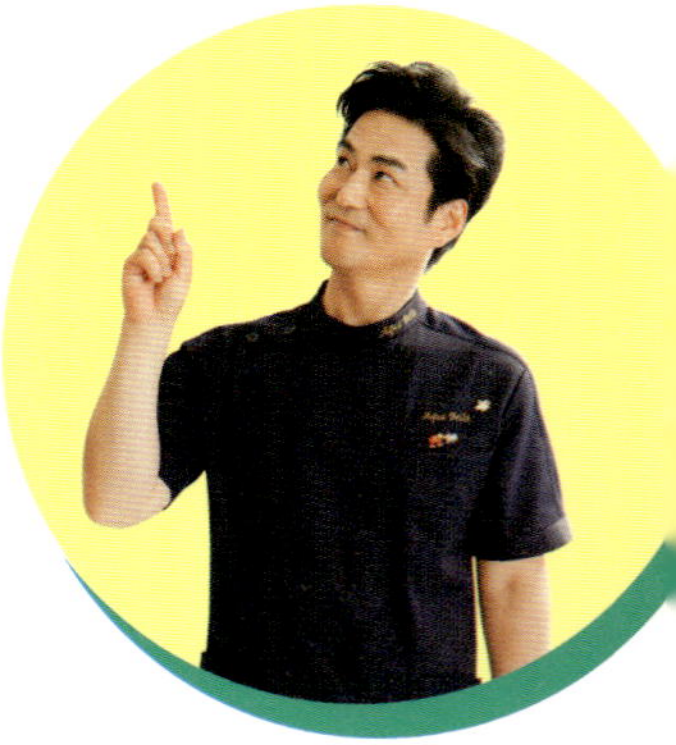

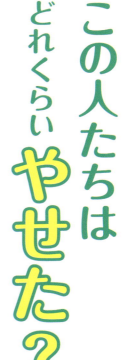

実は それほど体重は減っていません!

でも、見た目は変わった!
下腹はぺたんこになった!

理由は 骨格アプローチ にあった!

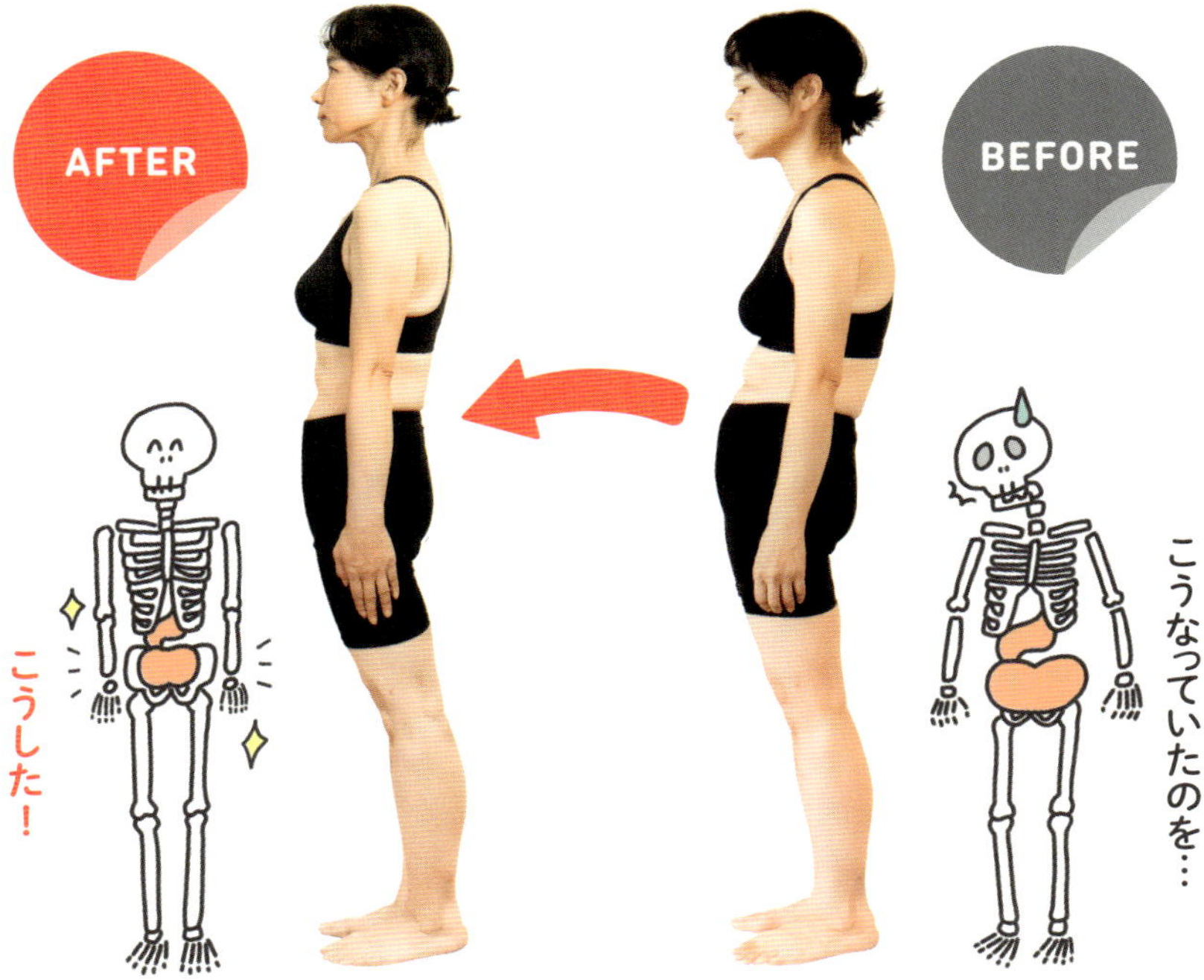
AFTER
BEFORE
こうなっていたのを…
こうした!

期間はたったの2週間! しかも1日1分!

下腹: -5.3cm	ウエスト: -5.0cm	体重: -1.6kg

下腹にはこれが効く！

強い力は不要！美容整体で骨格にアプローチ！

整体でもっとも重要なこと…

それは、

角度と方向

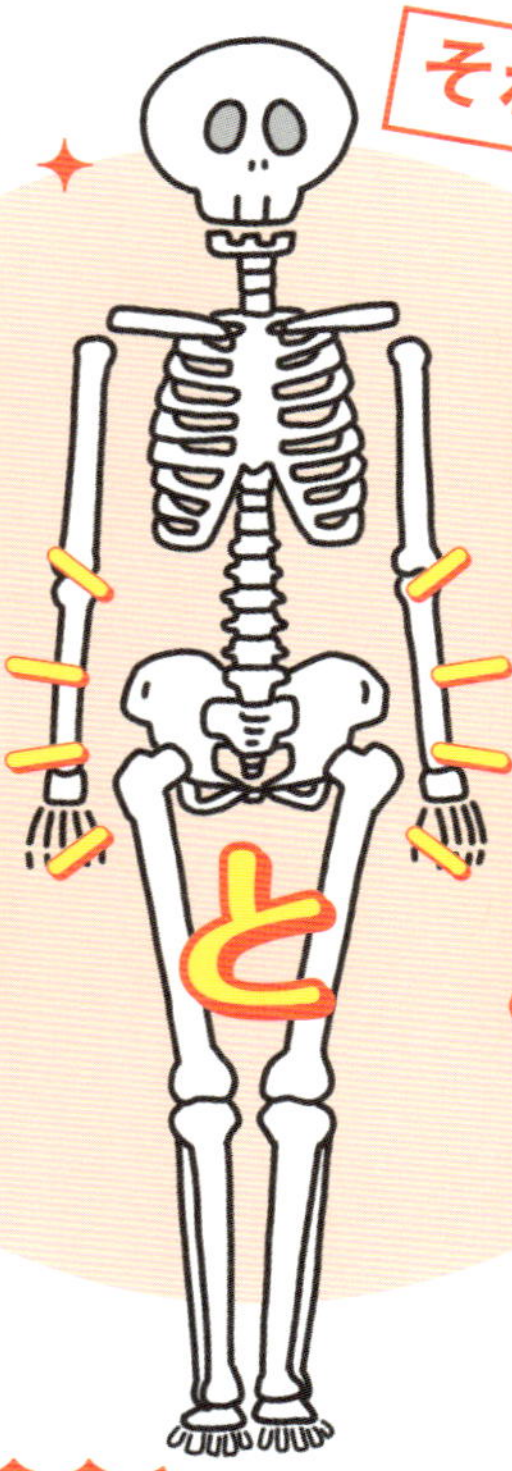

骨盤を中心に、

全身の骨格を一気に整える！

私たち整体師は正しい方向と角度で骨にアプローチすることで、全身の骨格のゆがみを矯正しています。そして、骨格を正すと同時に、骨に付随している筋肉、バランス悪くついた脂肪にも影響を与え、「姿勢・体型・負担」の負のスパイラルを一気に矯正することができるのです。

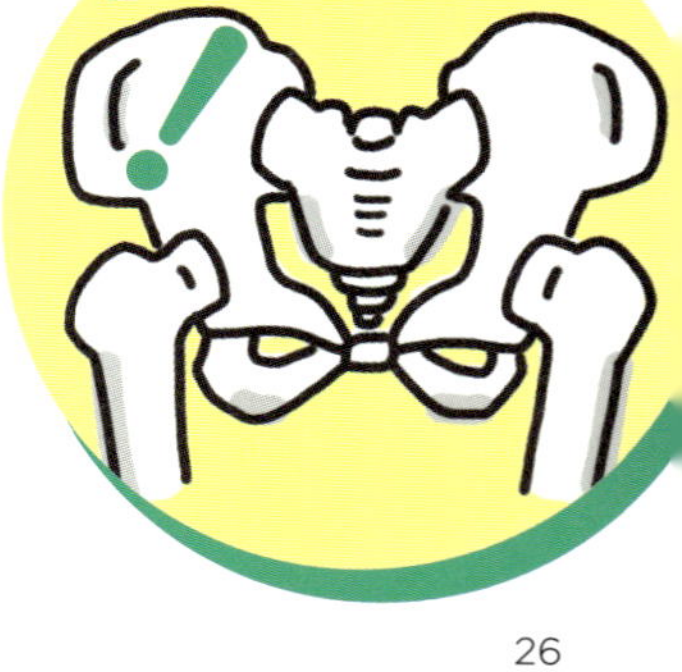

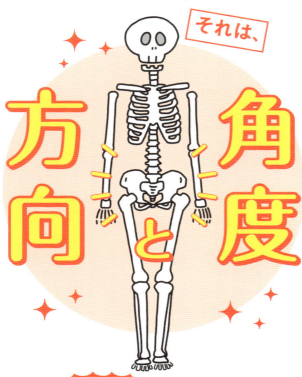

波多野賢也考案！

美容整体×エステの整体プログラム

「下腹ぺたんこESトレ」は

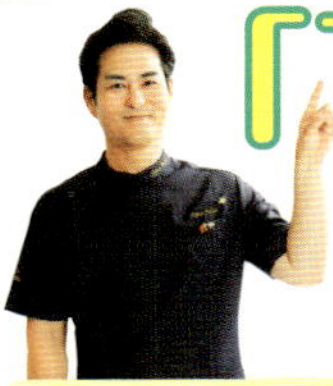

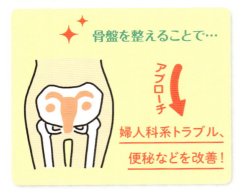

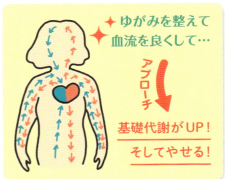

こんな効果が期待できます！

→詳細はP.4へ

骨盤がゆがんで

内臓下垂した下腹を…

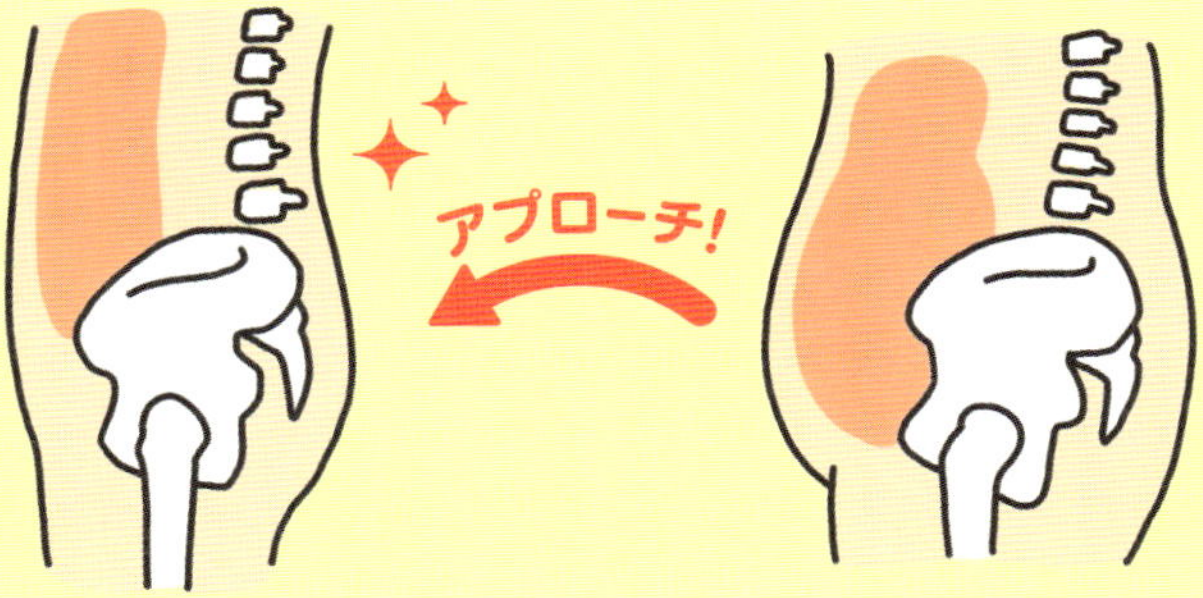

骨盤のゆがみを整えて

ぺたんこに！

内巻きの肩と猫背で

たまったお肉を…

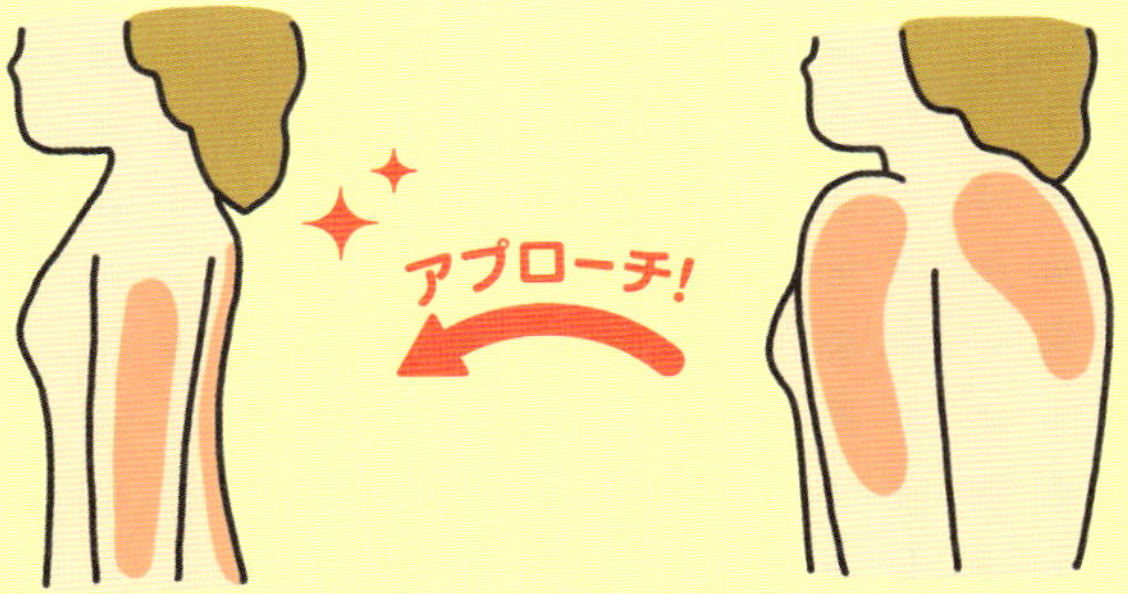

骨格と悪い姿勢を整えて

肉づきを正す！

骨盤を整えることで…

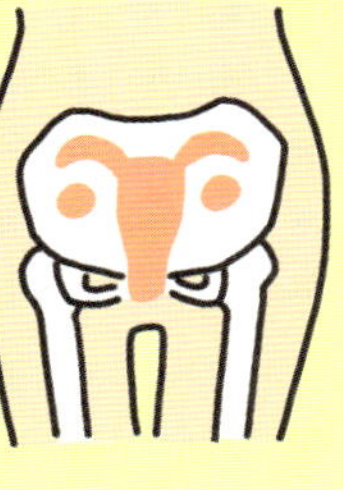

アプローチ

婦人科系トラブル、

便秘などを改善！

ゆがみを整えて

血流を良くして…

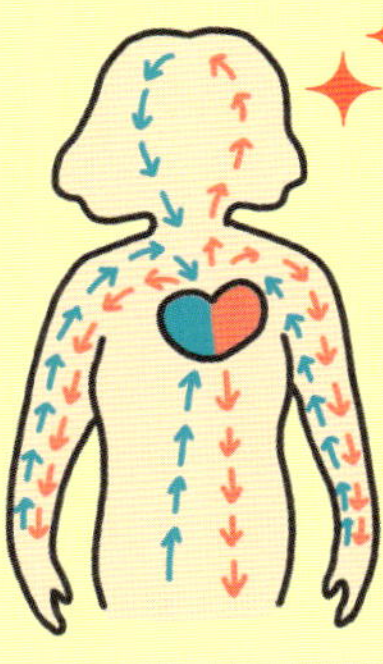

アプローチ

基礎代謝がUP！

そしてやせる！

目指すのは…

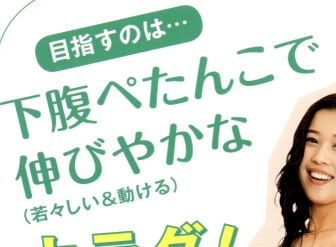

下腹ぺたんこで伸びやかな（若々しい＆動ける）カラダ！

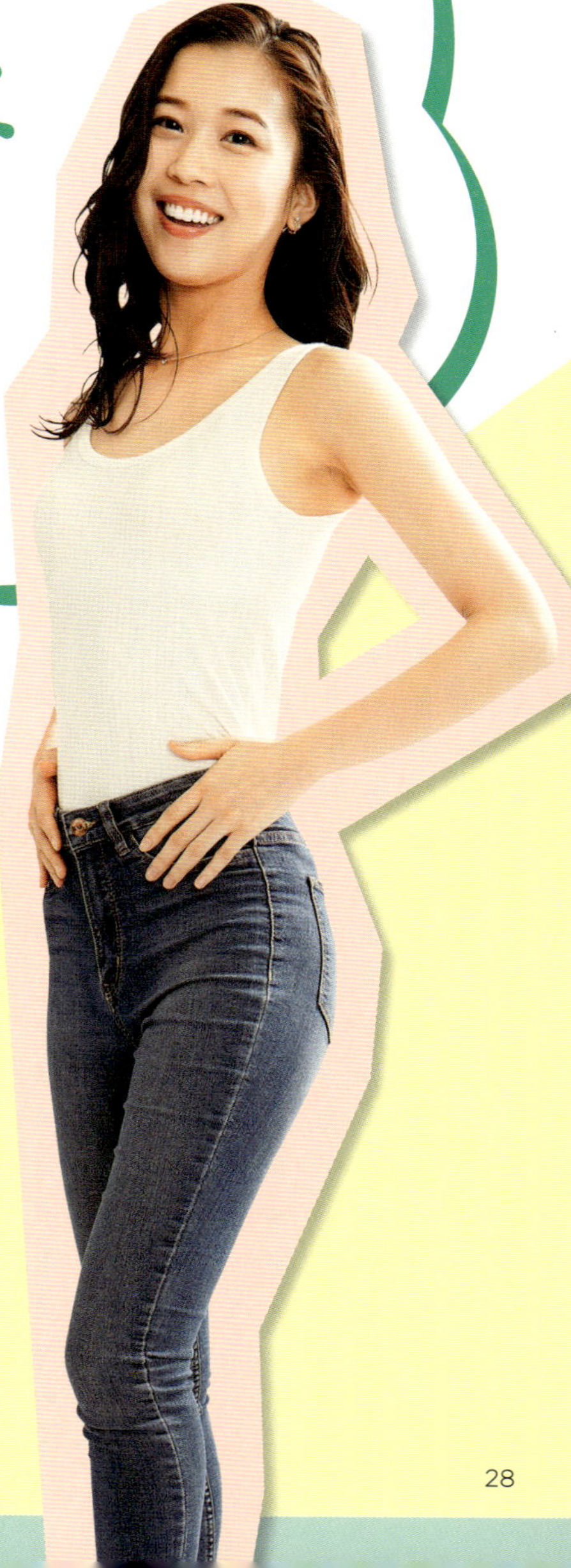

骨格から
体も心も
元気に！

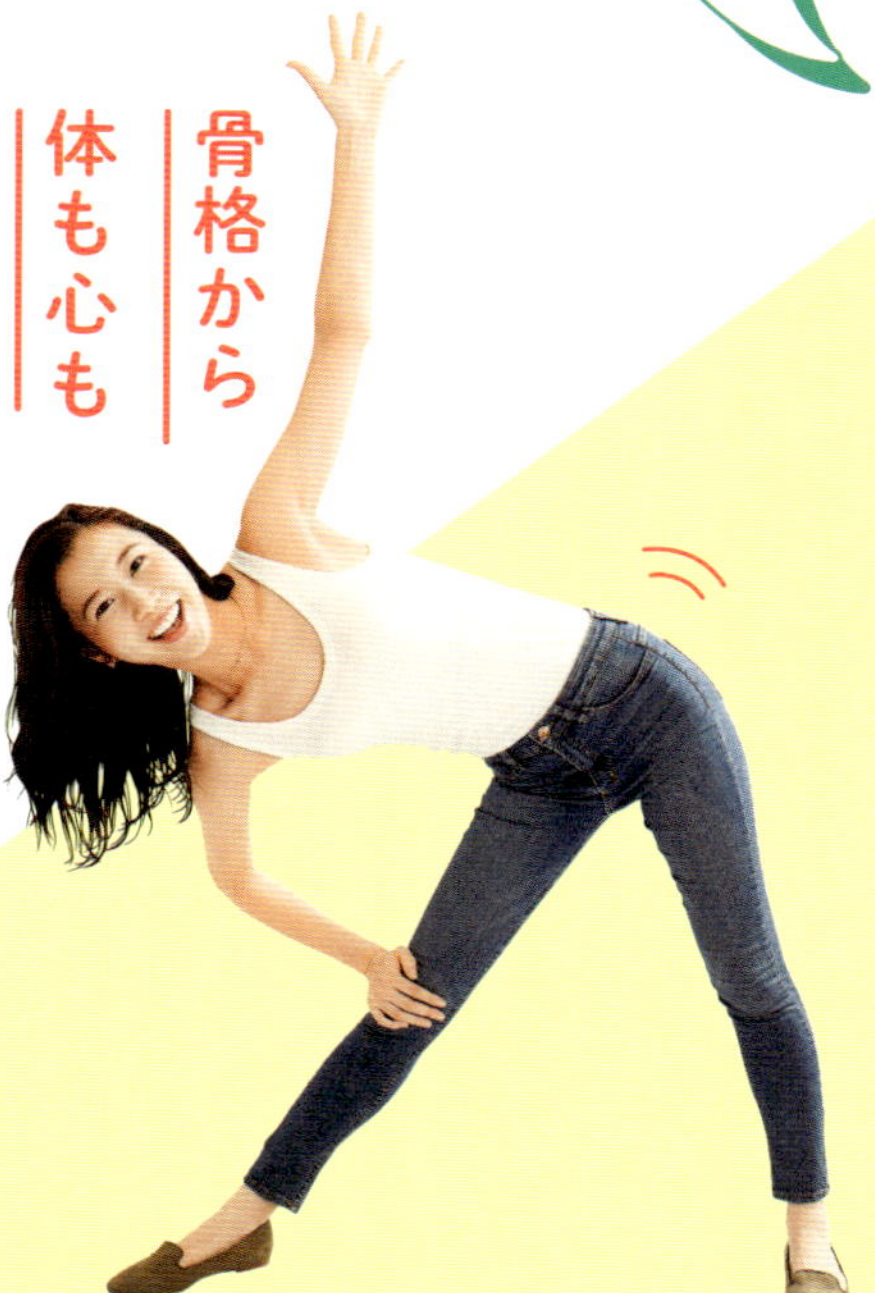

そんなあなたに
ぴったりの

自宅でできる
エクササイズ

をお教えします！

ただのおばさんになりたくない！
体重はなるべく落としたいけど、
とりあえずこの下腹をなんとかしたい！
とにかく簡単なのがいい!!

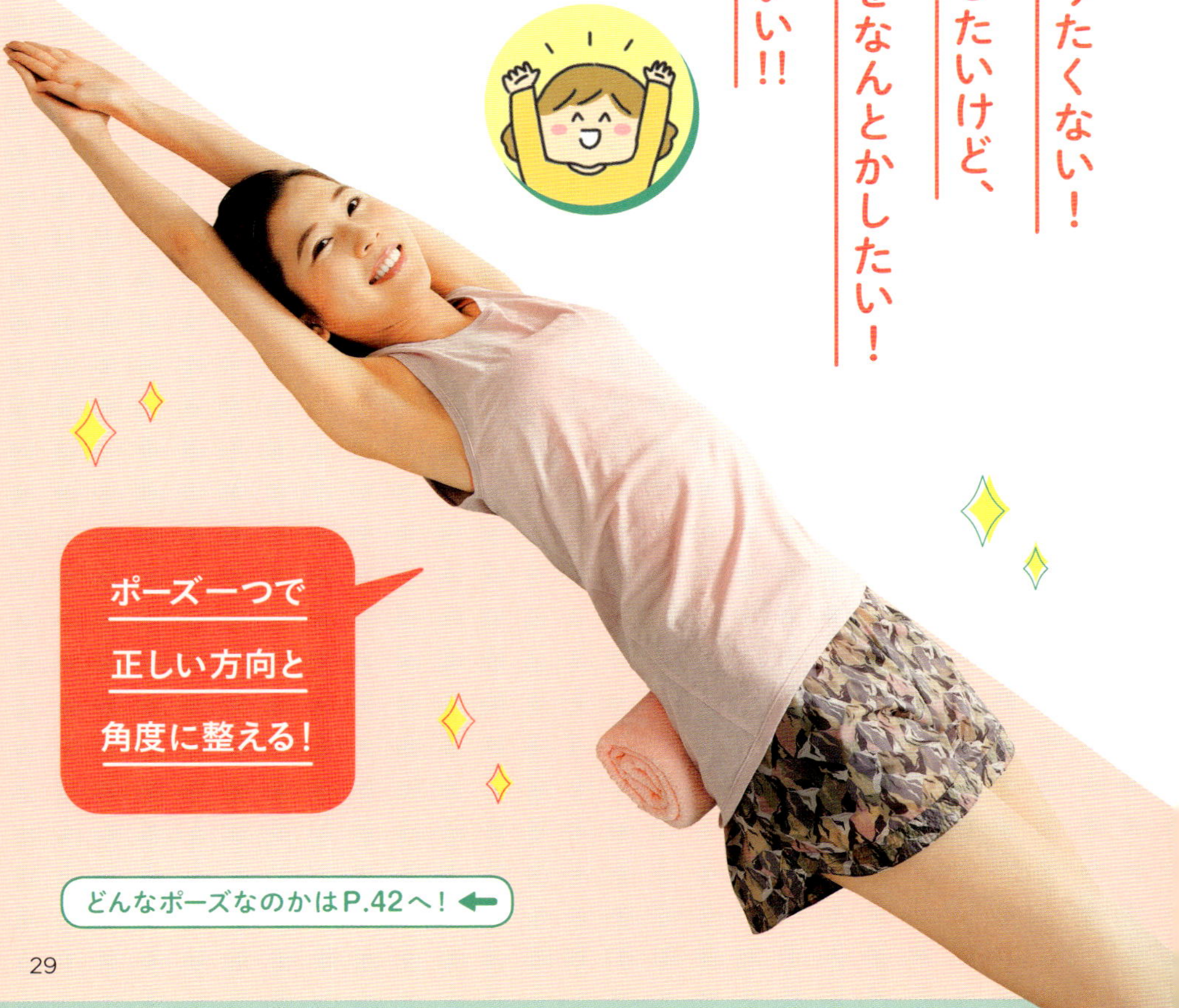

ポーズ一つで
正しい方向と
角度に整える！

どんなポーズなのかはP.42へ！

COLUMN 1

ゆがみからは逃れられない!?

第1章では、年齢を重ねるにしたがって人の骨格は

ゆがんでいくというお話をしました。

実際に、重力があるかぎり何かしらの負荷が骨格にかかり続けます。

それは、「姿勢・体型・負担」の負のスパイラル(➡P.22)から

抜け出せなくなるということを意味しています。つまり、

地球上で生きているかぎり骨格のゆがみからは逃れられないのです。

では、どうしたらいいのでしょうか?

少しでも骨格を整えましょう!

はじめるのは早ければ早いほうがいいです!

骨格のメンテナンスをやってきた人の体は明らかに違います。

整体学をもとにしたエクササイズは

全身の骨格と筋肉を一気に整えられ、

短い時間でも継続さえすれば、効率良く効果を得られます。

ゆがんだ骨格を本来の状態に戻し、ゆがみをなくして、さらに

ゆがみを追い抜いて、美しいシルエットを手に入れる!

負けずにがんばりましょう!

・PART・
2

さぁ、はじめよう！
寝たまま！下腹ぺたんこポーズ

この2つを使いまーす！

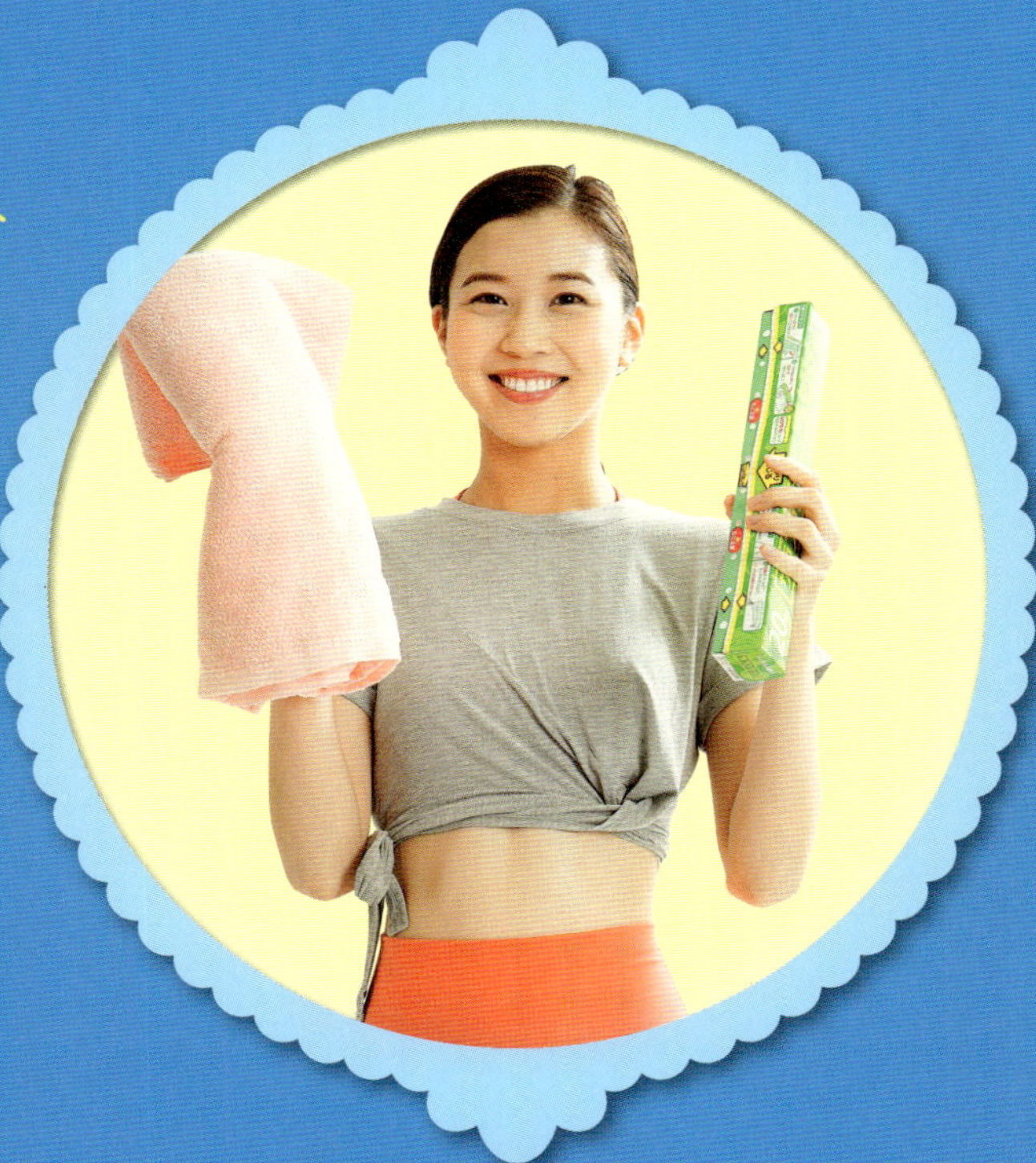

簡単なのに全身が整う！

必要なのは自宅にあるタオルと食品用ラップ！？
この２つでプロの整体プログラムを完全再現！

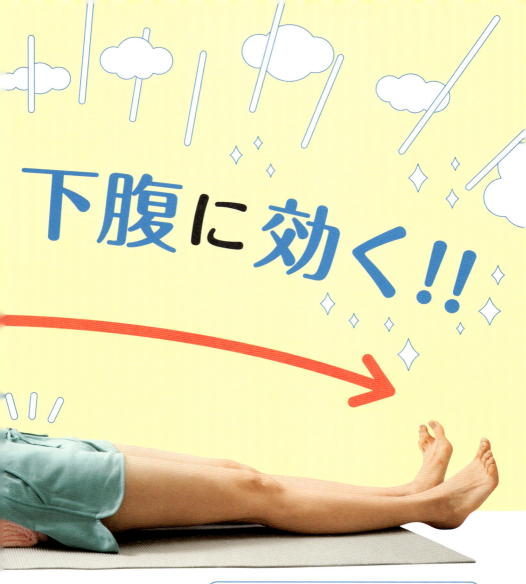

下腹に効く!!

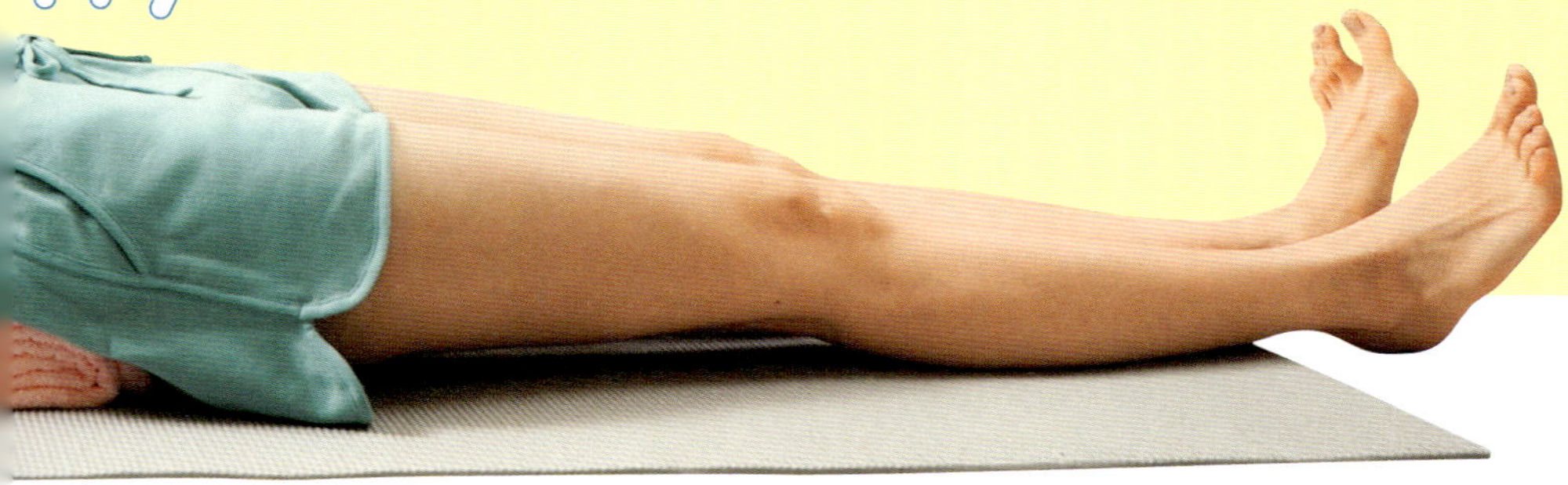

← この「寝たまま！下腹ぺたんこポーズ」はP.42へ！

1日1分！

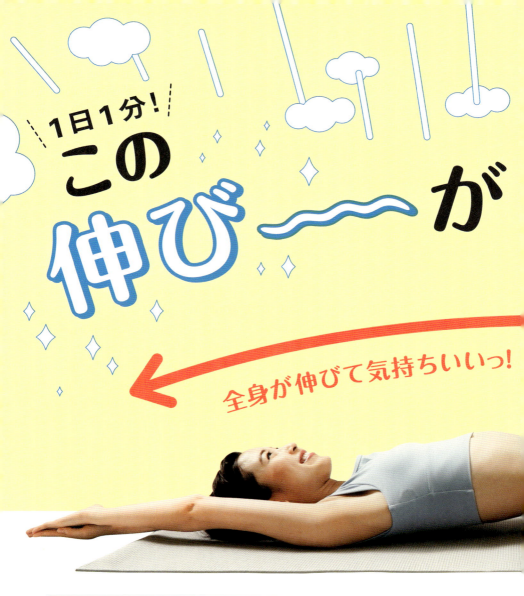

この伸び〜〜が

全身が伸びて気持ちいいっ！

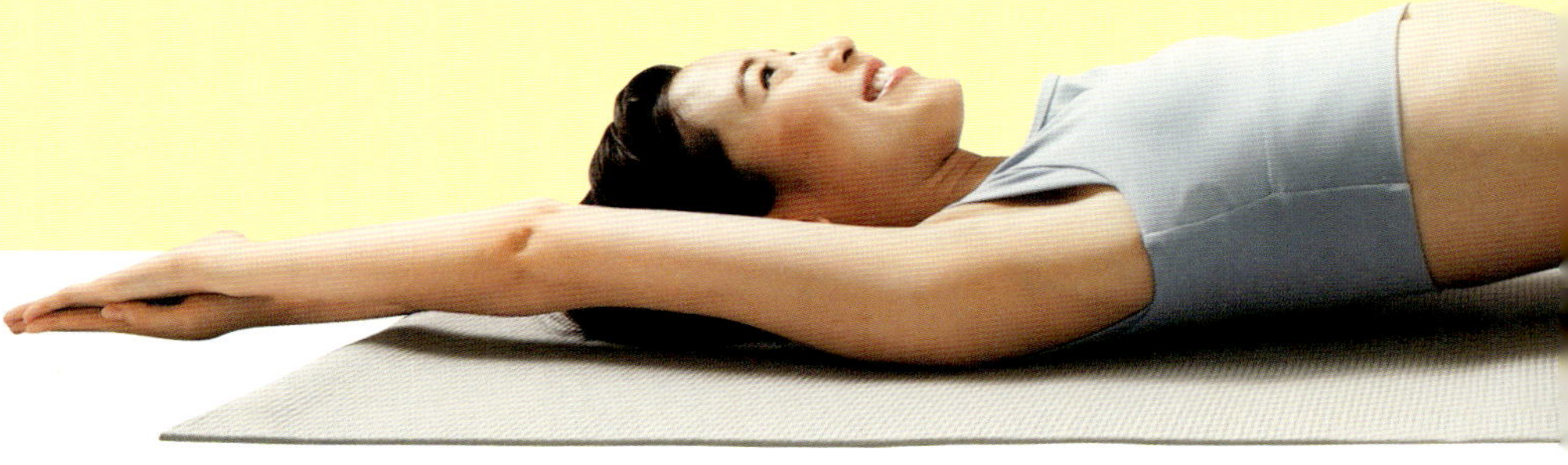

ポーズが効くヒミツは？

1. 寝たままだから、脱力状態で効果UP！
2. 骨盤タオルが、骨盤を正しく矯正！
3. 計算されたポーズが、全身のシルエットを美しく整える！

1日1分でいい！

寝たまま！ 下腹ぺたんこポーズを紹介します！

寝たまま気軽で超簡単！

エクササイズは続かないと意味がない！ 毎日1分、寝たままお腹を伸ばすだけで気づくと下腹がへこんで全身のシルエットが変わる、そんなエクササイズを考案しました。寝たままだから、高齢のかた、体にツライところがあるかたでも、写真のようなポーズがとれれば効果は期待できます。

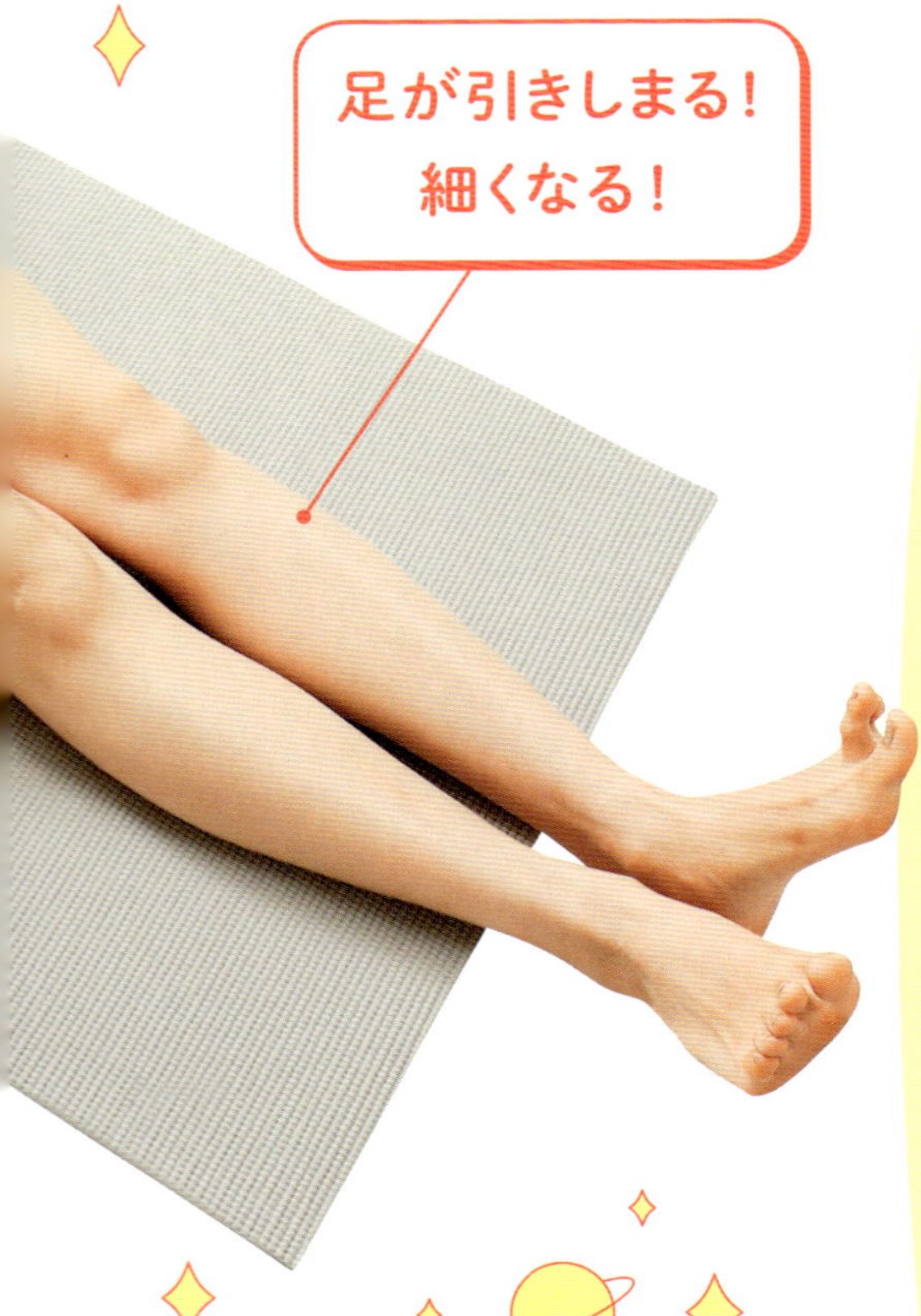
足が引きしまる！
細くなる！

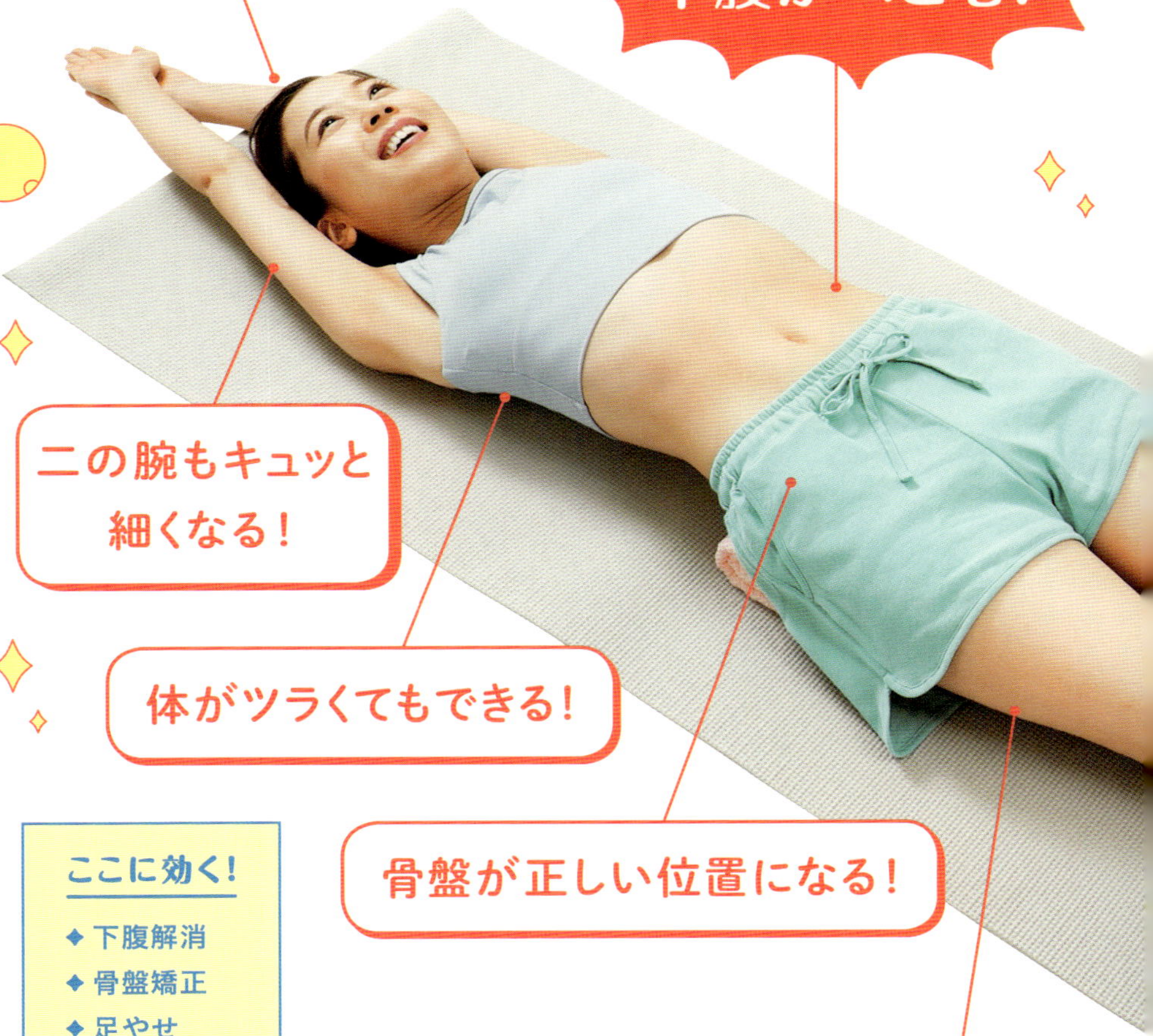
何歳でもできる！
くびれができる！
下腹がへこむ！
二の腕もキュッと
細くなる！
体がツラくてもできる！
骨盤が正しい位置になる！
寝たままだから効く！

ここに効く！

- 下腹解消
- 骨盤矯正
- 足やせ
- 腕やせ
- 腰痛改善
- 巻き肩解消
- 冷え性改善

…and more！

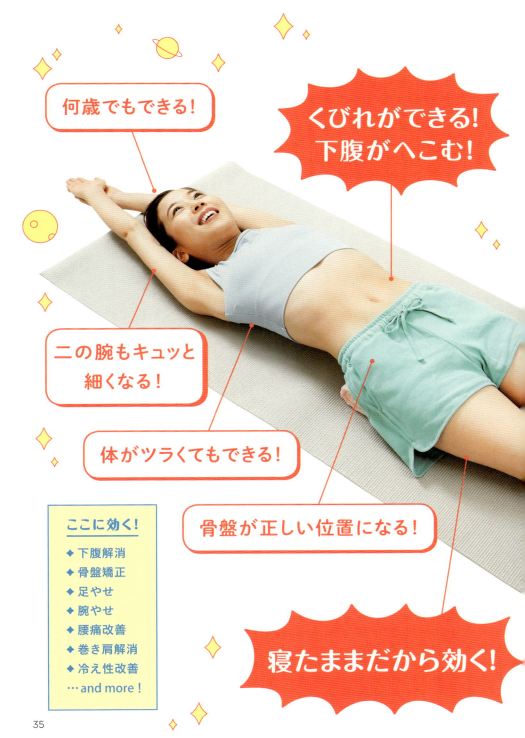

その前に…
準備 1

骨盤タオルを作ろう！

用意するのはタオルとラップだけ！

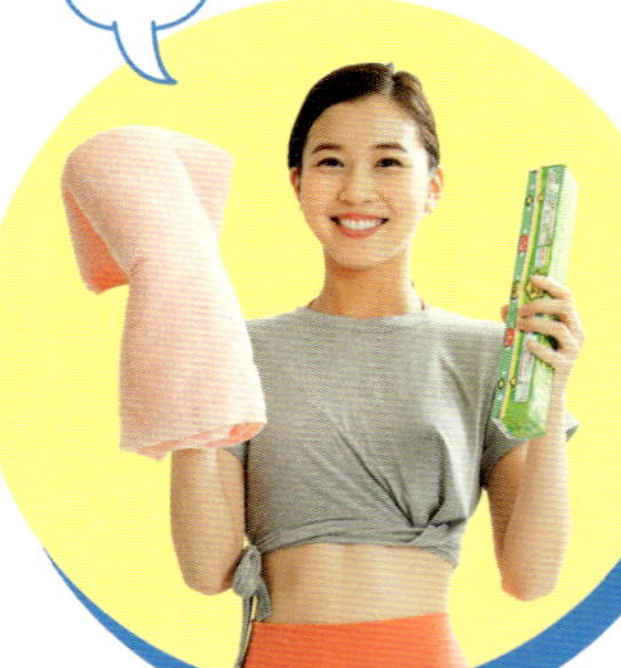

波多野賢也開発のトレーニングクッション

『SPK Pro』を

→ 詳細はP.5へ！

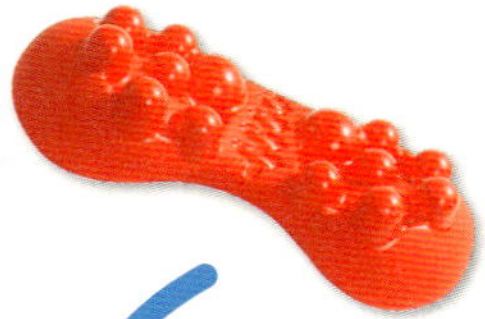

自宅のタオルで
完全再現！

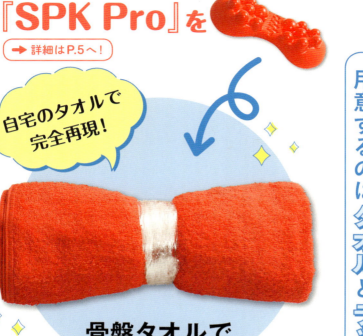

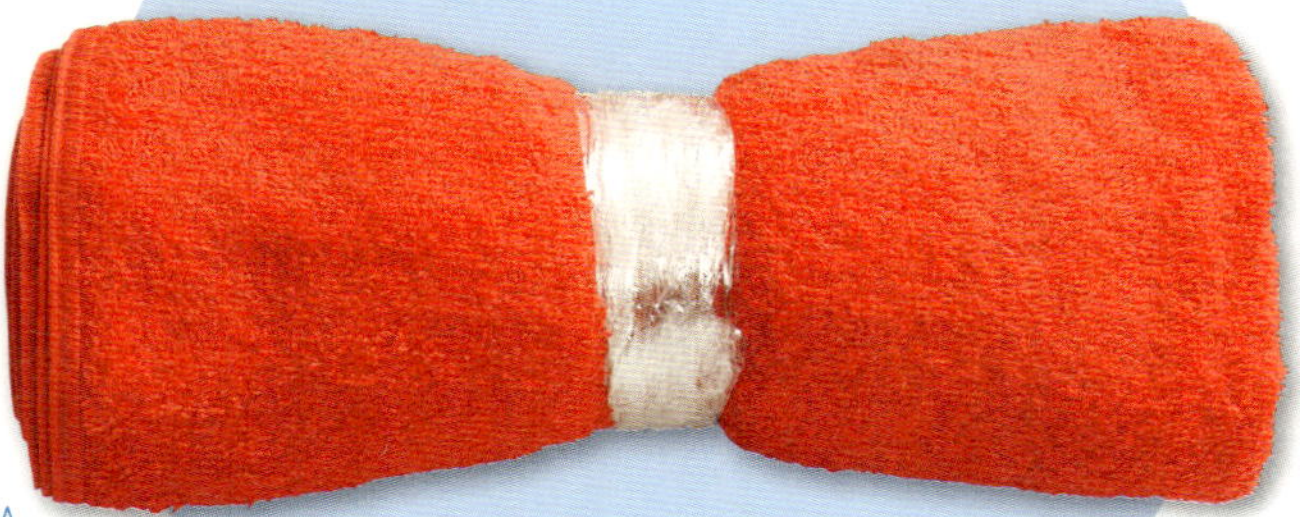

骨盤タオルで

矯正をサポート!!

これが骨盤を正しい位置に整えてくれる！

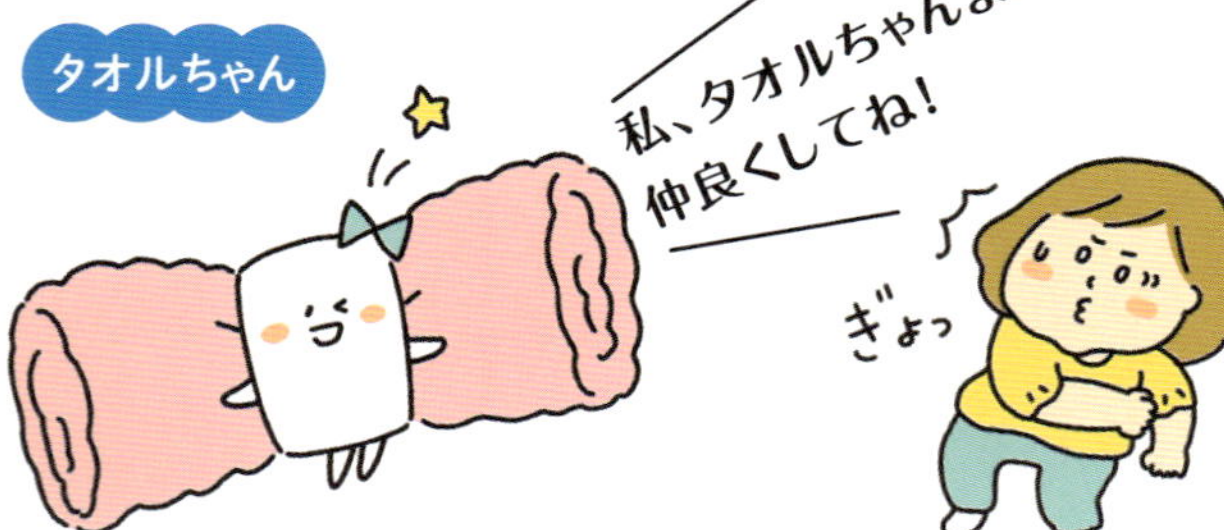
タオルちゃん
私、タオルちゃんよー！
仲良くしてね！
ぎょっ

1

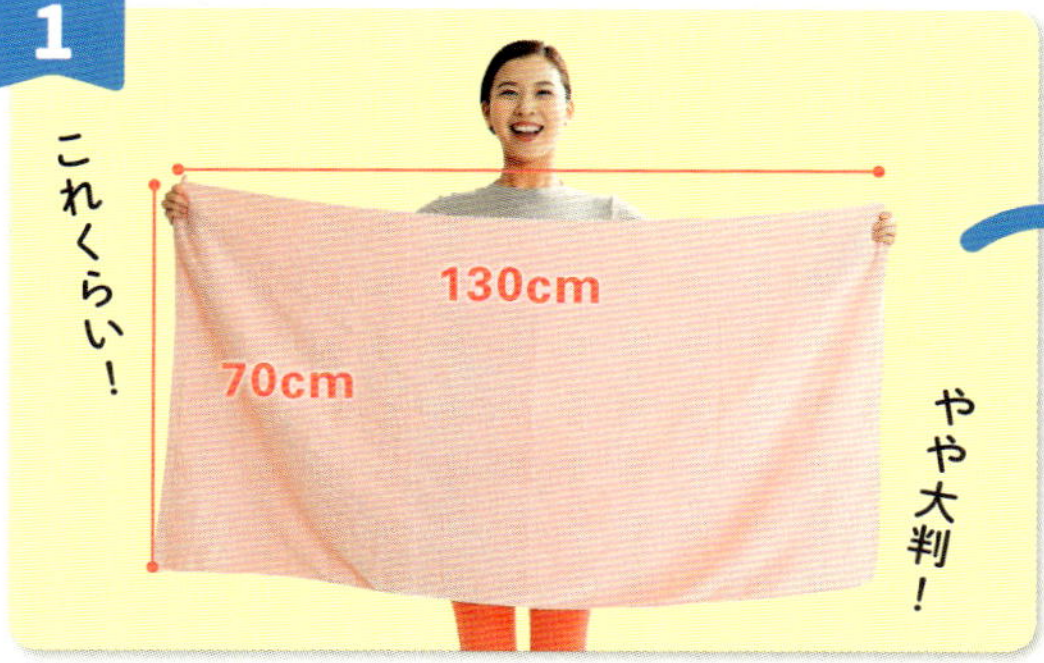

これくらい!
130cm
70cm
やや大判!

タオルはコットン100%、パイル織りがベスト!

サイズは 70 × 130cm（または 60 × 120cm）程度。やや大判で厚みがあり、素材はコットン100%で、パイル織り（ループ状の織り）のものが理想。弾力と繊維の動きが必要なので、ワッフルやガーゼ、マイクロファイバーなどはNG。

2

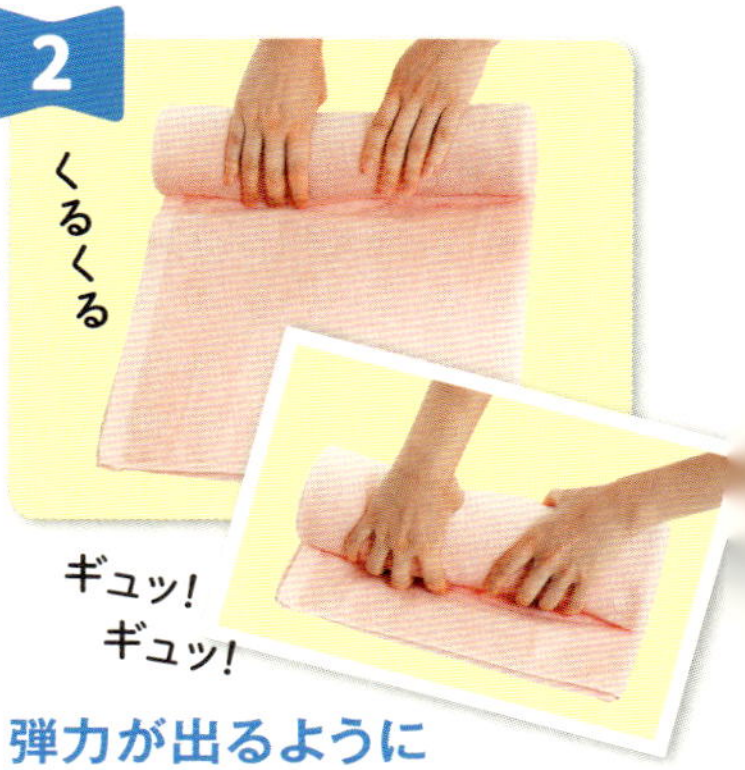

くるくる
ギュッ!
ギュッ!

弾力が出るように ギュギュッと巻く!

二つ折りを二回してからくるくるとタオルを巻く。弾力が欲しいのでギュギュッと力を込めて巻く。

3

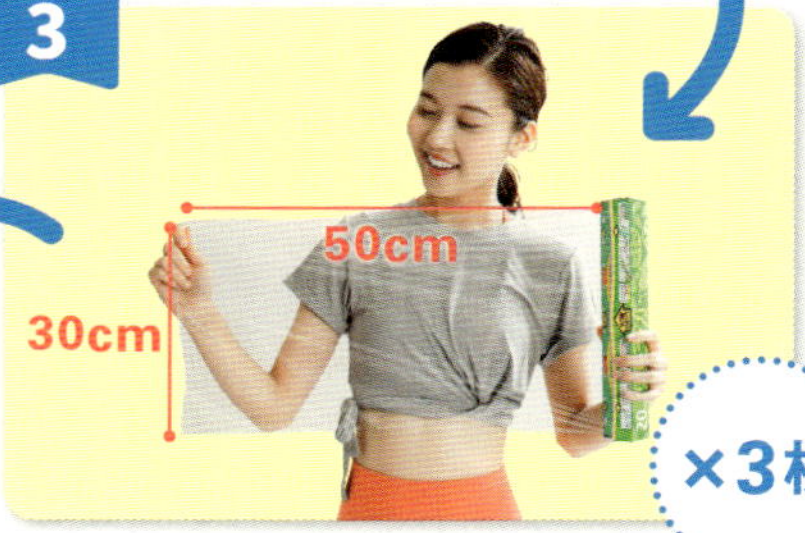

50cm
30cm
×3枚

食品用ラップを切る

30cm 幅のラップを使用する場合は、50cm 程度に伸ばして切ったものを 3 枚用意する。

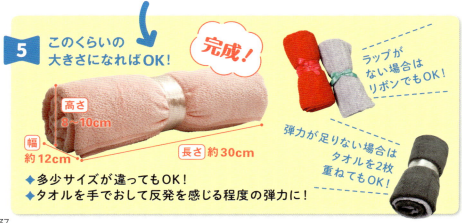

4

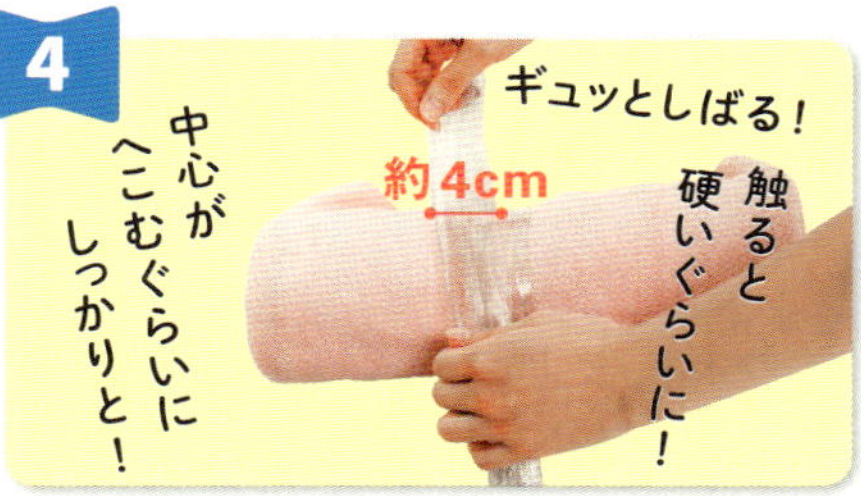

ギュッとしばる!
約4cm
中心が
へこむぐらいに
しっかりと!
触ると
硬いぐらいに!

ラップをタオルの中心に巻きつける

ラップを 4 cm 幅程度に折り、 1 本ずつタオルの中心に巻きつけて重ねる。巻き終わりは挟み込む。へこみ・硬さが足りなければ追加する。

5

このくらいの大きさになればOK!

完成!

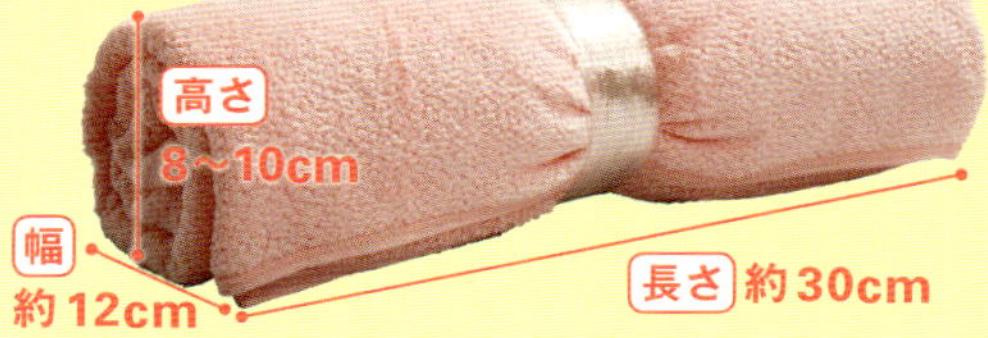

高さ
8〜10cm
幅
約12cm
長さ 約30cm

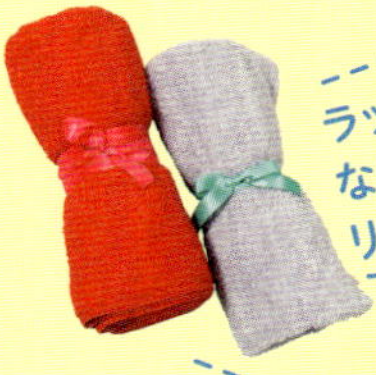

ラップがない場合はリボンでもOK!

弾力が足りない場合はタオルを2枚重ねてもOK!

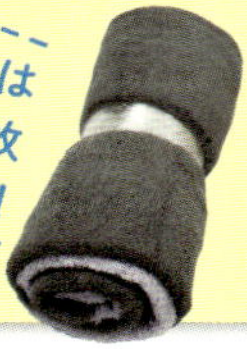

◆多少サイズが違ってもOK!
◆タオルを手でおして反発を感じる程度の弾力に!

その前に…
準備②

骨盤タオルのあてかた

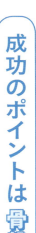

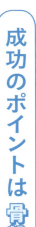

成功のポイントは骨盤！

骨盤にあてる！

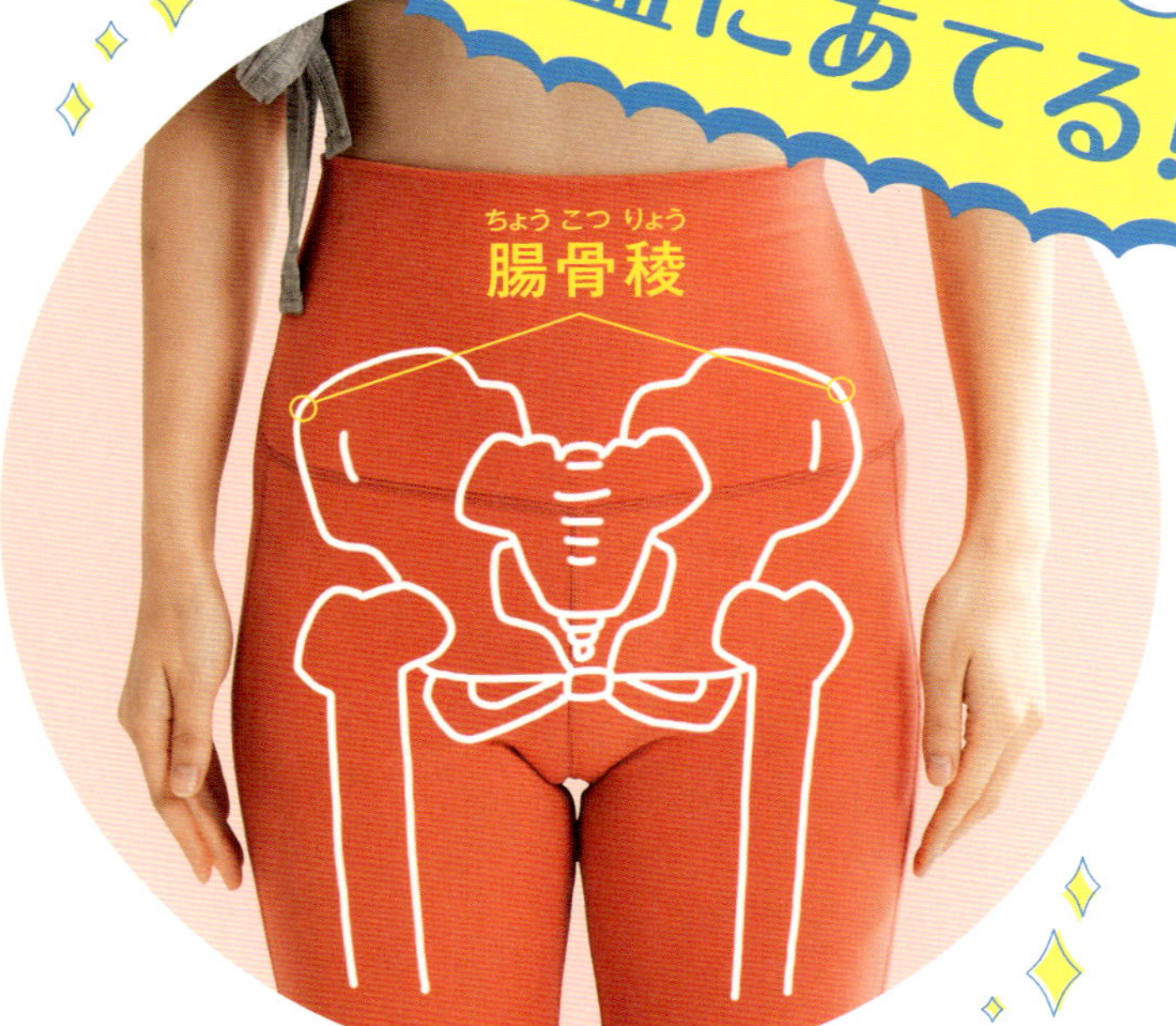

あてる位置は…

自分でさわることができる腸骨《ちょうこつ》の上部の出っぱっている部分＝腸骨稜を目印にして、その後ろあたりにタオルの上部をあてる。

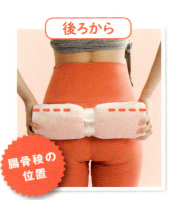

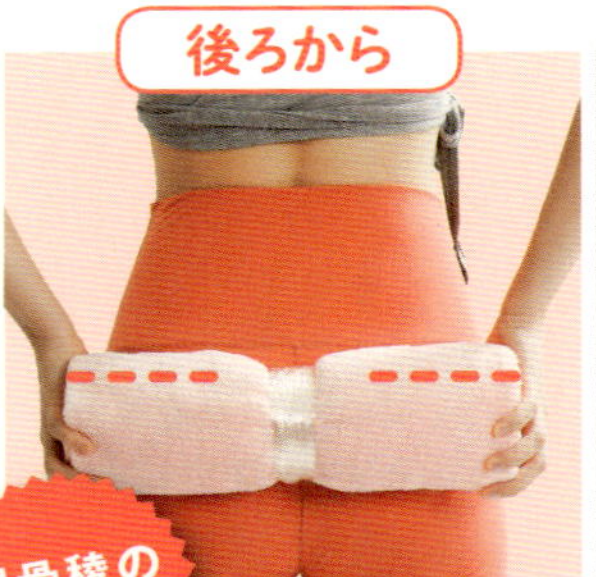

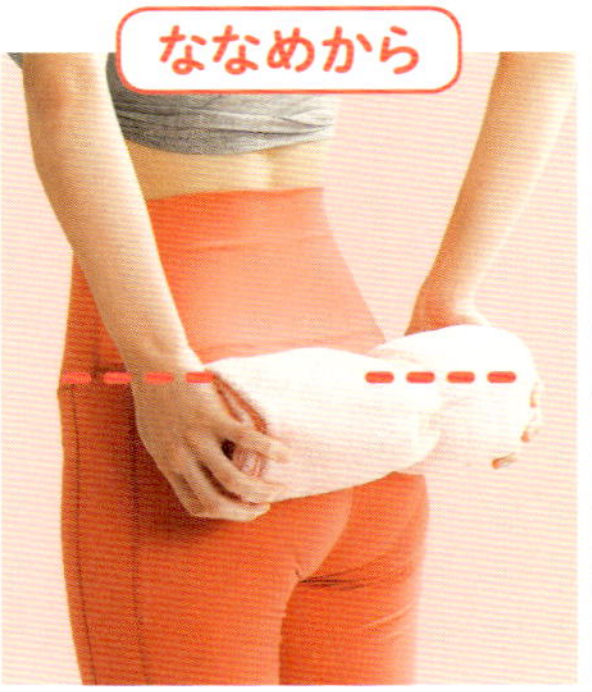

お尻より少し上！

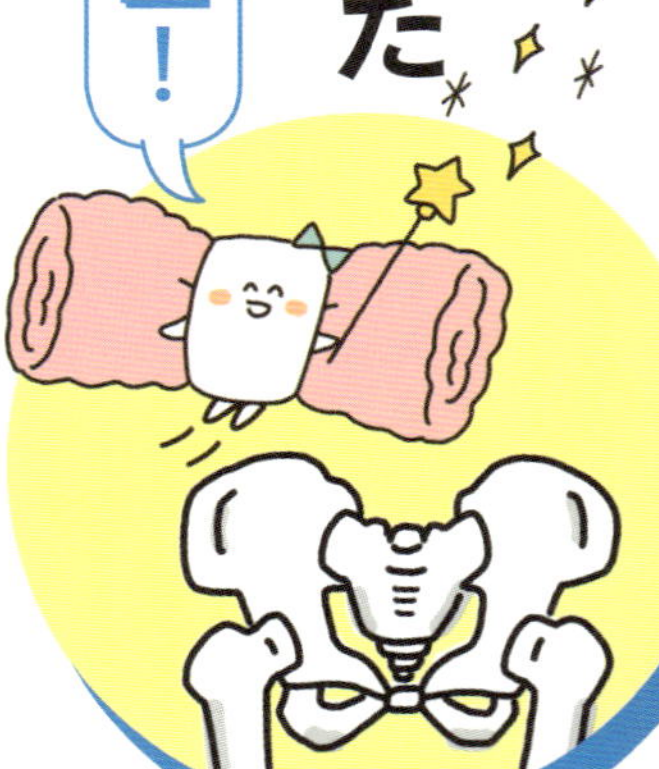

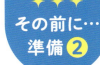

骨盤タオルのあてかた

腰を痛めないよう、
寝た状態でタオルを差し込みましょう。

1 横になった状態から…

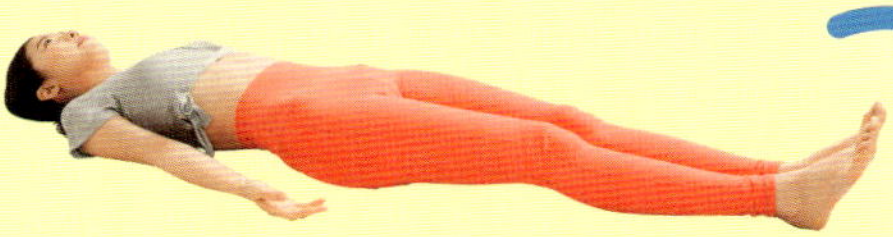

2 両ひざを立てる

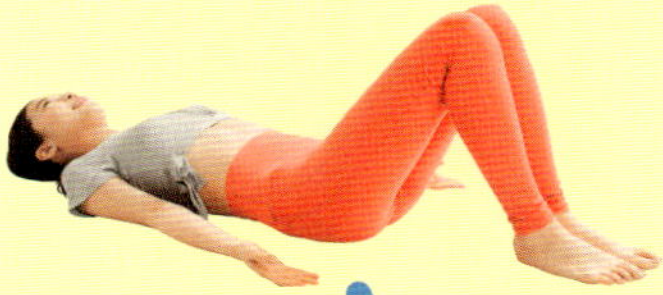

3

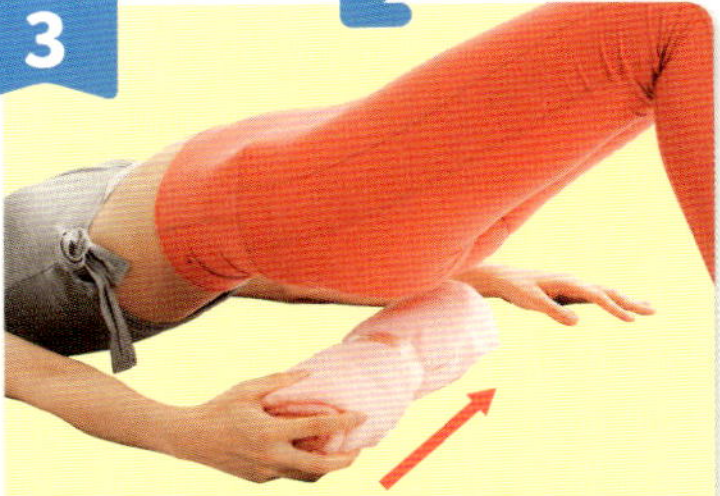

腰を少し上げて
タオルを差し込む

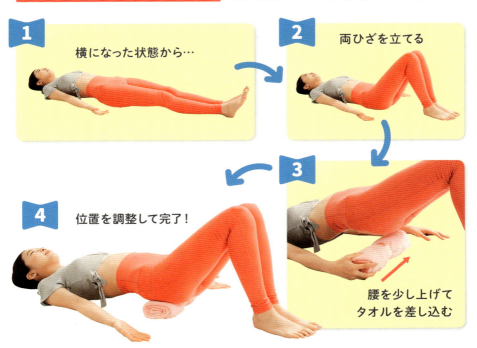

4 位置を調整して完了！

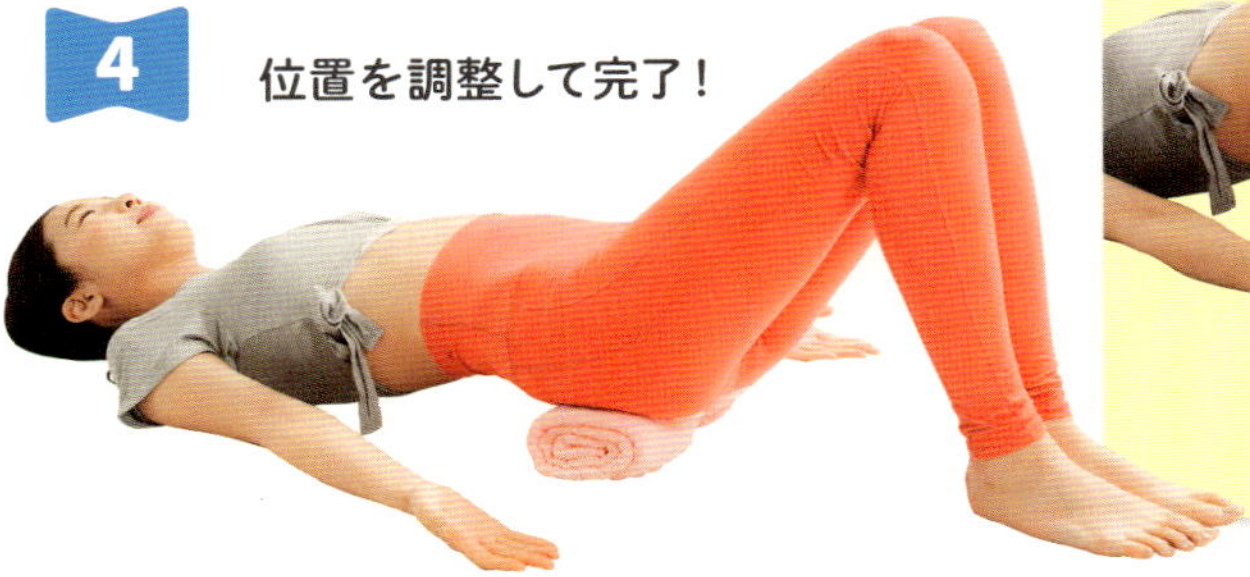

タオルを入れる意味

タオル一つを
入れると入れないじゃこうも違う！

入れないと…

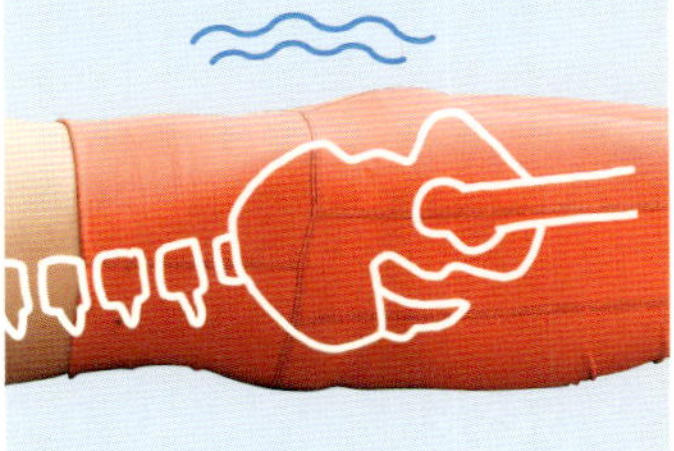

骨盤が沈む！

入れると…

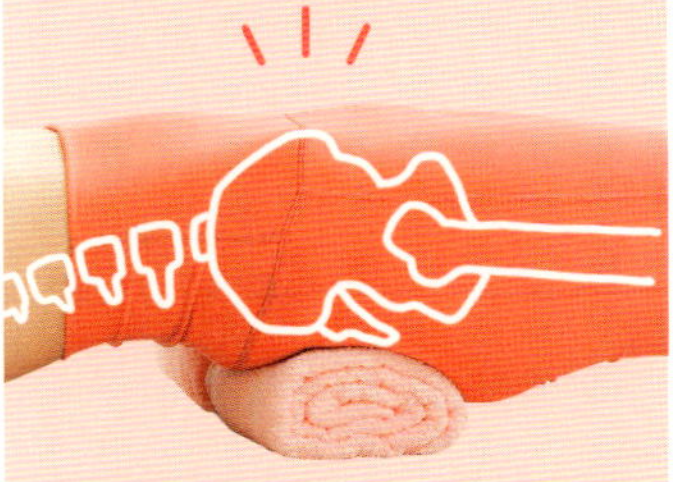

骨盤が上がる！

タオルが骨盤を
正しい位置に
矯正するよ！

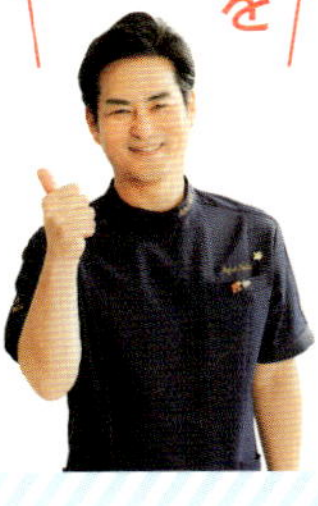

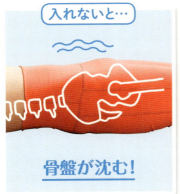

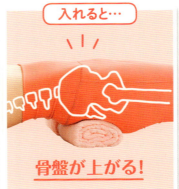

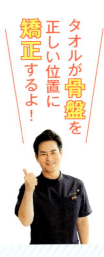

その前に…
準備③

呼吸のしかた

吸って、吐いて、とめるが大事！

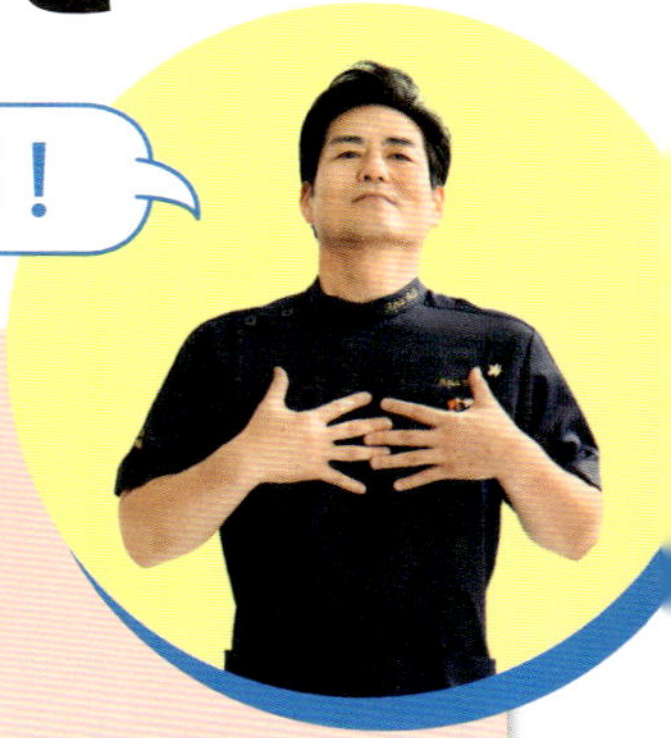

鼻から吸う

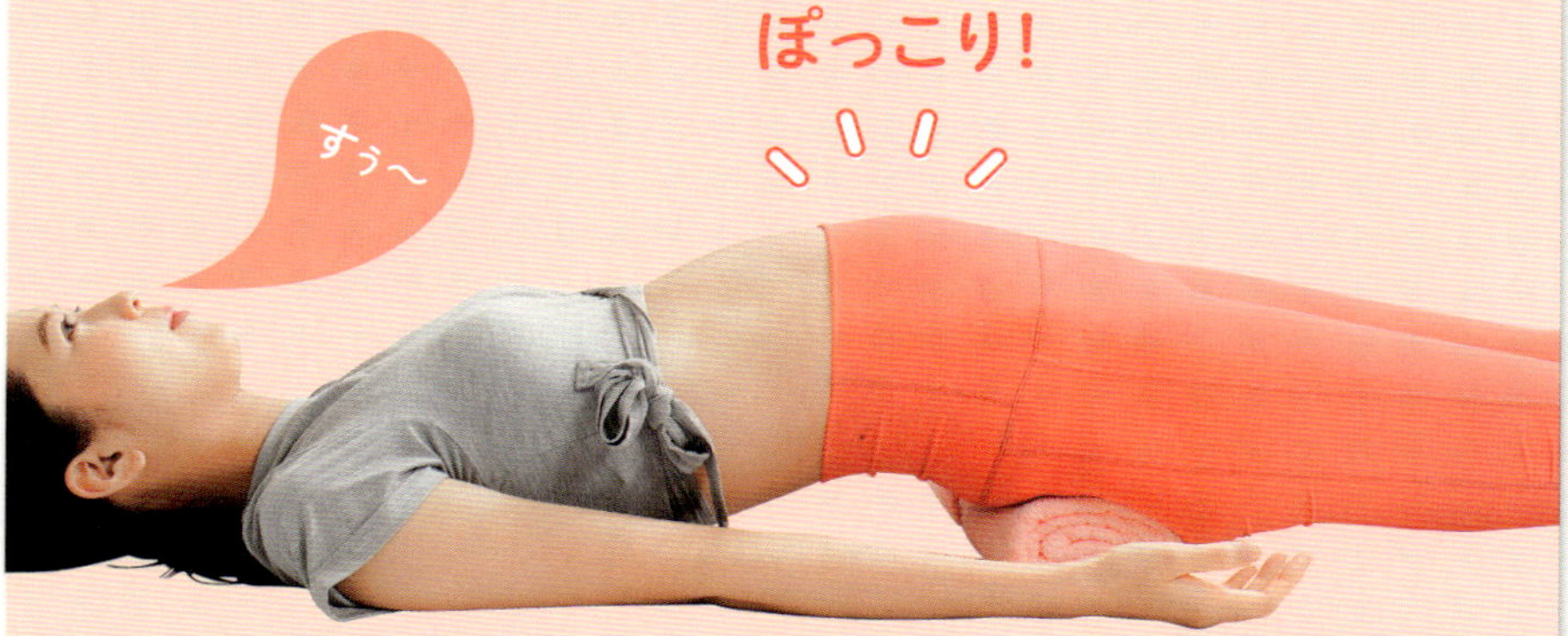

息を吸えるだけ吸って、お腹をふくらませる

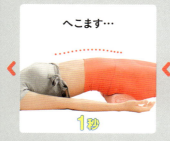

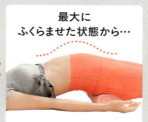

最大に
ふくらませた状態から…

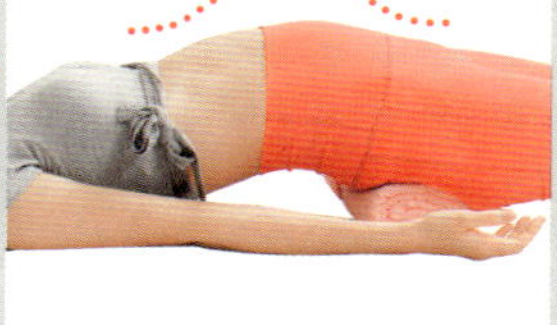

へこます…

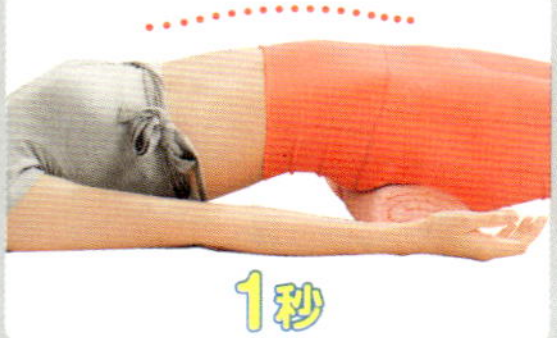

1秒

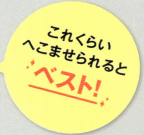

これくらい
へこませられると
ベスト！

無理は禁物

むずかしかったら呼吸をするだけでもOK!

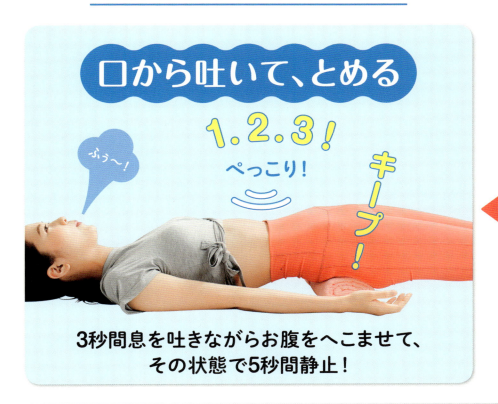

口から吐いて、とめる

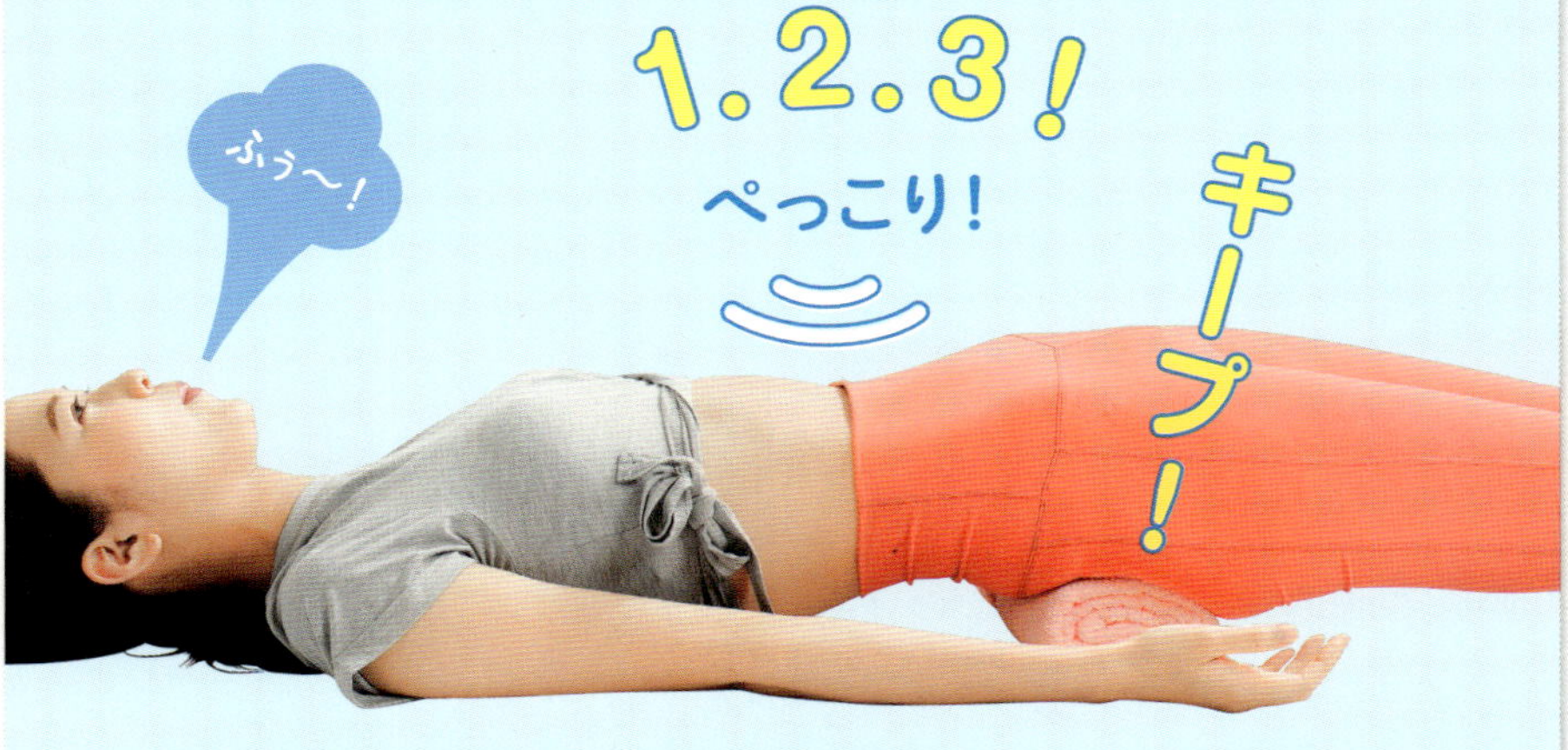

3秒間息を吐きながらお腹をへこませて、その状態で5秒間静止!

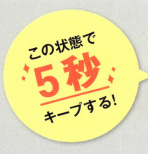

この状態で**5秒**キープする!

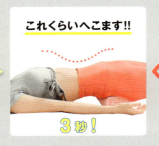

これくらいへこます!!

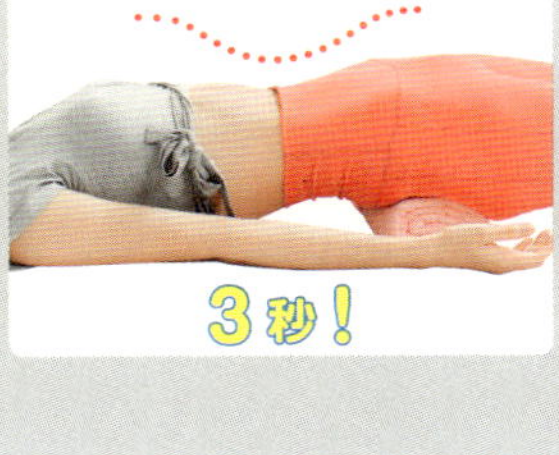

3秒!

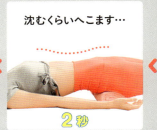

沈むくらいへこます…

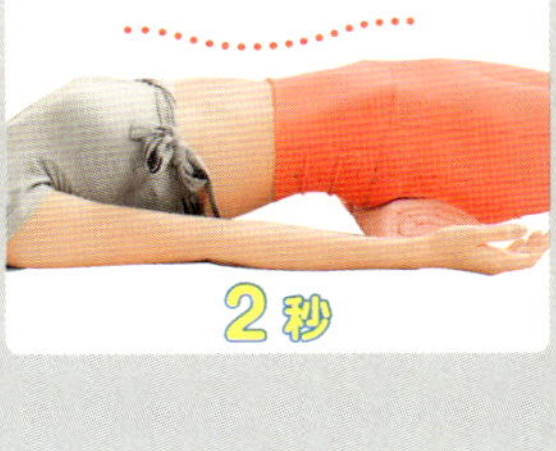

2秒

ぺたんこポーズ

1

仰向けに寝たまま
鼻から息を吸う
（吸えるだけ）

真上から
見た状態

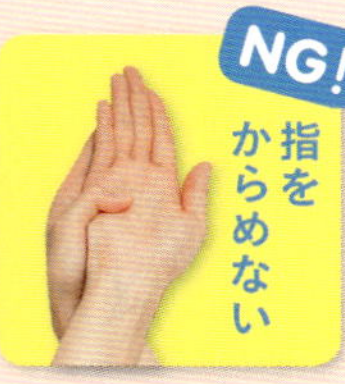

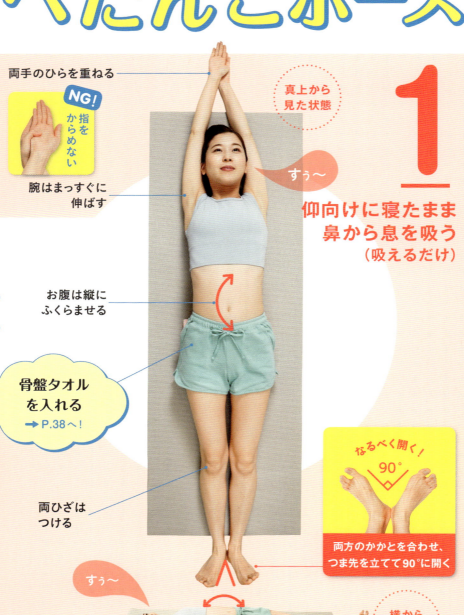

両手のひらを重ねる

NG!
指を
からめない

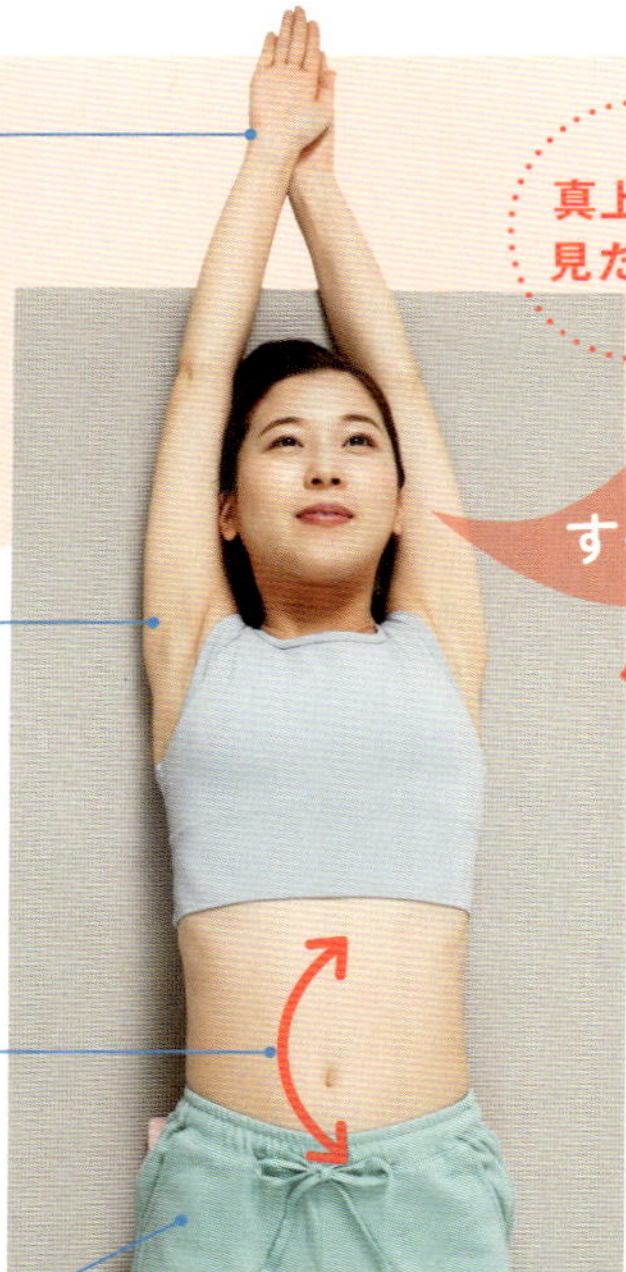

すぅ〜

腕はまっすぐに
伸ばす

お腹は縦に
ふくらませる

骨盤タオル
を入れる

➜P.38へ！

両ひざは
つける

なるべく開く！

90°

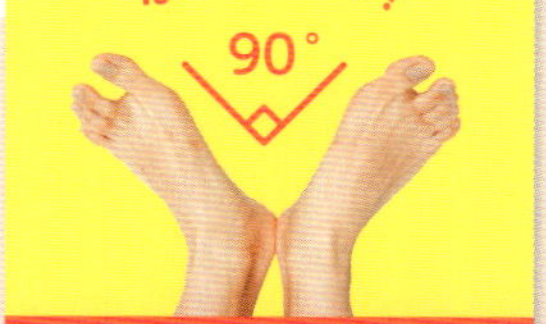

両方のかかとを合わせ、
つま先を立てて90°に開く

すぅ〜

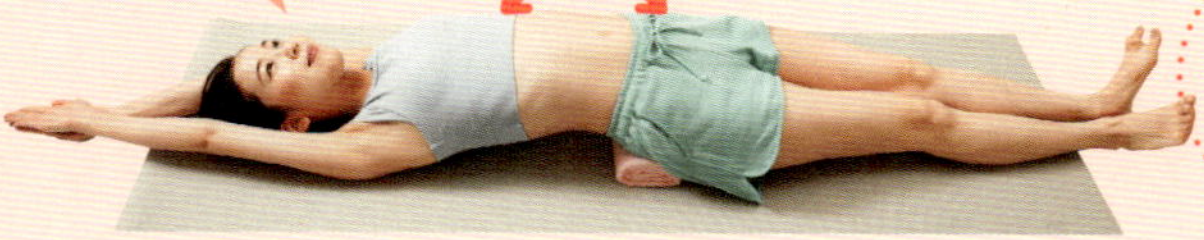

横から
見た状態

1日1分！寝たまま！下腹

2

仰向けに寝たまま口から息を吐いてとめる

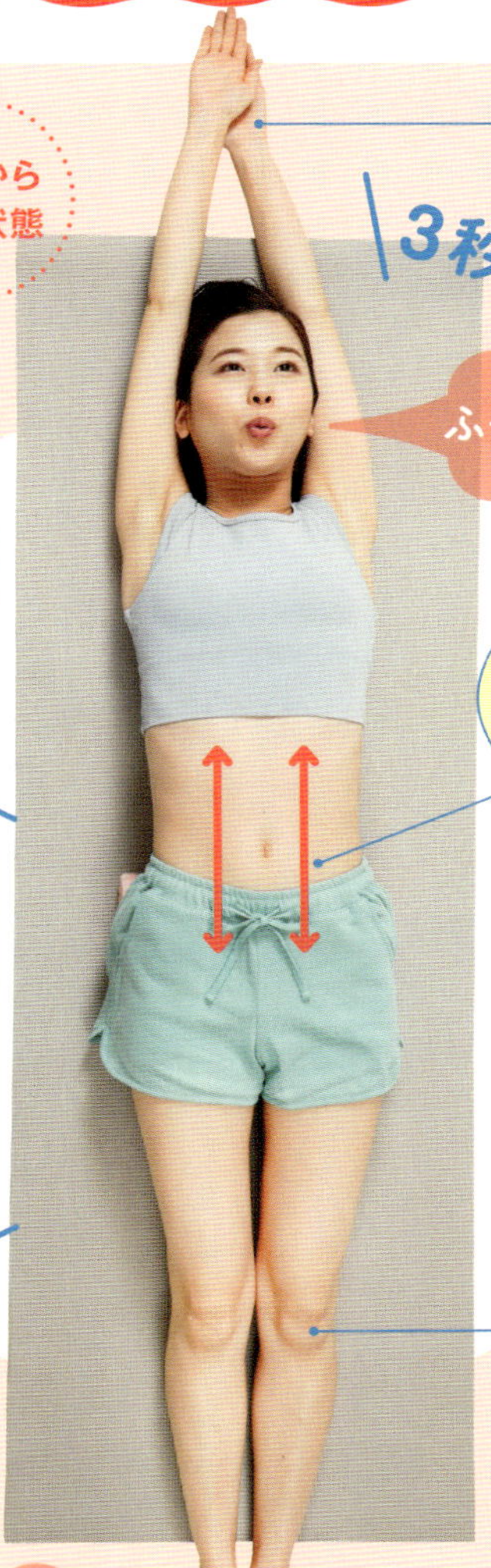

真上から見た状態
両腕はさらに伸ばす
3秒吐いて…
ふぅ〜
縦の伸びを感じながらお腹をへこませる
そのまま5秒静止！
両ひざはつけたままキープ
かかとを合わせ、つま先を立て続ける

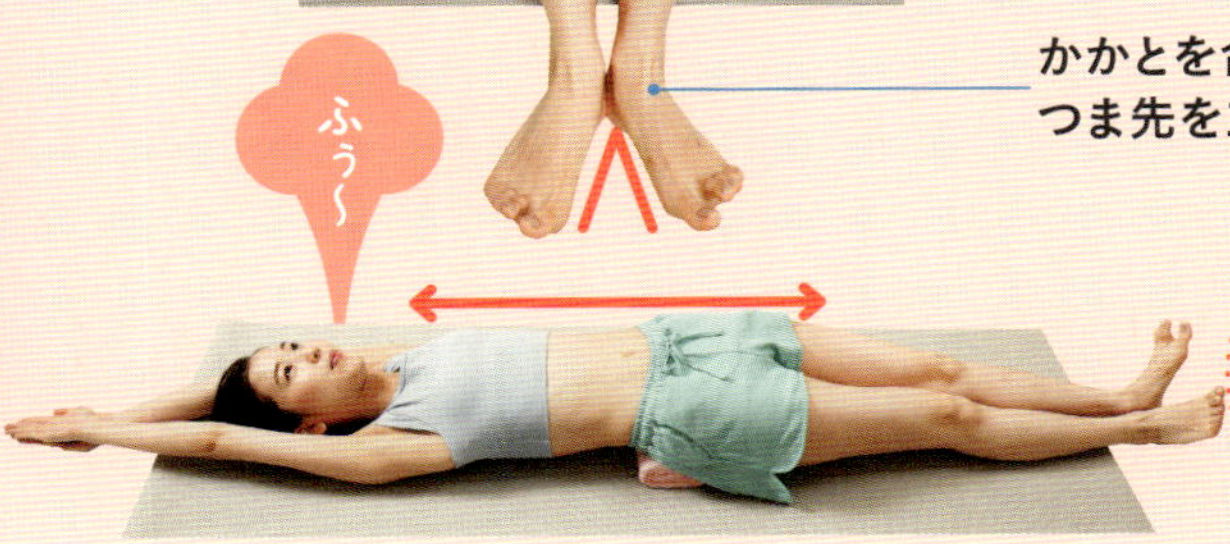

ふぅ〜
横から見た状態

これを5セット！（約1分）

1日1回（何回やってもOK！）

体験! 撮影の合間にモデルさんがチャレンジ!

寝たまま!下腹ぺたんこポーズ

～1回のポーズでゆがみが治る!?～

撮影前にエクササイズをレクチャー!モデルさんは初体験です!

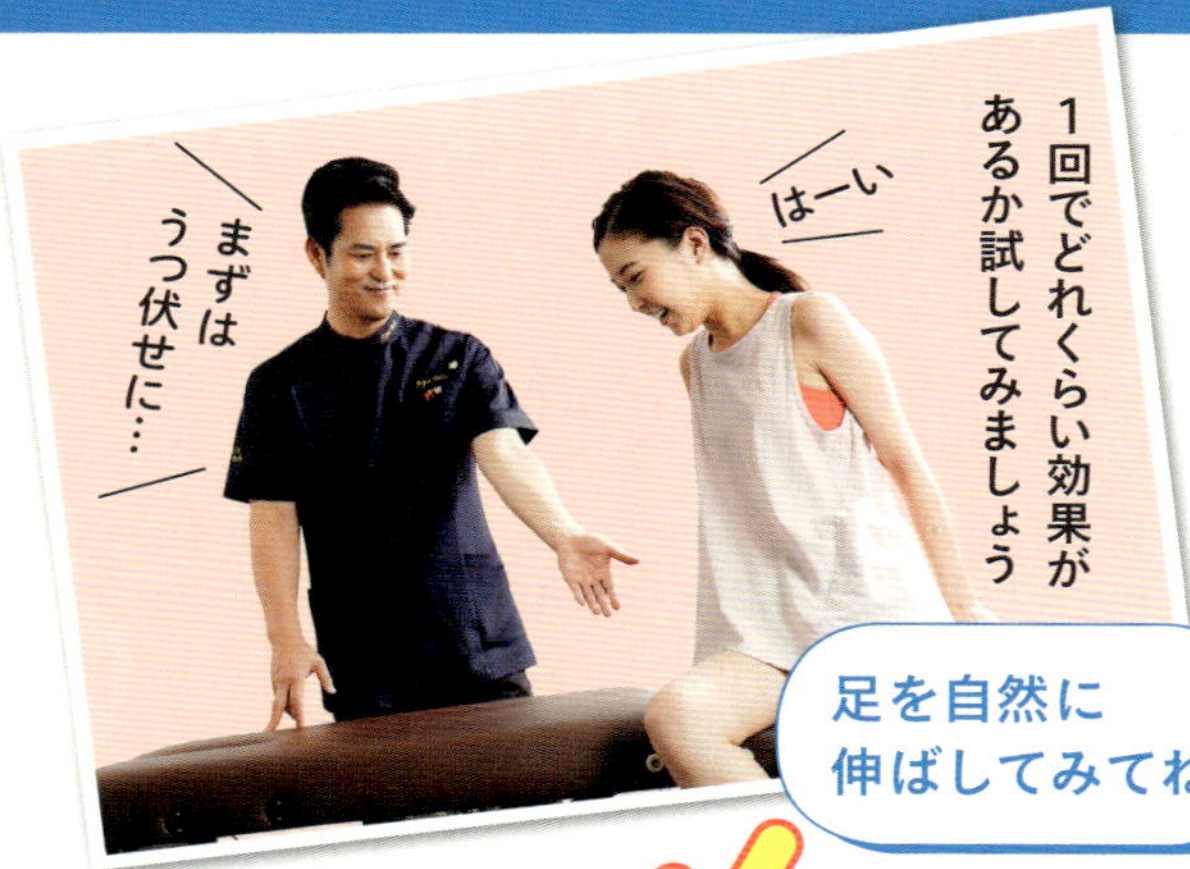

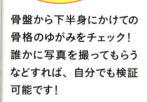

1回でどれくらい効果があるか試してみましょう
はーい
まずはうつ伏せに…

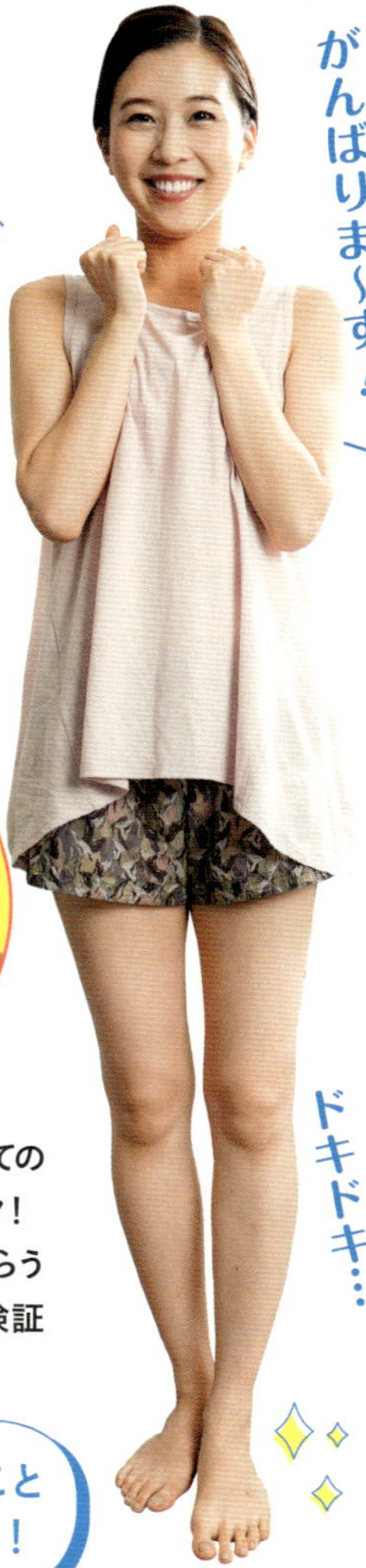

がんばりま～す!
ドキドキ…
ドキドキ…

足を自然に伸ばしてみてね

わかるかな?右足が外側に開いて、若干縮んで見えるね!

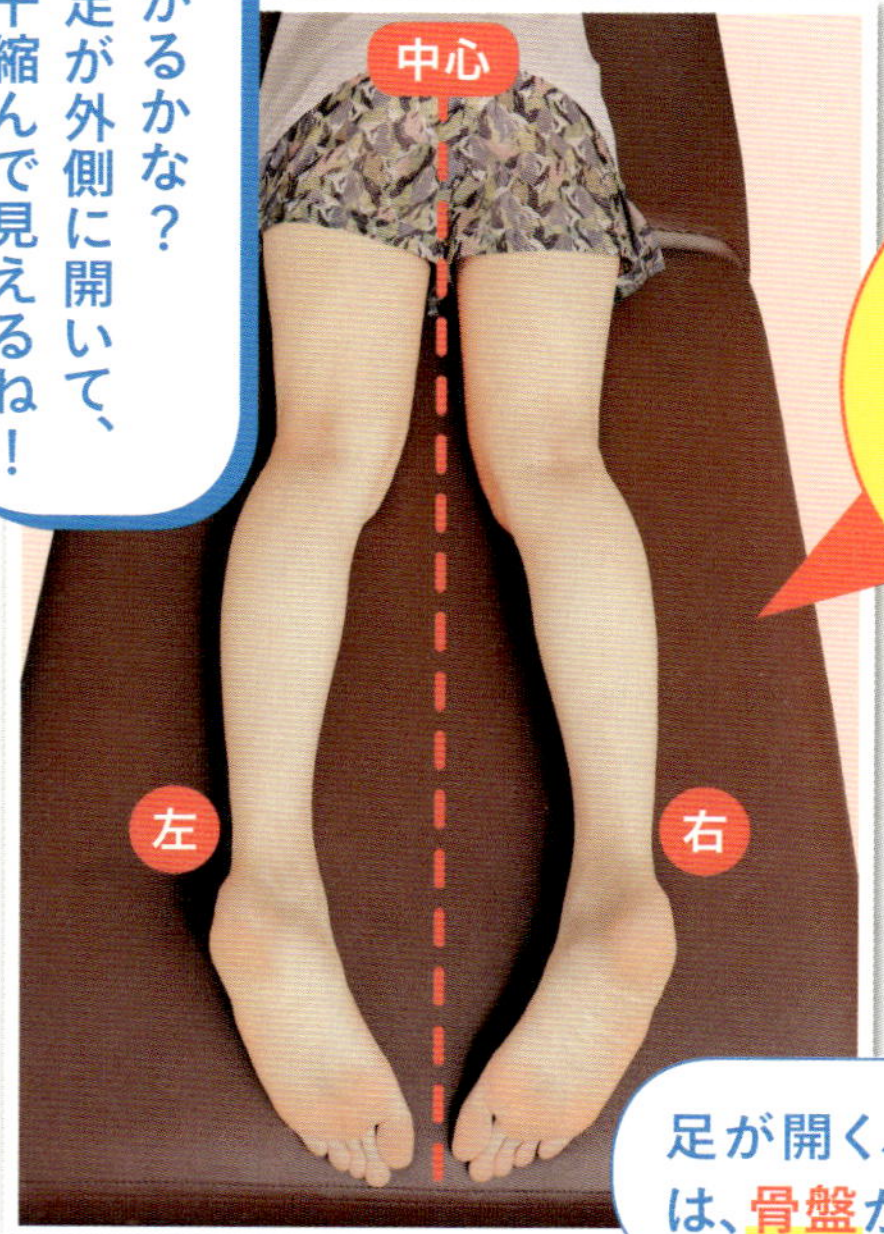

中心
左
右

ほら!右足のゆがみが強いね!

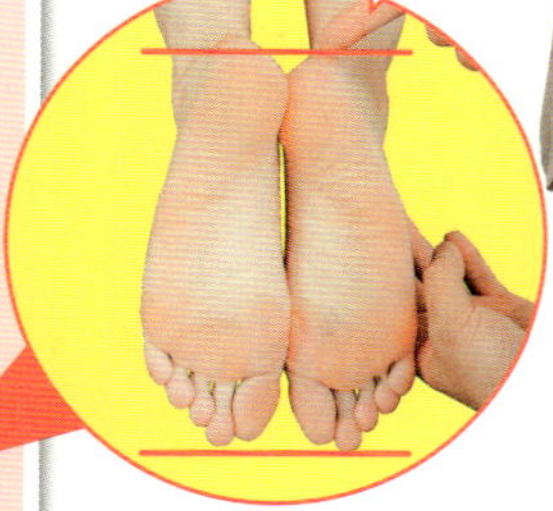

骨盤から下半身にかけての骨格のゆがみをチェック!誰かに写真を撮ってもらうなどすれば、自分でも検証可能です!

足が開く、長さが違うということは、骨盤がゆがんでいる証拠!

ポイント!

体が沈み込むベッドの上はNG!

ヨガマットやフローリング、または毛足の短いカーペットの上などでおこないましょう。

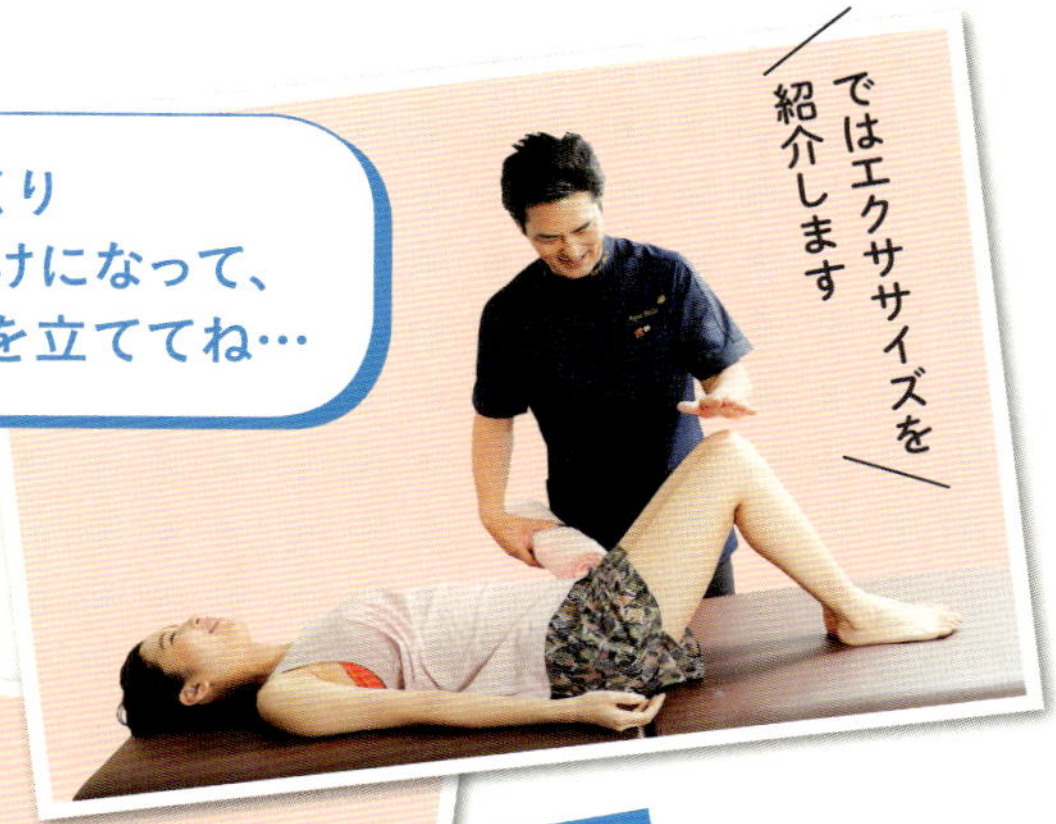
ゆっくり仰向けになって、ひざを立ててね…
ではエクササイズを紹介します

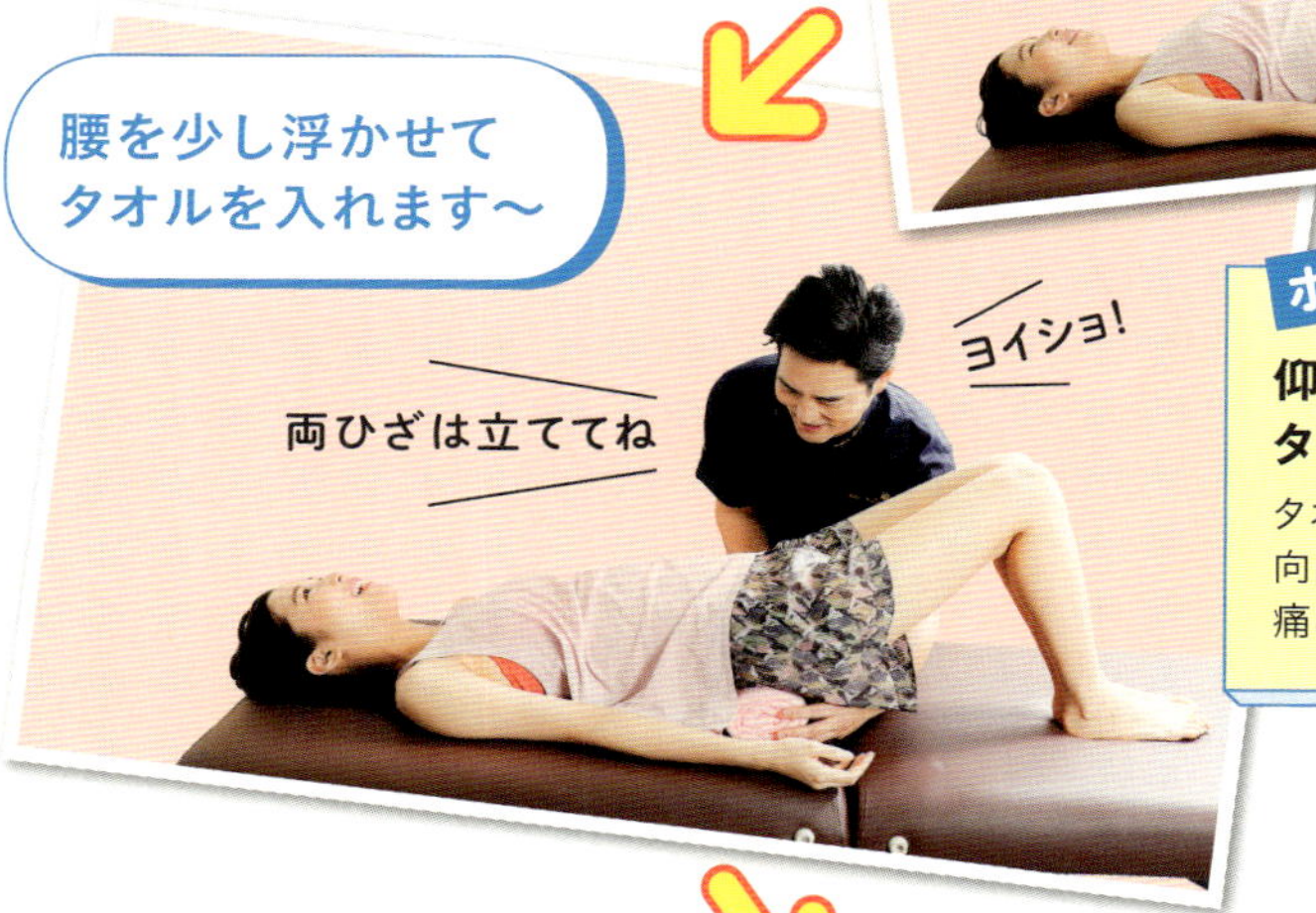

ポイント!

仰向けになってからタオルを入れる!

タオルに向かって勢いよく仰向けで寝転がると、腰などを痛める場合も。

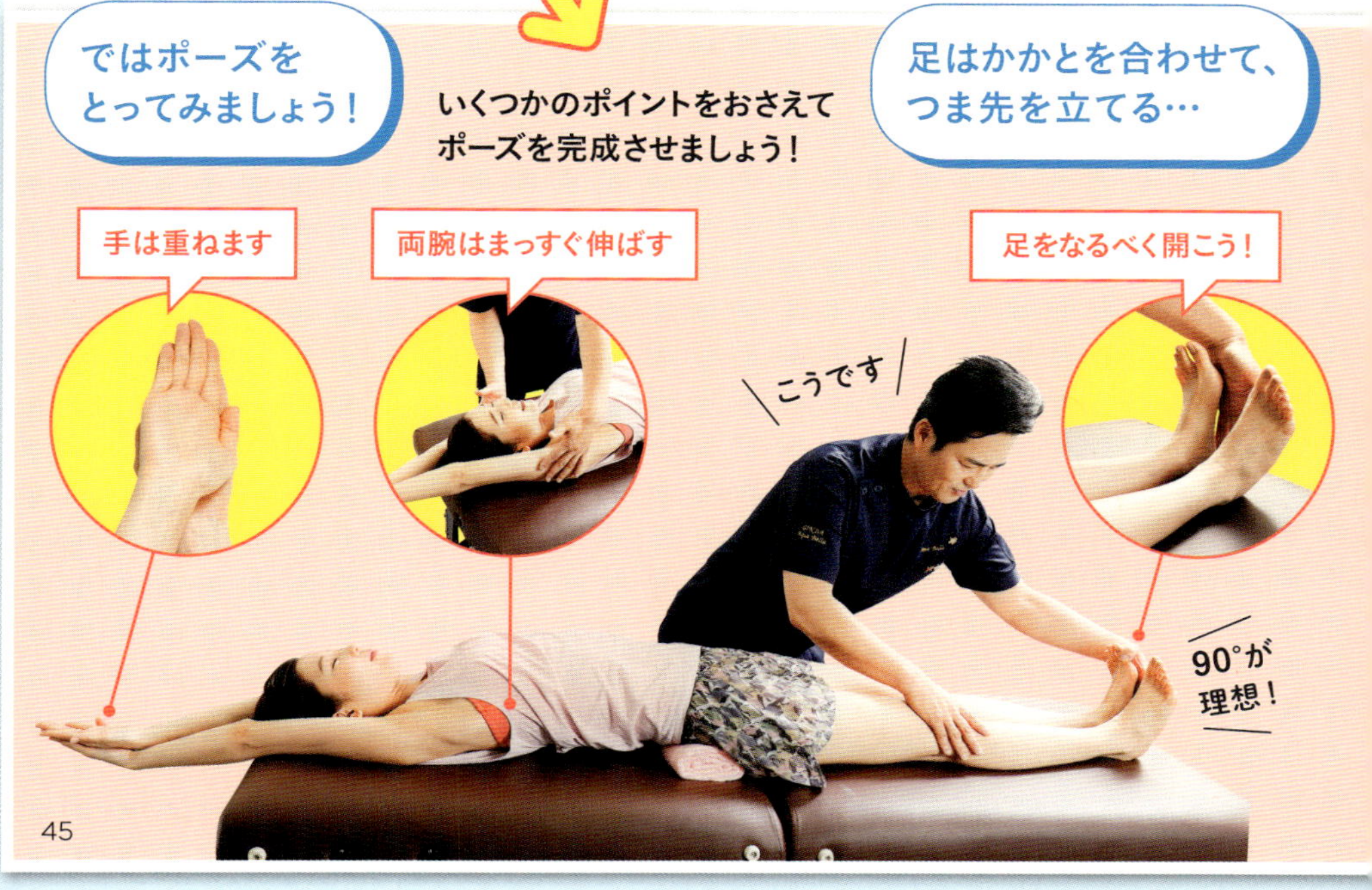

ポイント！

呼吸法がむずかしければ
呼吸をするだけでOK！

写真のようにお腹に手をあてると、
上下の動きがよくわかります。

➡ 呼吸のしかたはP.40へ！

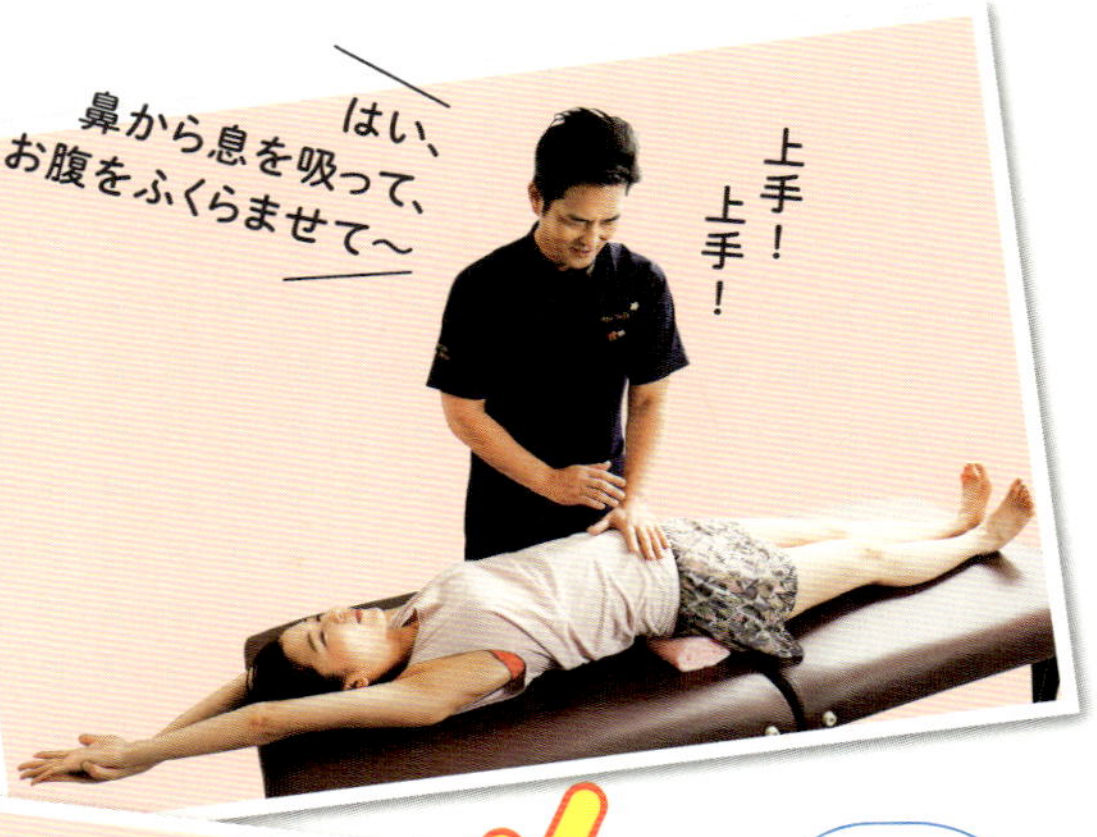
はい、
鼻から息を吸って、
お腹をふくらませて〜
上手！
上手！

3秒吐く！

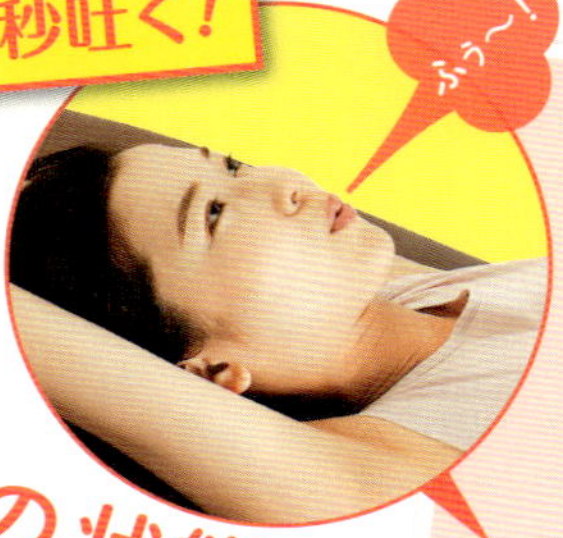
ふぅ〜！

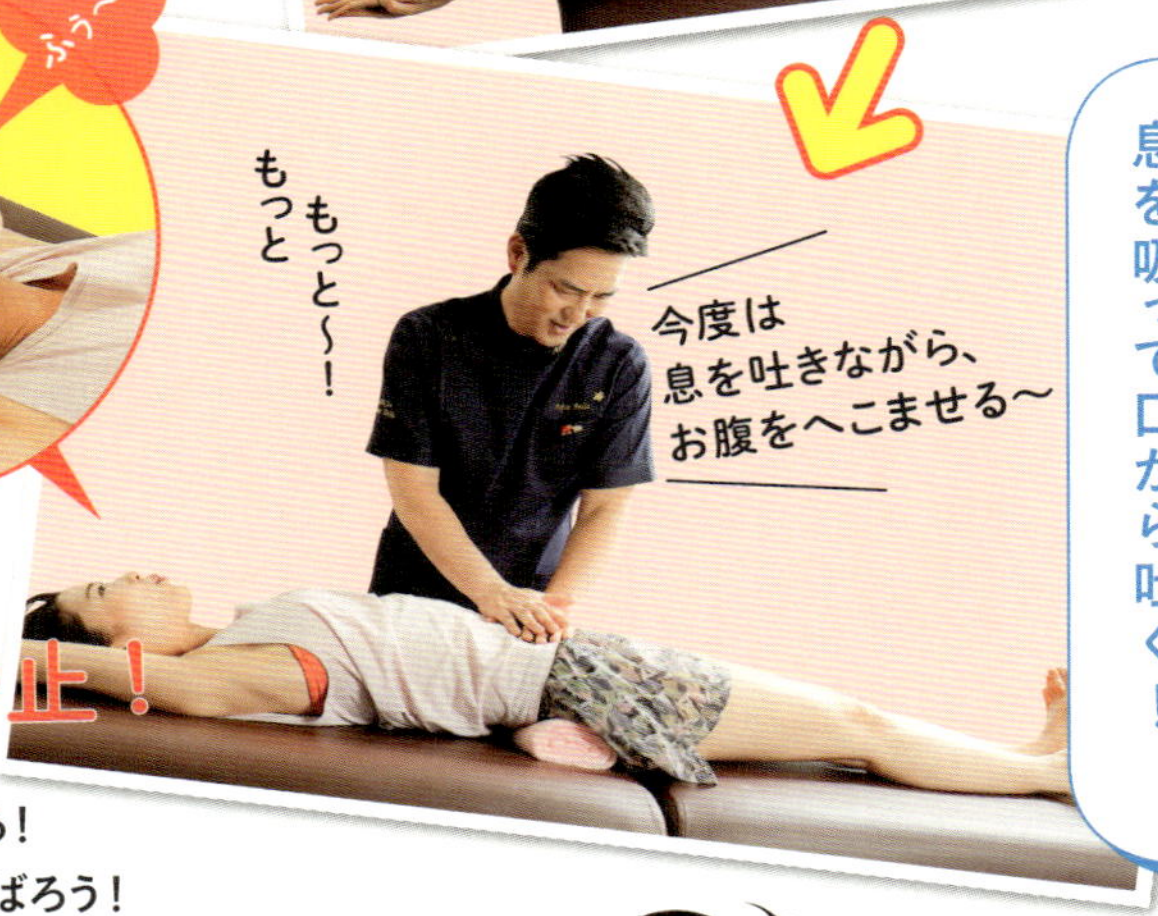
もっと
もっと〜！
今度は
息を吐きながら、
お腹をへこませる〜

ポーズをとりながら、鼻から息を吸って口から吐く！

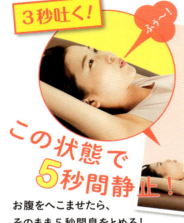

この状態で5秒間静止！

お腹をへこませたら、
そのまま5秒間息をとめる！
ちょっとキツイですががんばろう！

これを5セットくり返す！

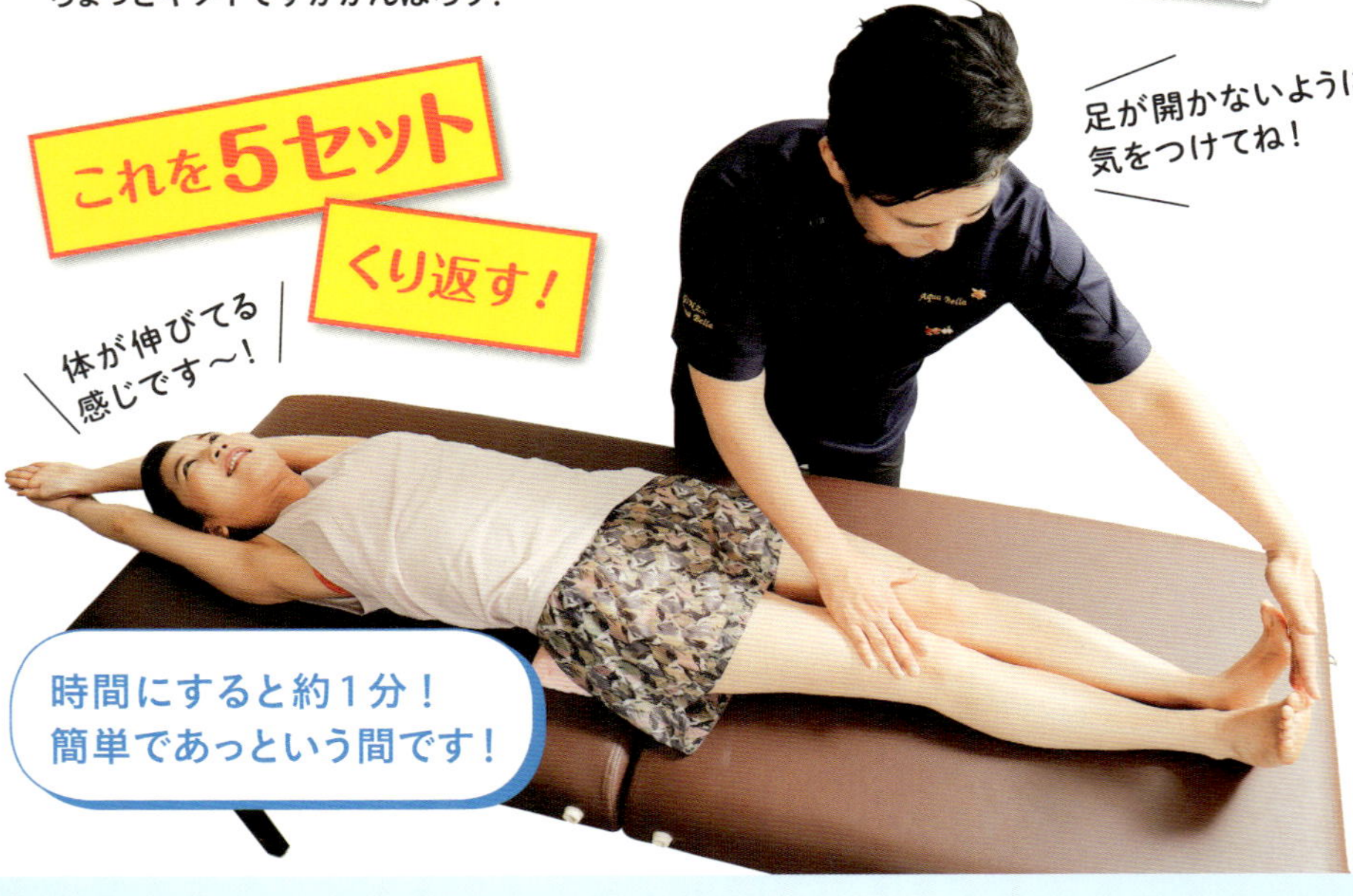
体が伸びてる
感じです〜！
足が開かないように
気をつけてね！

時間にすると約1分！
簡単であっという間です！

検証前

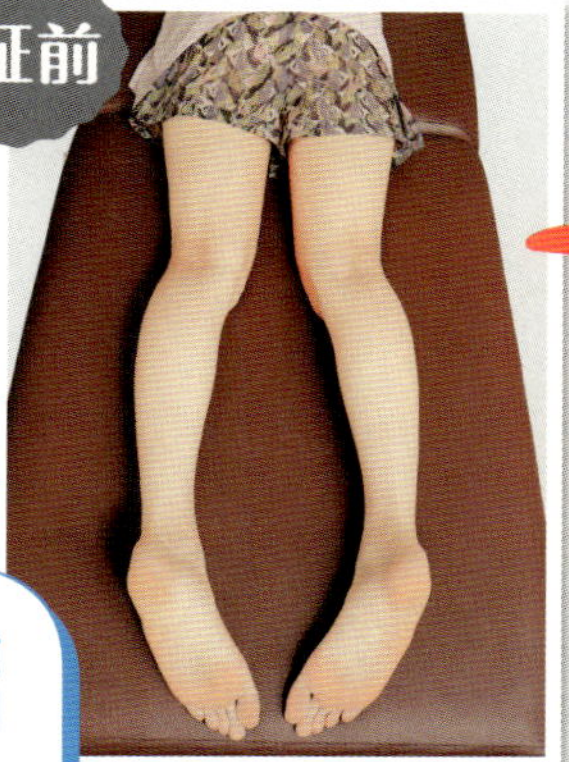

検証!

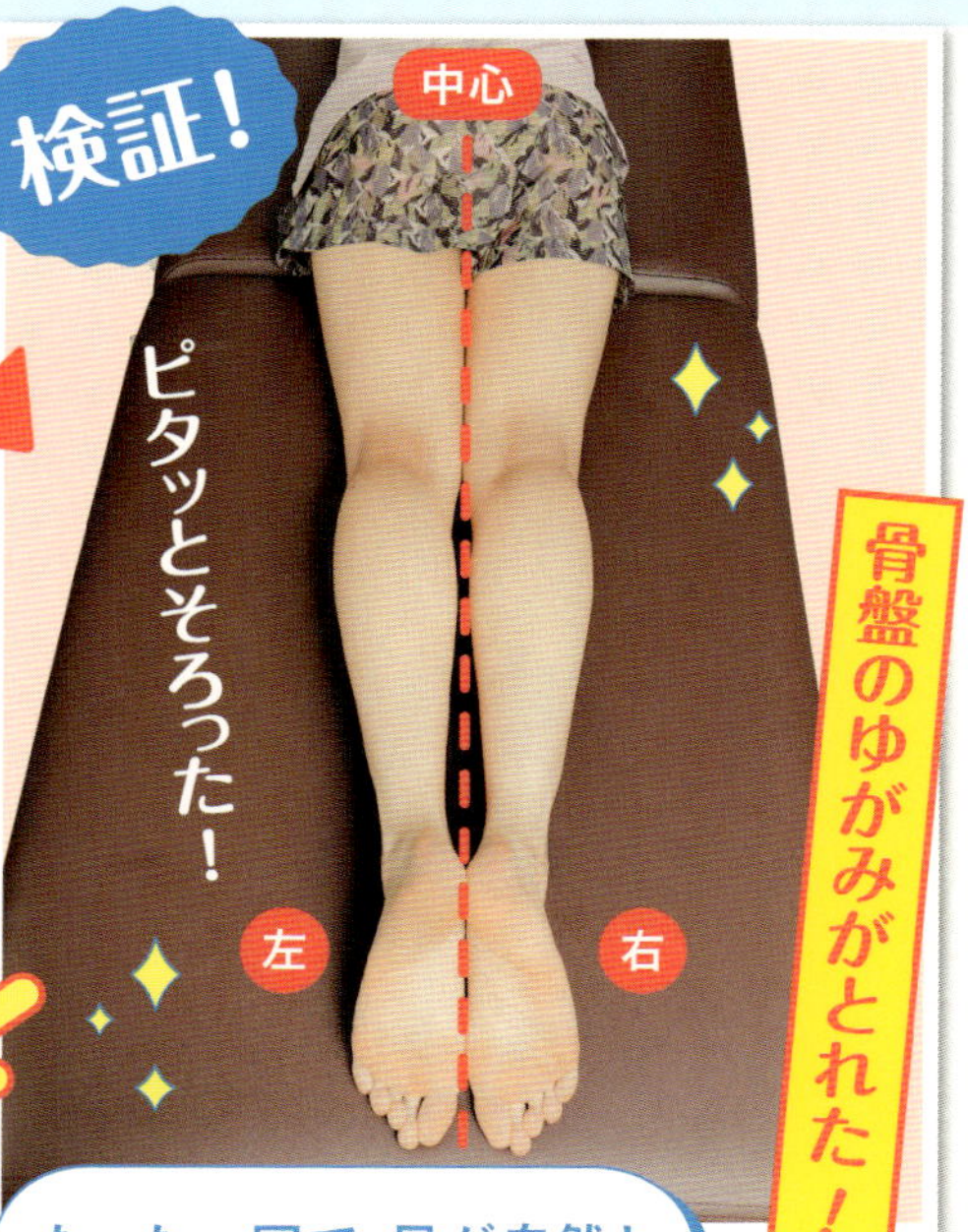

中心
左
右

変わった!

ピタッとそろった!

骨盤のゆがみがとれた!

横向きにごろりと転がるようにして起きましょう

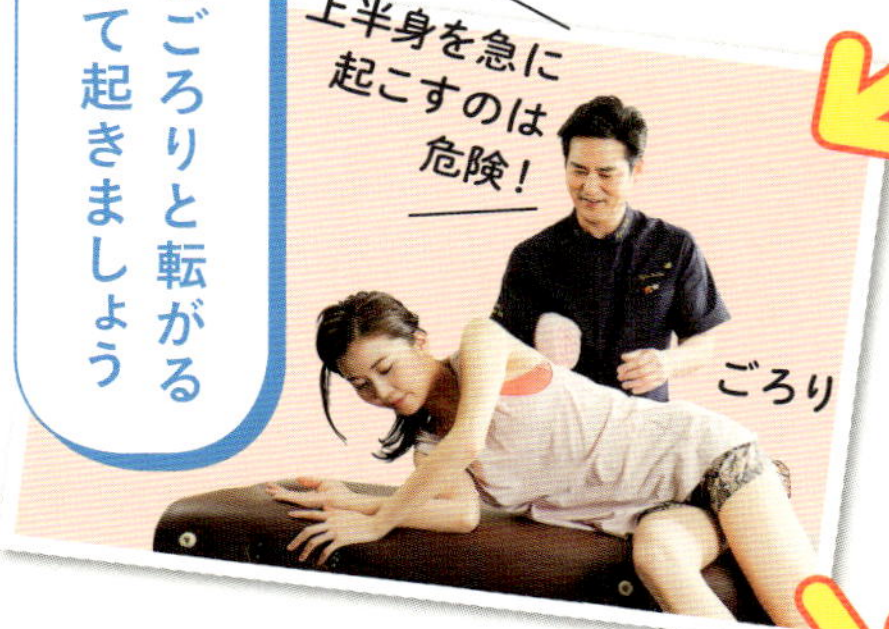

上半身を急に起こすのは危険!
ごろり

たった一回で、足が自然と閉じるようになった!

ゆがみがとれて、姿勢・体型・負担のスパイラルからの解消につながったということ!

ポイント!

慣れていないときは筋肉痛が出る場合も

背中などに筋肉痛の症状が出る場合も。痛みがとれない場合はポーズをお休みしてくださいね。

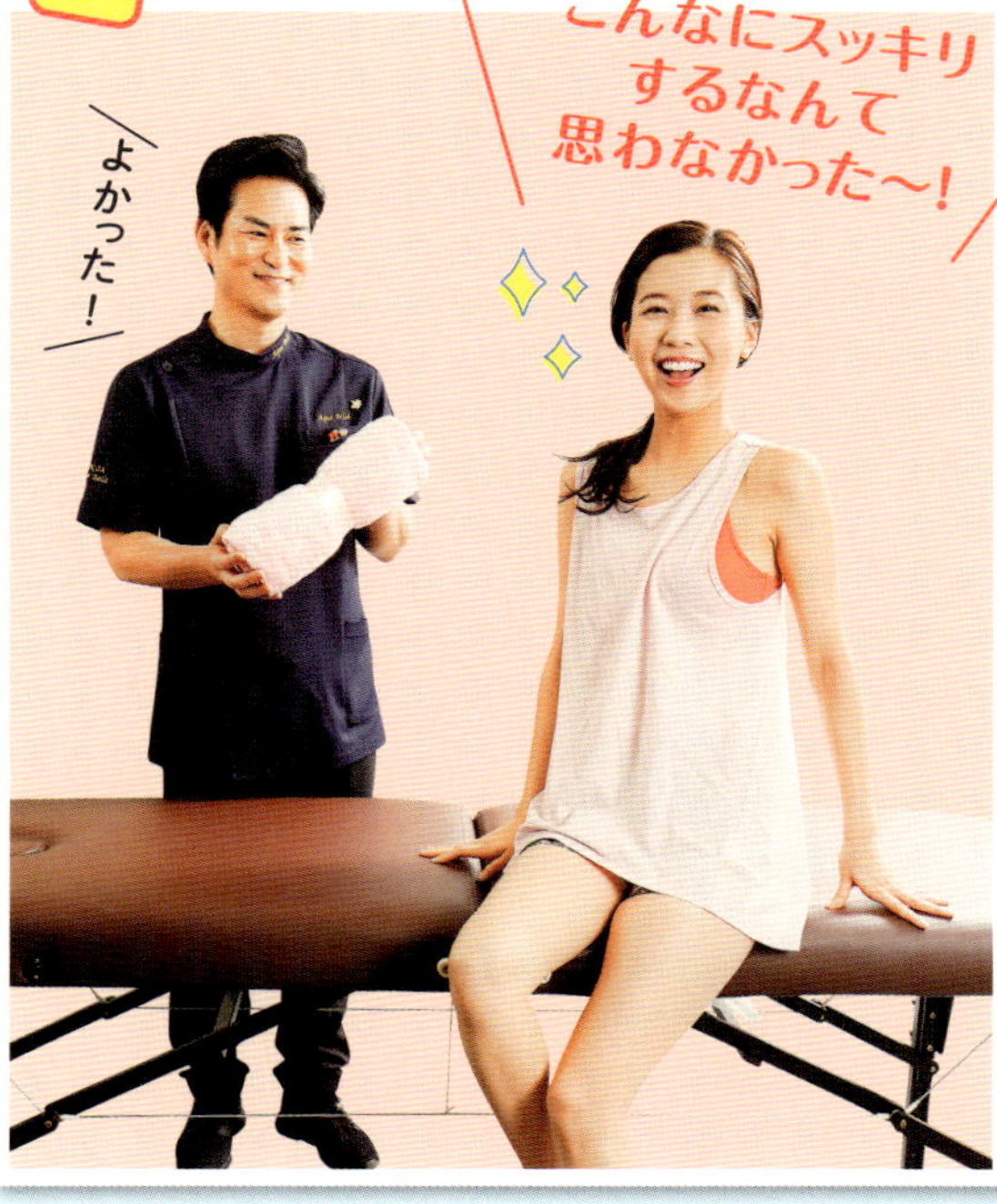

よかった!
こんなにスッキリするなんて思わなかった〜!

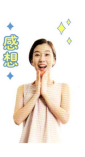

◆感想◆

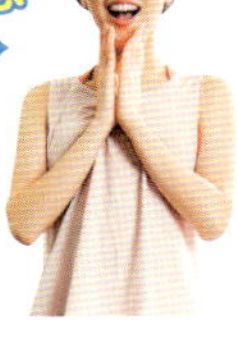

1分でこんなに違いが出るなんてびっくり!簡単だし、覚えやすいので自分でもできそう!

ハラコの疑問

1

なぜ寝たままなの？

力《りき》みがとれるから

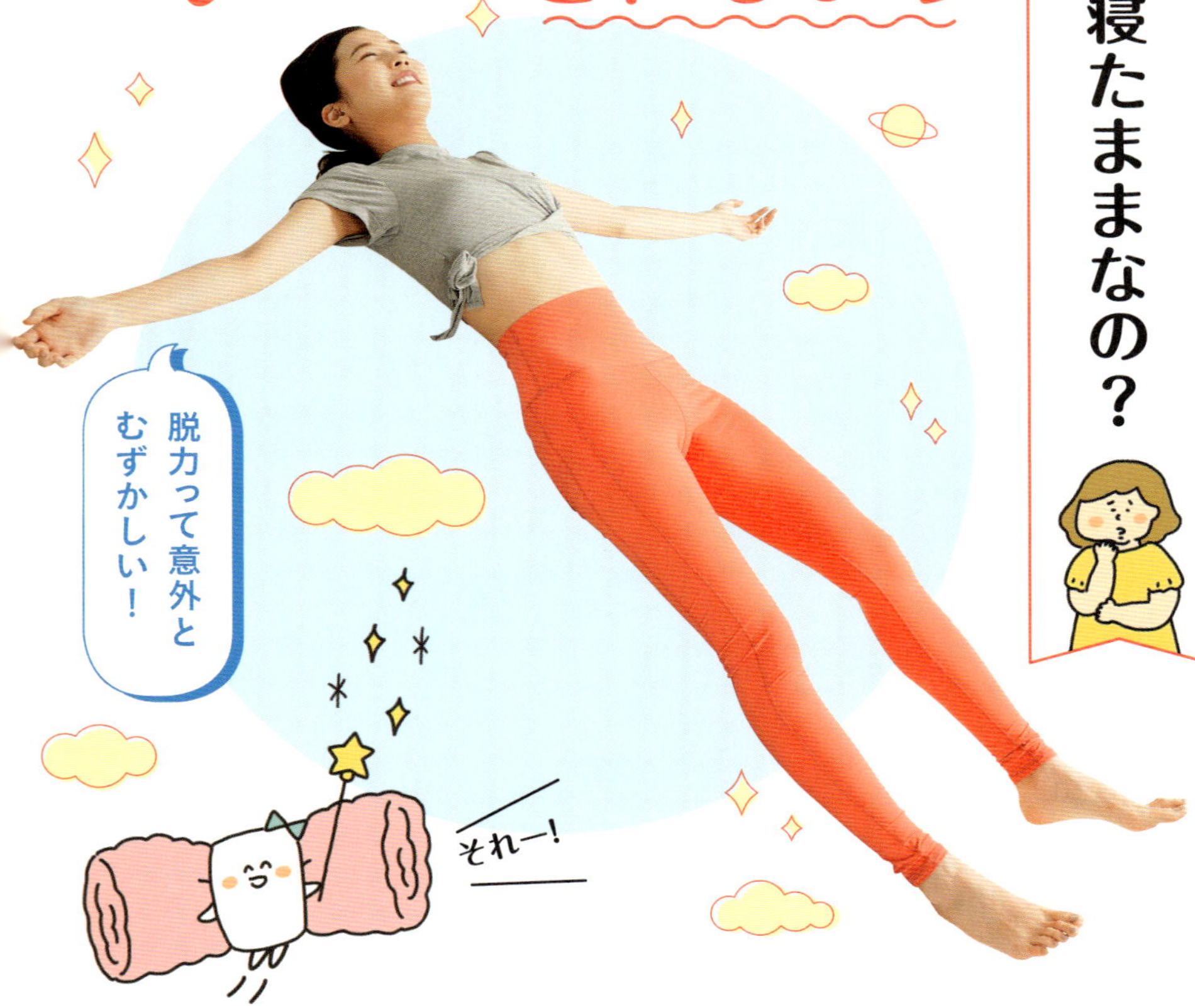
脱力って意外とむずかしい！
それー！

骨格アプローチの成功のカギは脱力！

「力みをとる＝**脱力**」が、実は本書の裏テーマ。体に力が入っていると**矯正する力に抵抗が加わり**、効果が発揮しづらいのです。全身の力みを抜いたつもりでも、**インナーマッスルまでの脱力**はなかなかむずかしい。ですが**寝ることで脱力状態**により近づき、**矯正の効果**をより高めることができるのです。

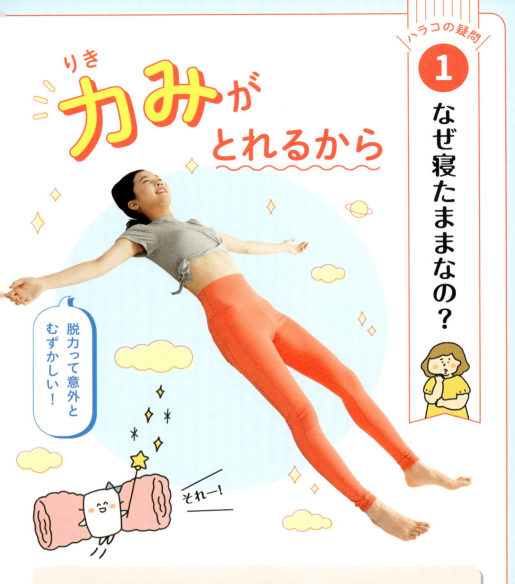

ハラコの疑問 2

なぜタオルを使うの？

骨盤に効かせるため！

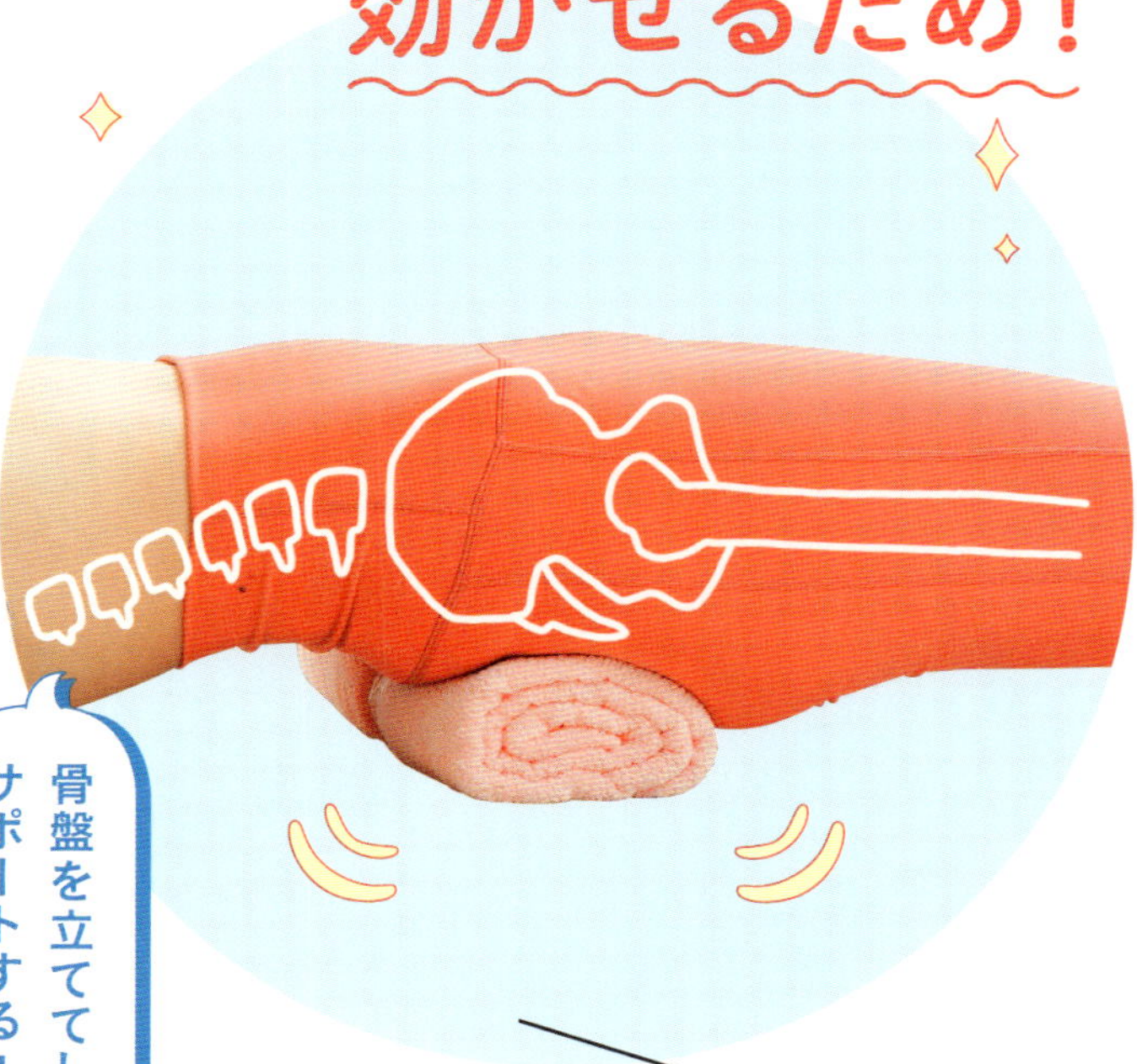

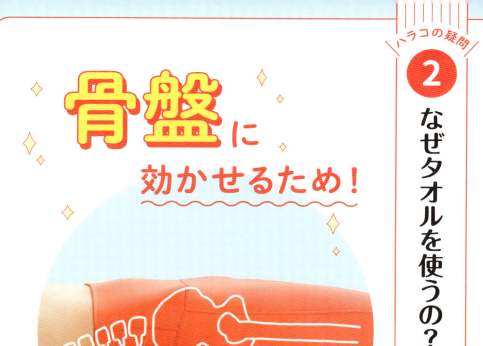

骨盤を立ててしめて
サポートする！

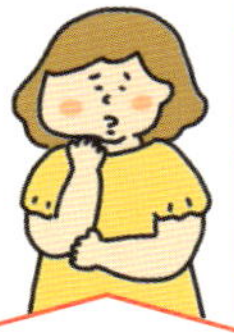

私があなたの
パーソナルトレーナーよ！

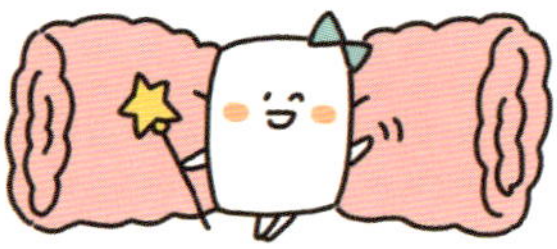

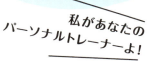

骨盤をホールドしながらタオルの反動で矯正！

寝ることで沈んでしまった骨盤を、タオルで本来の**正しい高さと位置に整え**、ポーズをとることで**矯正**します。さらに、動きに合わせてタオルがへこんだり盛り上がったりし、その**反動が全身をサポート**。本来はこのプログラムをおこなうときにトレーナーがする役割を、このタオルが果たしてくれるのです。

ハラコの疑問

3

本当に効いているの？

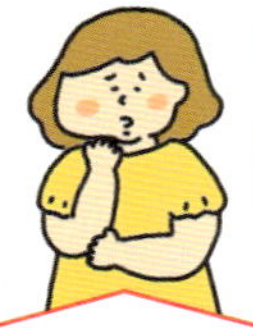

深層レベルで

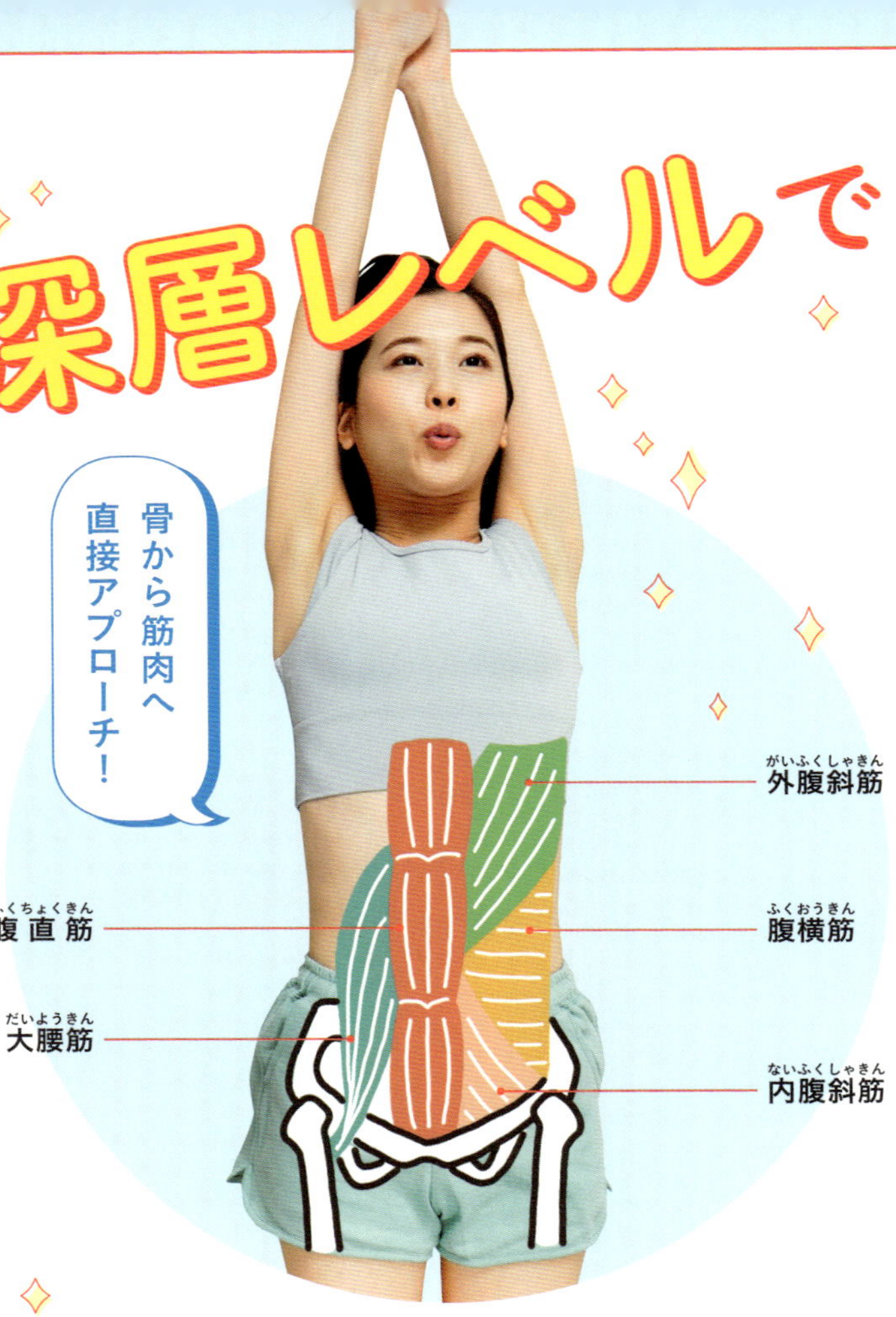
骨から筋肉へ
直接アプローチ！
外腹斜筋《がいふくしゃきん》
腹直筋《ふくちょくきん》
腹横筋《ふくおうきん》
大腰筋《だいようきん》
内腹斜筋《ないふくしゃきん》

効いています！

インナーマッスルも鍛えられています！

下腹をへこませるには、骨格を整え、表側の筋肉を鍛えるだけでなく、臓器を前面で支える**体幹部分のインナーマッスル（深層筋）**を鍛える必要があります。**筋肉（骨格筋）**は腱を通じて**骨とつながっている**ので、骨を整えることで直接的にインナーマッスルにも効かせることができます。

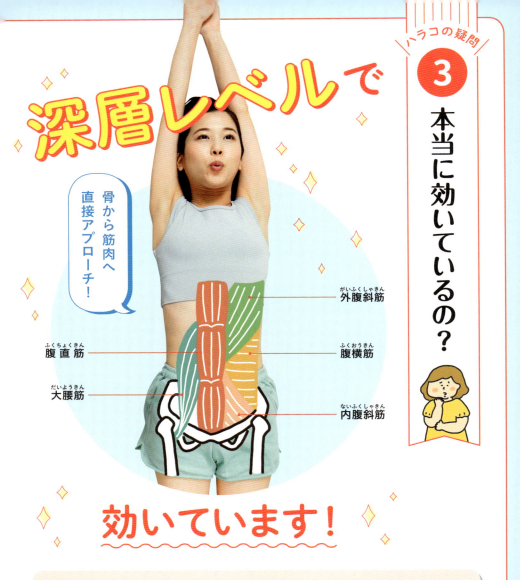

ハラコの疑問

4

下腹以外にも効くの？

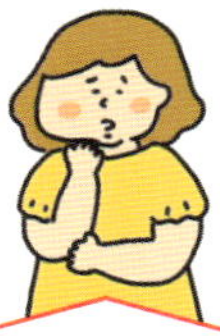

むしろ全身に効く！

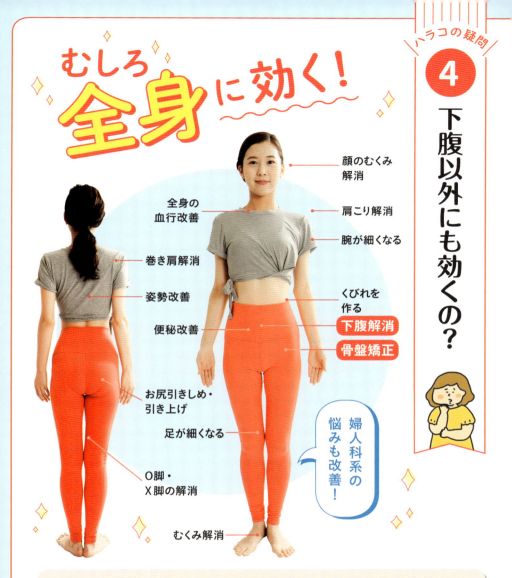

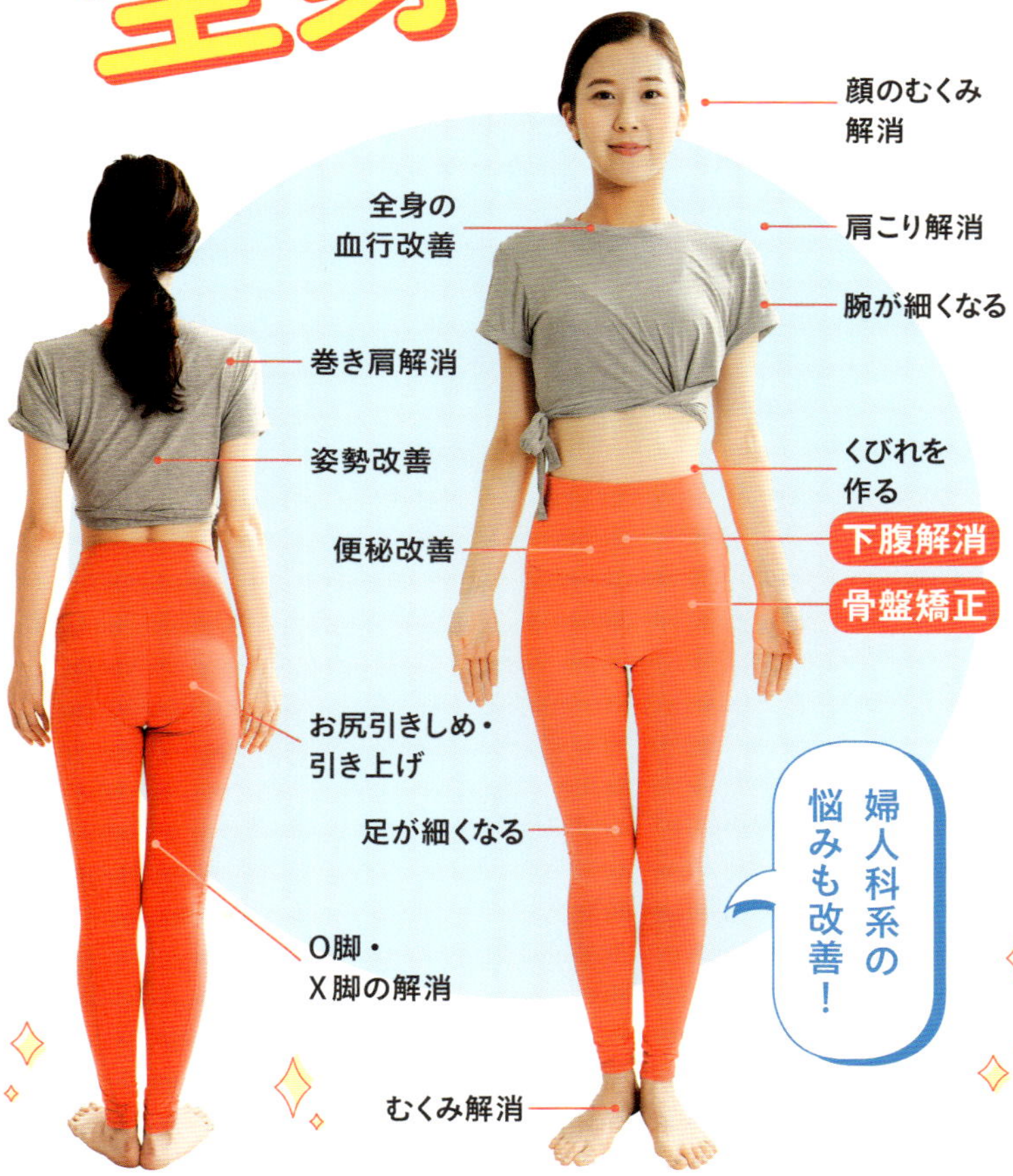
顔のむくみ解消
全身の血行改善
肩こり解消
腕が細くなる
巻き肩解消
姿勢改善
くびれを作る
便秘改善
下腹解消
骨盤矯正
お尻引きしめ・引き上げ
足が細くなる
婦人科系の悩みも改善！
O脚・X脚の解消
むくみ解消

下腹・骨盤を中心に全身を一気に整える！

整体は**骨格と筋肉**の**角度と方向**が大事。そのためには悪いところだけではなく、**全身のバランス**を整えて、同時にいい状態に持っていかないとダメ。簡単なポーズですが、**全身の骨と筋肉**にアプローチできるように考えられています。血流も改善されるので、**冷え症**や**むくみ**、**婦人科系**のお悩みも改善可能です。

ハラコの疑問 5

腰、痛めないかな？

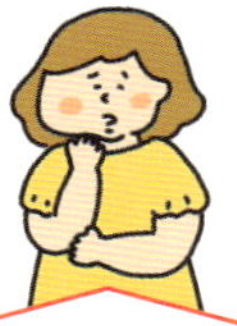

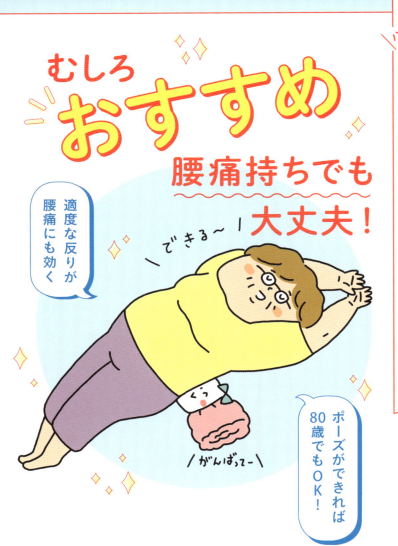

むしろおすすめ

腰痛持ちでも大丈夫！

適度な反りが腰痛にも効く

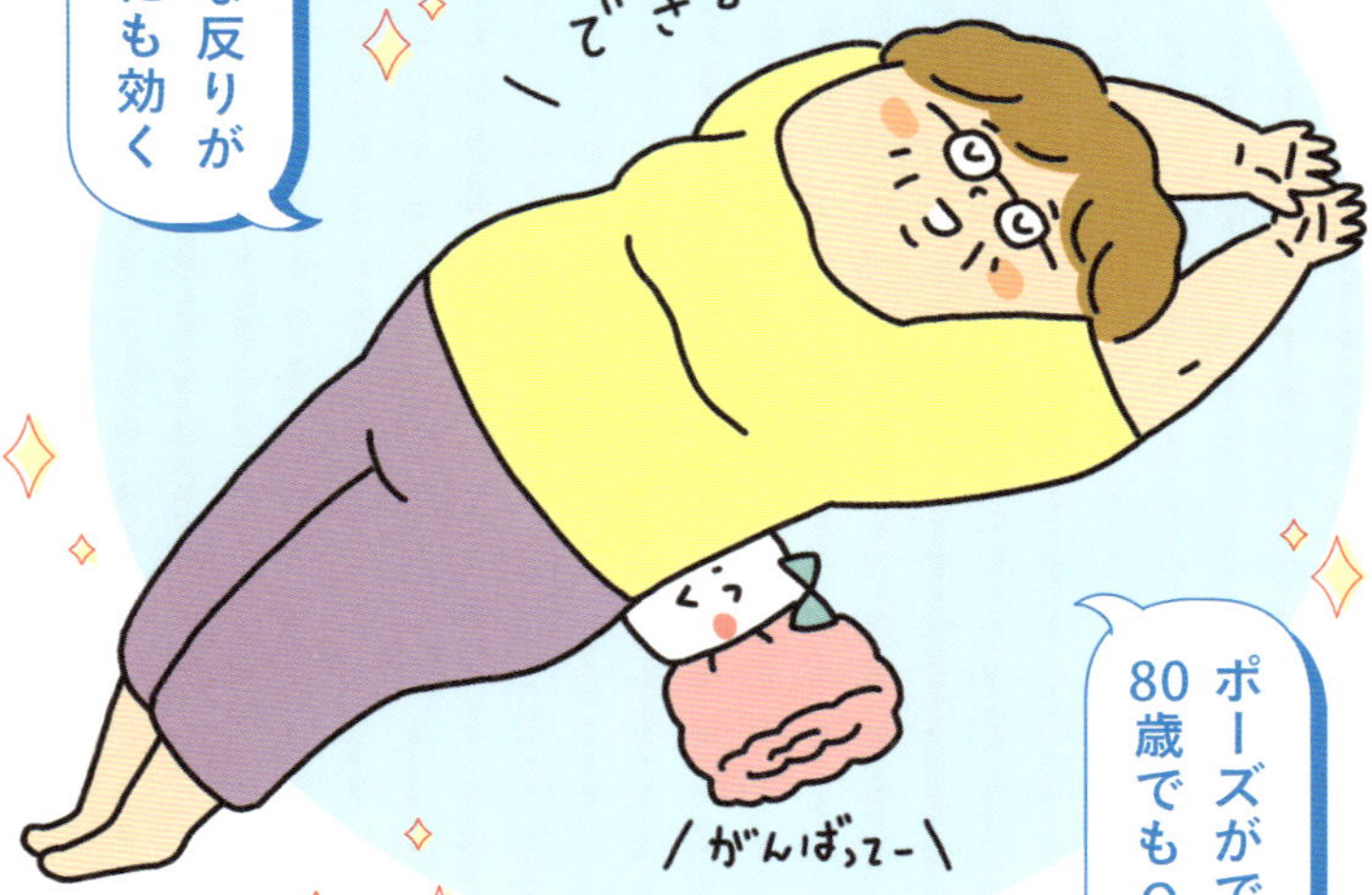

ポーズができれば80歳でもOK！

年配のかたでも安心しておこなえます！

高さがありすぎると危険ですが、このくらいのほうがむしろ**安全**。逆にタオルがないと沈むので腰を痛めます。**腰を反らせる**ことは**腰痛改善**にもつながるので、腰痛のかたにも**おすすめ**です。寝たままなので、ポーズをとることができれば**年配のかた**もOK！　ただし、腰にボルトが入っている人は避けてください。

ハラコの疑問

6

回数多いほうが効果UP？

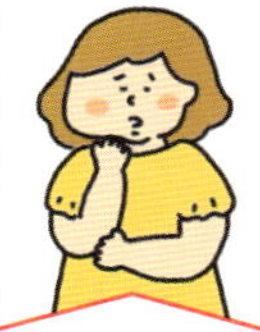

いいえ、回数よりも「継続」が大事！

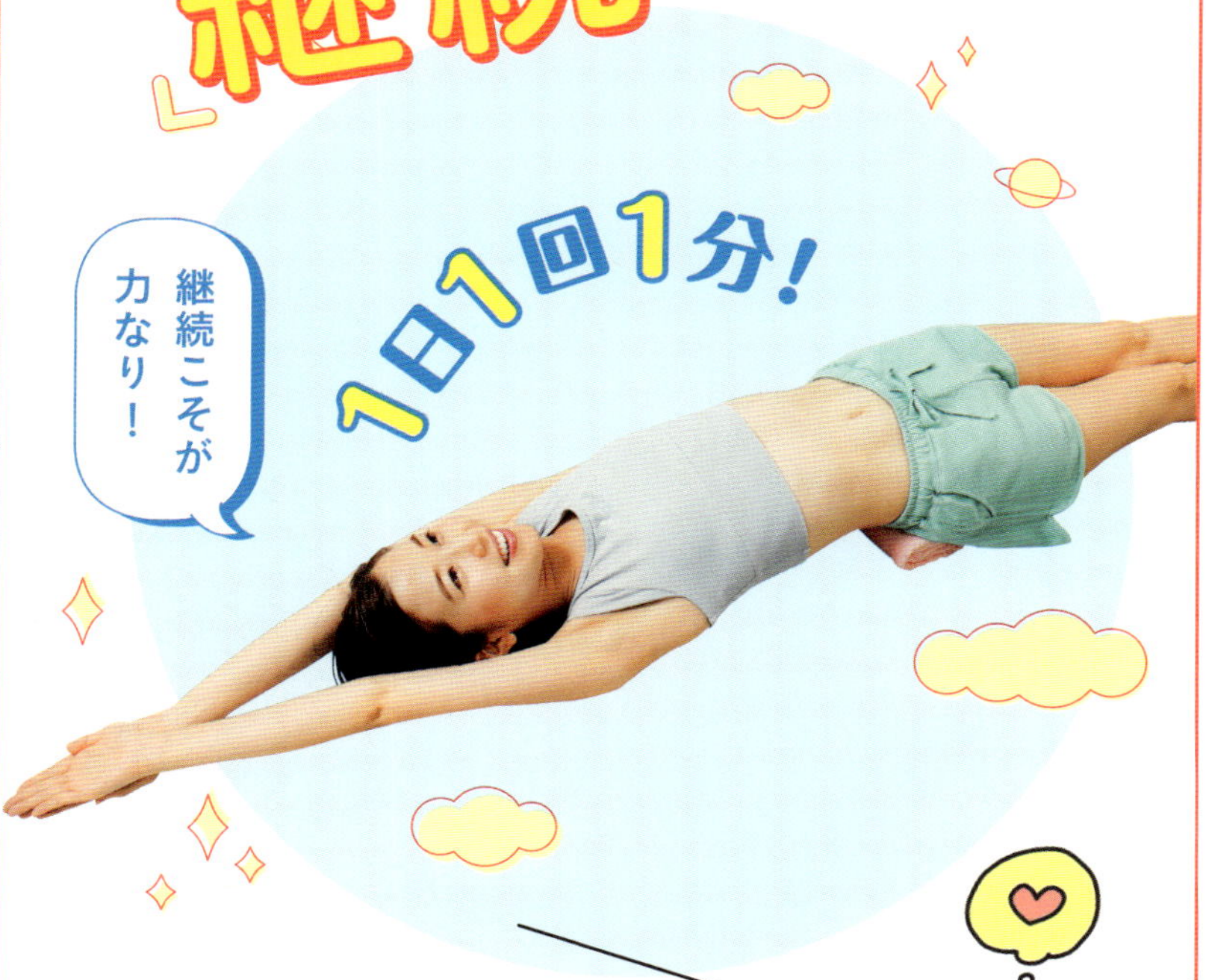
1日1回1分！
継続こそが力なり！

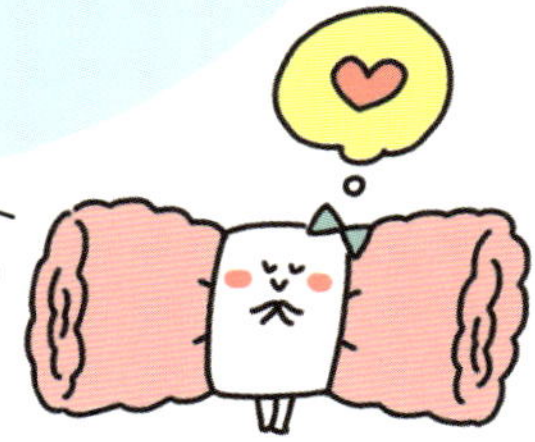
1日1回、アナタに会いたい…

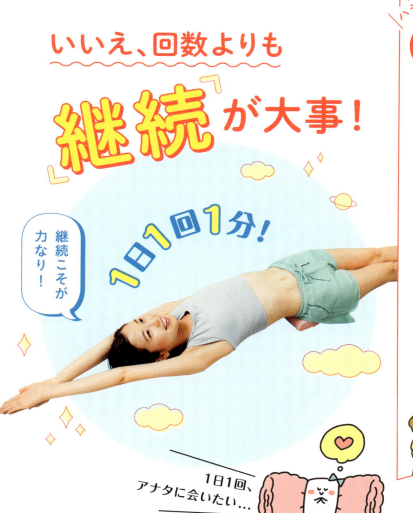

やめると…元に戻っていってしまいます！

矯正は**プロの施術**でも、放っておくと１ヶ月程度で**もとの骨格の状態**に戻っていってしまいます。回数を増やせば効果もUPしますが、エクササイズは**継続することが重要**。むずかしくて時間のかかるものでは続きません。１日１回１分で、**毎日の骨格のゆがみを矯正**し、下腹ぺたんこの**体形を維持**しましょう。

ハラコの疑問

7 寝る場所がないときは？

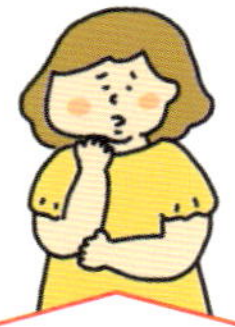

立ってもできます！

1 ポーズをとって鼻から息を吸う（吸えるだけ）

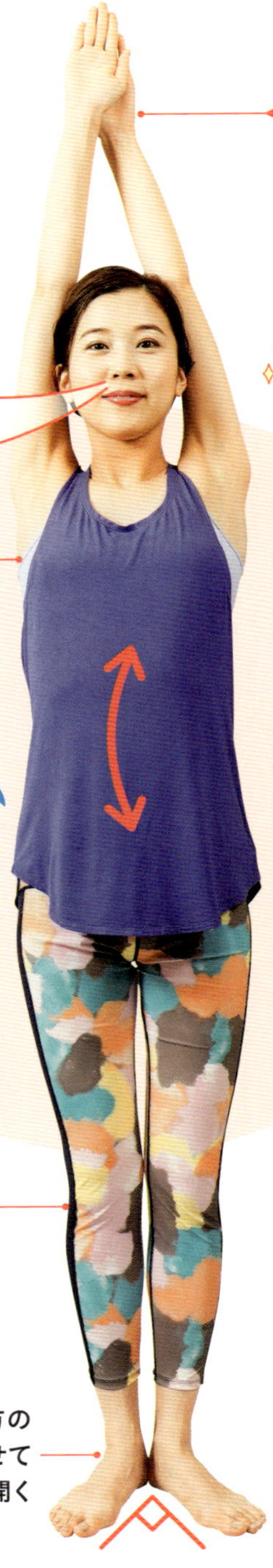

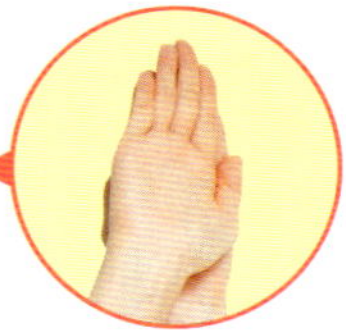

両手のひらを重ねる

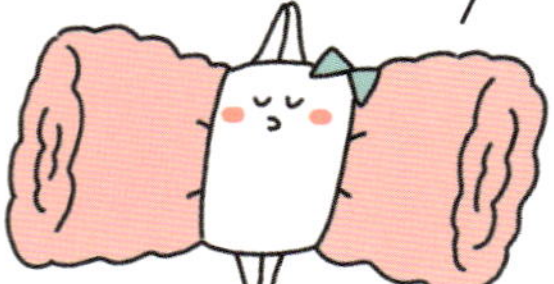

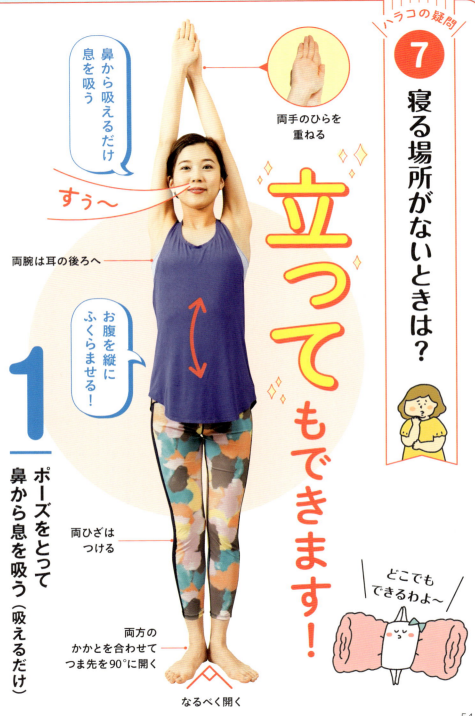

2 口から息を吐きながら伸び上がり、静止する

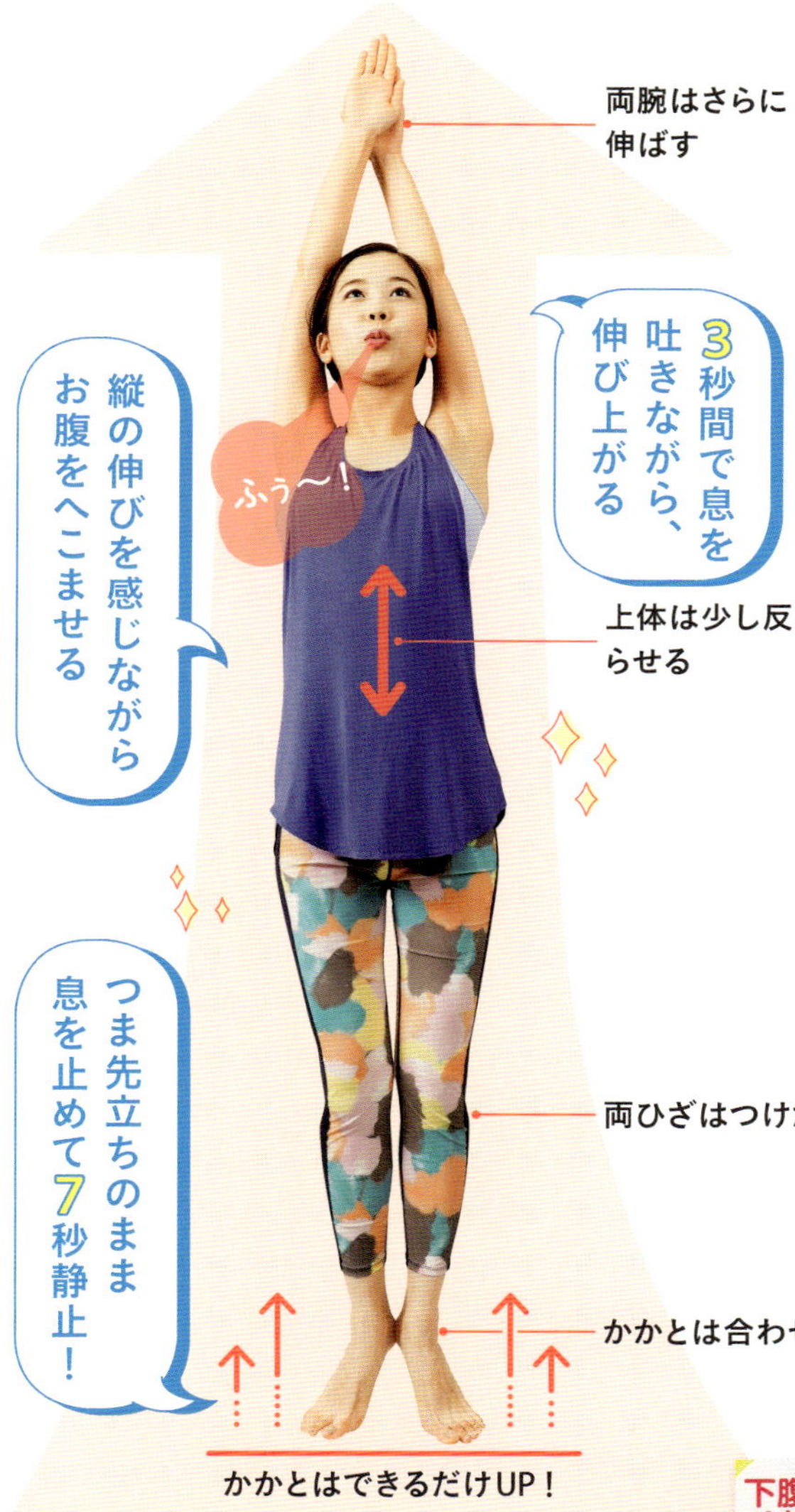
両腕はさらに伸ばす
3秒間で息を吐きながら、伸び上がる
縦の伸びを感じながらお腹をへこませる
ふぅ〜！
上体は少し反らせる
両ひざはつけたまま
つま先立ちのまま息を止めて7秒静止！
かかとは合わせたまま
かかとはできるだけUP！

これを5セット！

1日1回（何回やってもOK！）

つま先立ちができればどこででも！

「寝たまま下腹ぺたんこポーズ」と姿勢のポイントはほぼ同じ！　大きく伸びをして、全身のゆがみを矯正し下腹をぺたんこにします。体がぐらつかないように注意しましょう。お仕事や家事の間などのリフレッシュにも！

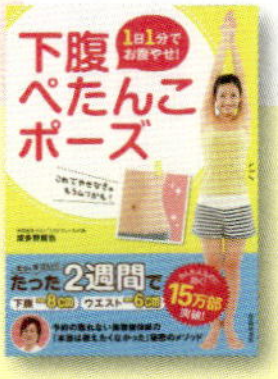
1日1分でお腹やせ!
下腹ぺたんこポーズ
たった2週間で
15万部突破!

立ったままできるその他のエクササイズも掲載！『1日1分でお腹やせ！下腹ぺたんこポーズ』

体験！

下腹で悩む読者さんがどこまで変わる？

2週間チャレンジ！

寝たまま！下腹ぺたんこポーズ

※すべて個人の結果・感想であり、個人差があります。

FILE 1

園 睦美さん 52歳

しまりのない体をなんとかしたいっ!!

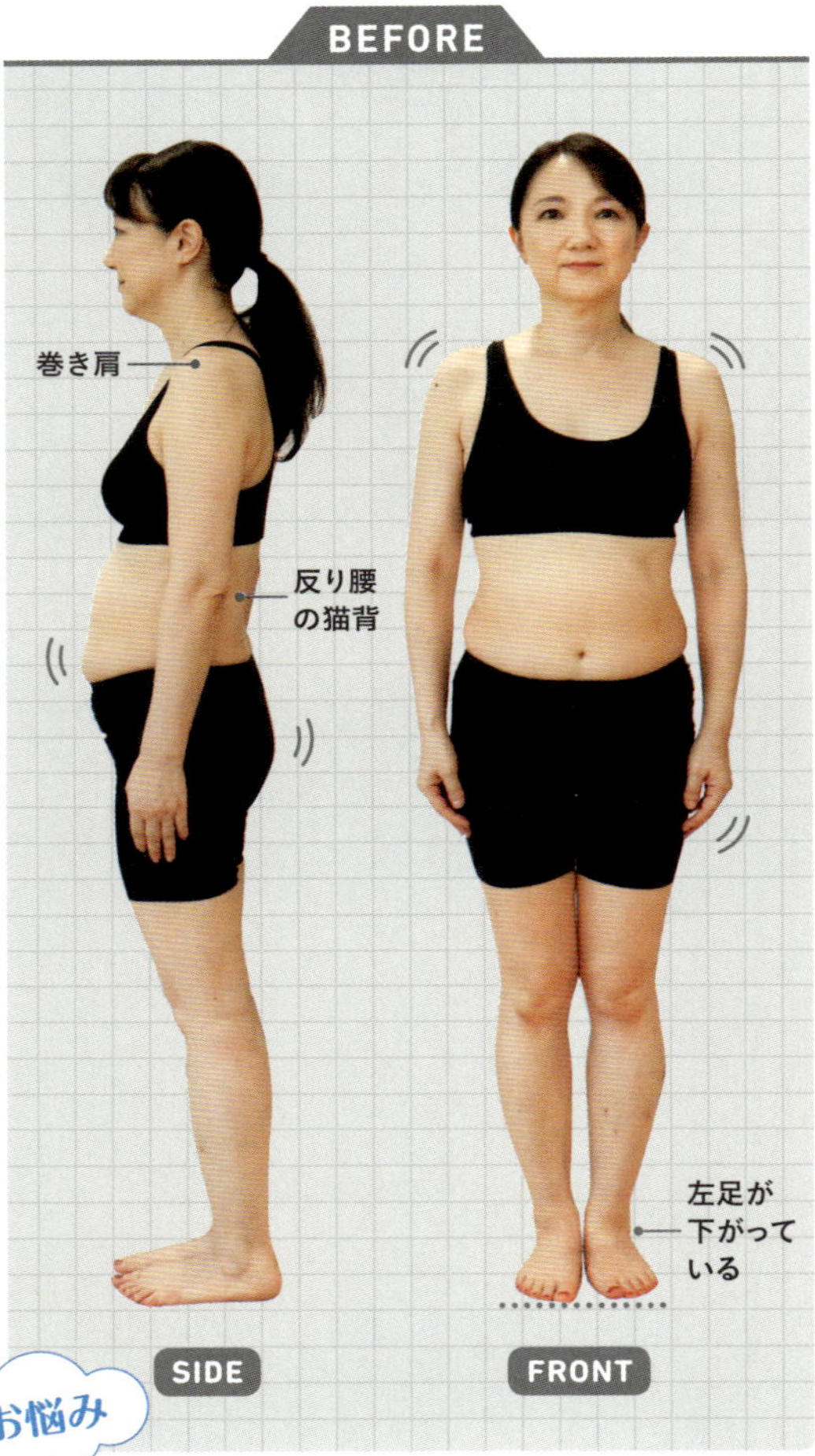
BEFORE
巻き肩
反り腰の猫背
左足が下がっている
SIDE
FRONT

お悩み

20代からの体重変化はわずか＋3kg。体重は変わらないのに体型がすっかり変わってしまいました！ 週1～2回のダンスやヨガでも体型変化はありません。

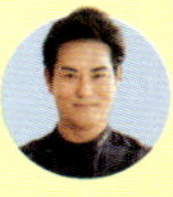

HATANO'S MEMO!

ぽっこりずん胴体型が解消！

正面を向いたときに足がそろっていないのは骨盤がゆがんでいる証拠。手足は細いのに、反り腰猫背のぽっこりずん胴体型。それがたった２週間で、骨盤が整って、足がそろって、お腹がぺたんこに。見事な変化！

ウエスト－6.3cm！
下腹－5.0cm！

この違いがスゴイ！

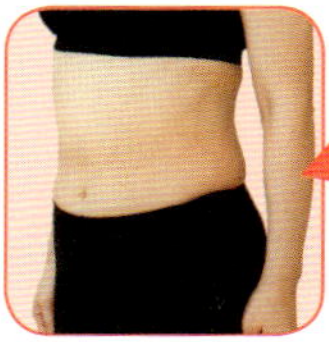

ぺたんこになった！

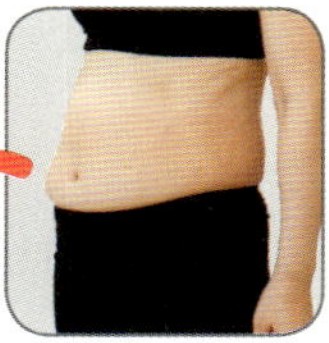

のっていたお腹が…

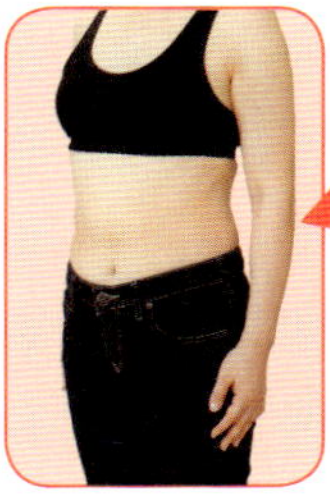

ピタッとしまった！

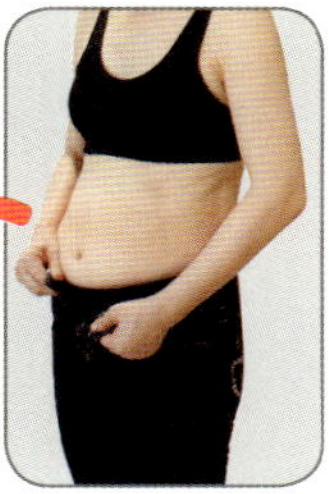

しまらなかったジーンズが…

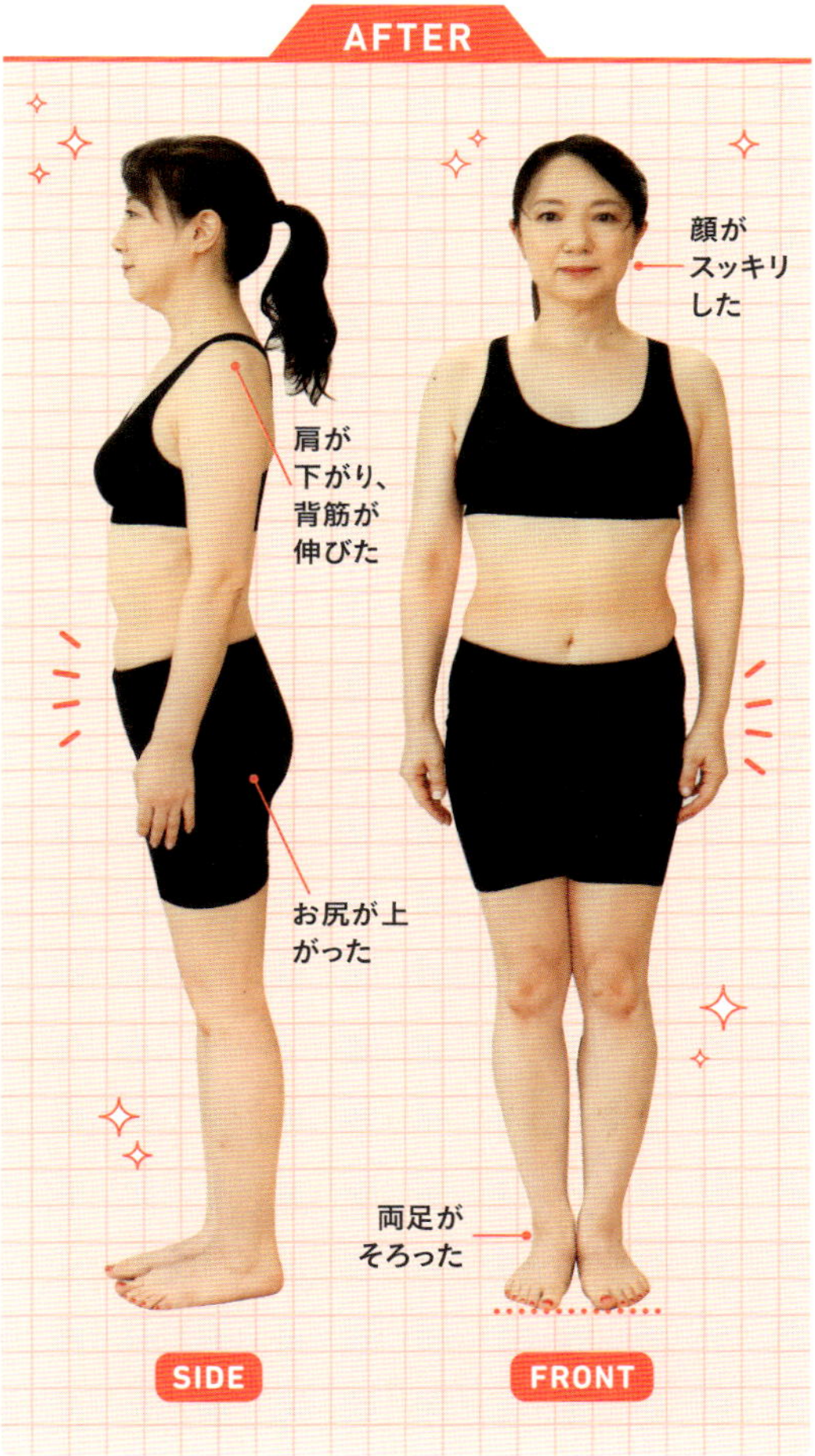

AFTER
顔がスッキリした
肩が下がり、背筋が伸びた
お尻が上がった
両足がそろった
SIDE
FRONT

毎日のコツコツが大事！

週2回も運動しているからと思ってきましたが、今回のチャレンジで「毎日コツコツやり続ける」ことの大切さがわかりました。腹式呼吸に慣れるようになると、体がどんどん変化していく実感が。ポーズをすることで全身が伸びるので、普段からも姿勢を意識するようになりました。

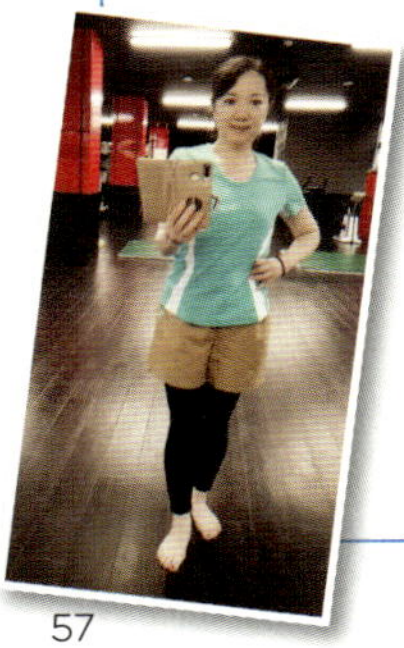

DATA（身長153cm）

ウエスト	72.8cm → 66.5cm	»	－6.3cm
下腹	81.5cm → 76.5cm	»	－5.0cm
ヒップ	85.5cm → 82.5cm	»	－3.0cm
太もも	50.0cm → 48.0cm	»	－2.0cm
ふくらはぎ	33.0cm → 32.5cm	»	－0.5cm
体重	46.0kg → 45.1kg	»	－0.9kg

FILE 2

木村詩央さん 56歳

タヌキみたいなお腹まわりを引きしめたい！

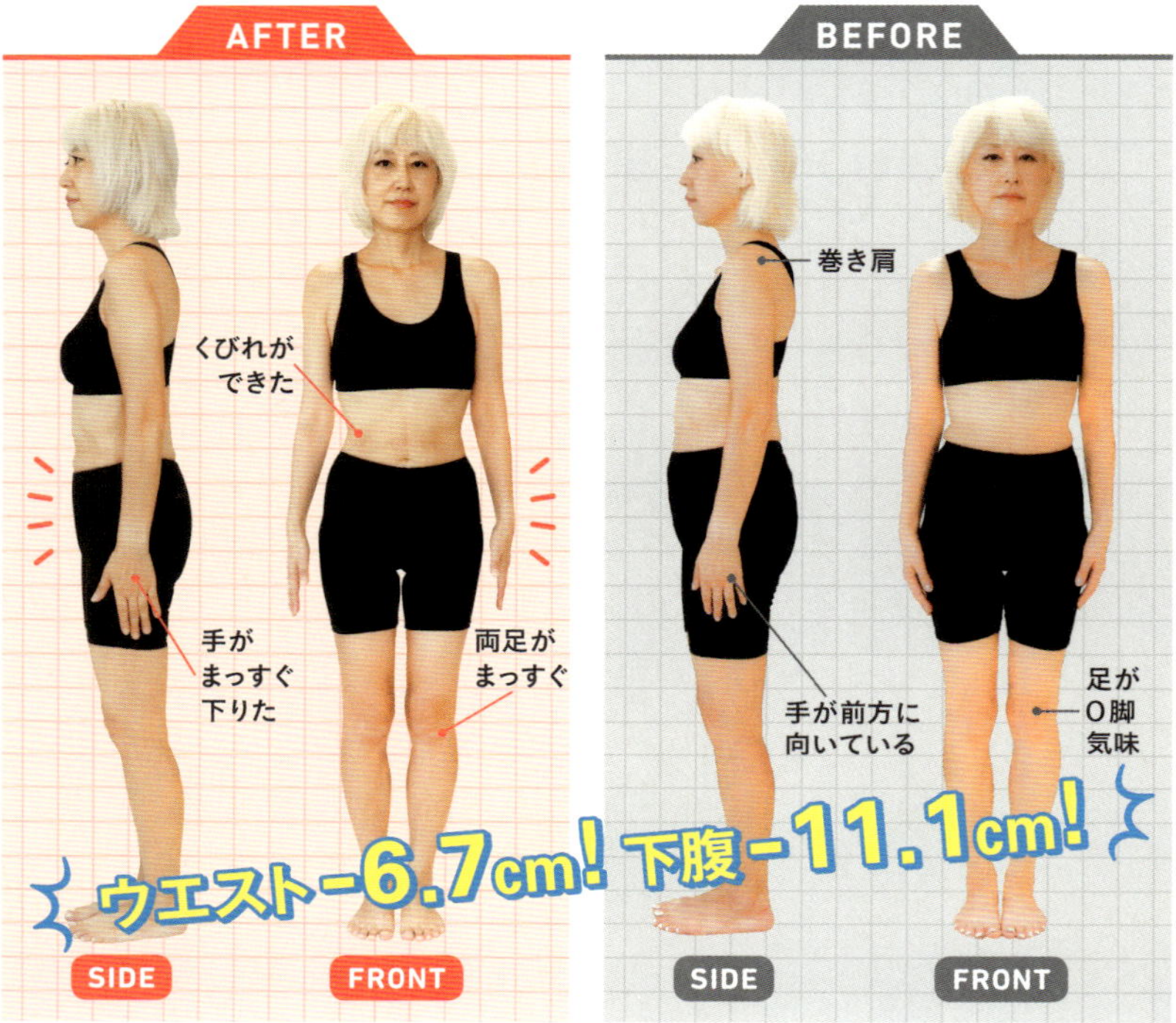
AFTER
くびれができた
手がまっすぐ下りた
両足がまっすぐ
SIDE
FRONT
BEFORE
巻き肩
手が前方に向いている
足がO脚気味
SIDE
FRONT
ウエスト-6.7cm! 下腹-11.1cm!

この違いがスゴイ！

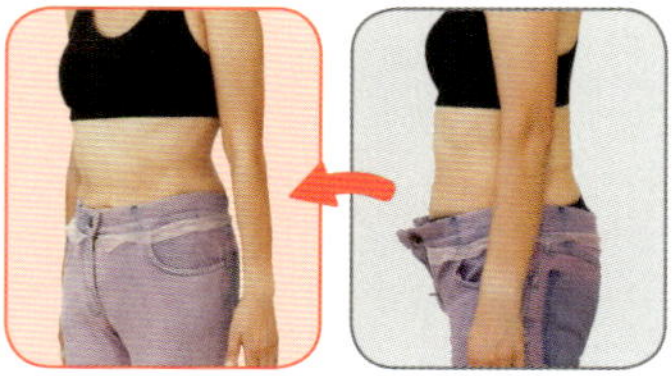

しまらなかったウエストが入った！

DATA（身長164.5cm）

ウエスト	68.2cm → 61.5cm	>> −6.7cm
下腹	85.1cm → 74.0cm	>> −11.1cm
ヒップ	85.5cm → 83.0cm	>> −2.5cm
太もも	46.0cm → 45.0cm	>> −1.0cm
体重	48.0kg → 46.4kg	>> −1.6 kg

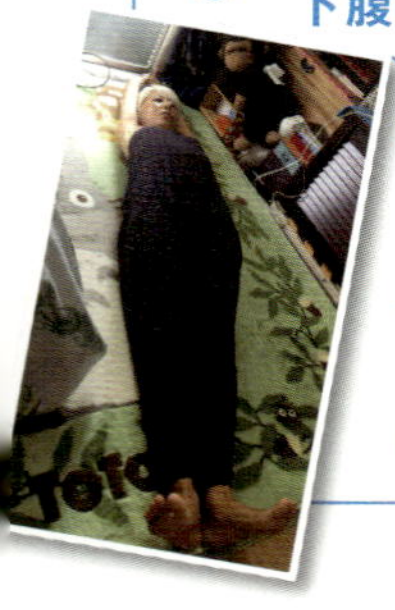

下腹がすごく減ってビックリ！

運動好きなので、一見物足りなく思いましたが、続けるにはこれくらいがちょうど良かったです。体が軽くなって、お通じも良くなりました。なにより下腹が見た目以上に減っていてビックリ！

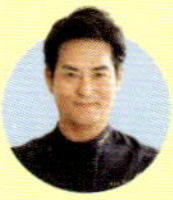

HATANO'S MEMO!

下垂した内臓がへこんだ！

骨盤のゆがみによる内臓下垂で、下腹だけ出ていますね。ゆがみを整えたことでO脚が解消、下腹が一気にへこみました！

FILE 3

岩田葉子さん 49歳

ウエストラインのでる洋服が着たい！

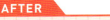

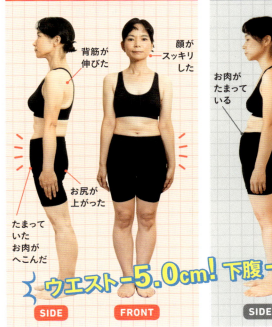

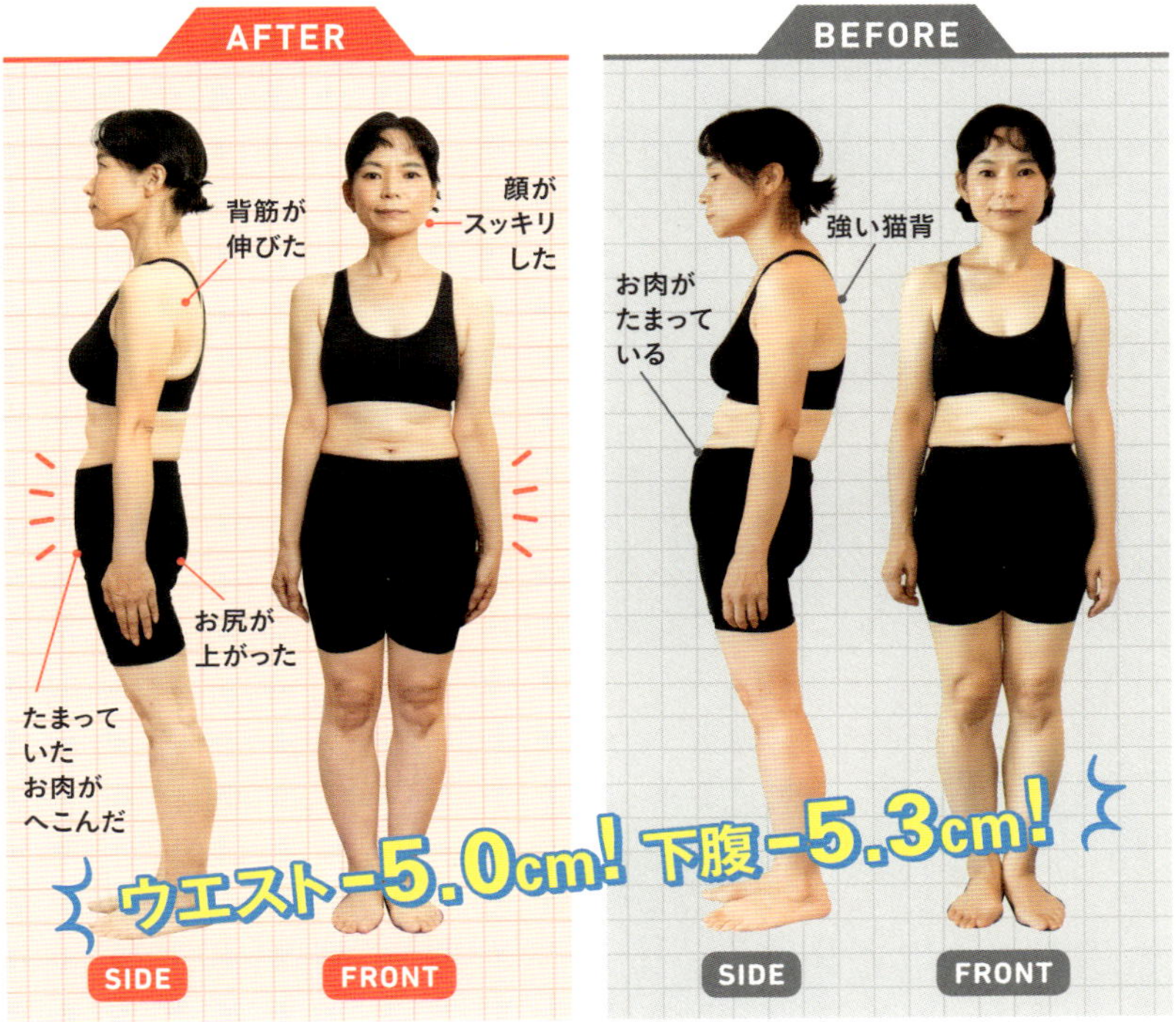

AFTER
背筋が伸びた
顔がスッキリした
お尻が上がった
たまっていたお肉がへこんだ
SIDE
FRONT
BEFORE
強い猫背
お肉がたまっている
SIDE
FRONT
ウエスト−5.0cm! 下腹−5.3cm!

この違いがスゴイ！

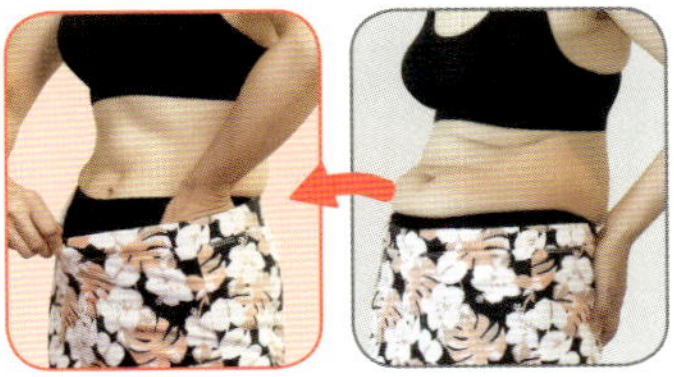

パツパツだったパンツが余った！

DATA（身長151.0cm）

ウエスト	67.0cm → 62.0cm	−5.0cm
下腹	74.3cm → 69.0cm	−5.3cm
ヒップ	86.2cm → 82.5cm	−3.7cm
太もも	48.2cm → 45.0cm	−3.2cm
体重	45.8kg → 44.2kg	−1.6kg

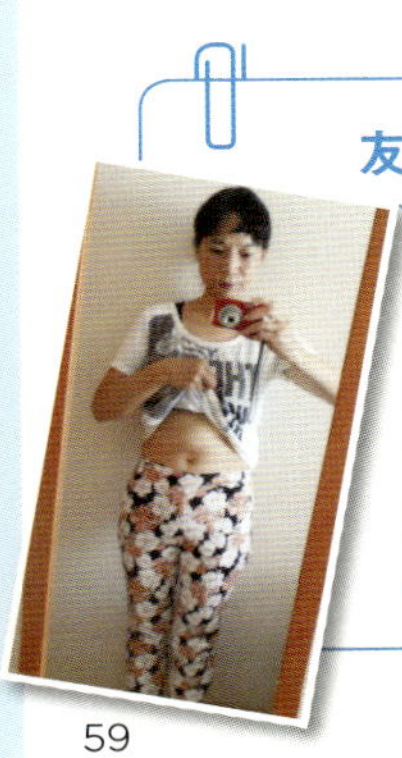

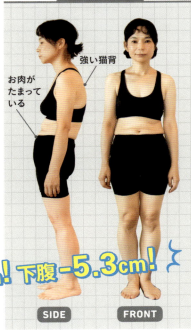

友人にもおすすめできる！

つらくないし、自宅にあるものでできるので、友人にも「やってみなよ」と自信を持っておすすめできます。体が上下に伸びて姿勢が良くなり、以前よりお腹にガスがたまらなくなりました！

HATANO'S MEMO!

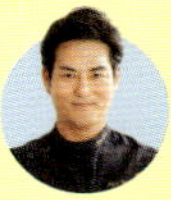

シルエットが若々しくなった！

全身の強いゆがみで、お腹の上にお肉がたまっている状態。これはひざ・腰にも負担が。2週間のポーズで見違える結果に！

寝たまま！下腹ぺたんこポーズで

若々しさを取り戻した!!

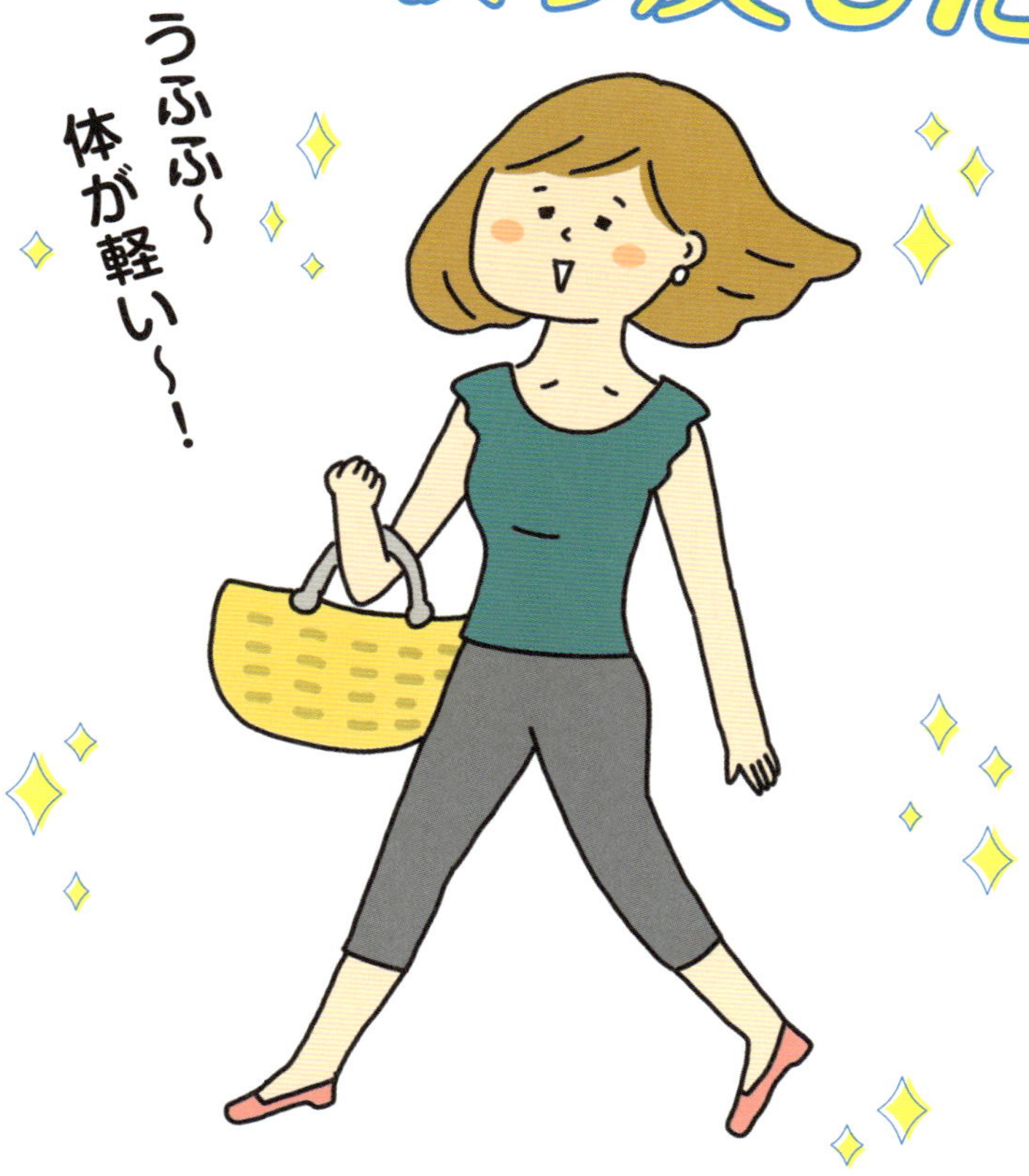

ハラコさん

毎日の「寝たまま下腹ぺたんこポーズ」の成果で、下腹ぺたんこ、腕も脚もほっそり。ピタッとした洋服も着放題。全身のゆがみや硬さが解消されたので、体が軽く、表情も豊かになった！　気持ちも明るく前向きに♪

さらなる高みを目指すアナタへ…
+αポーズを紹介するよ！

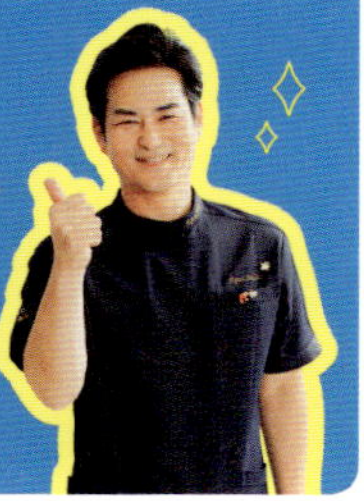

もっとくびれが欲しい！

シルエットを美しくしたいな！

腹筋をバキバキに鍛えたい！

また私を使ってね！

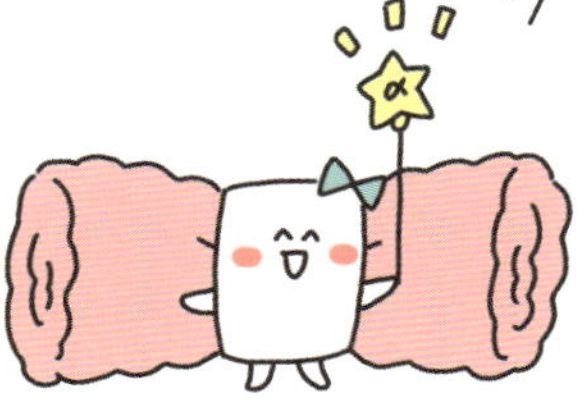

+αポーズ1

よりくびれを作る！

「骨盤パッセポーズ」

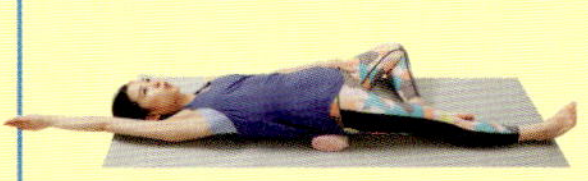

→P.64へ

+αポーズ2

腰痛や便秘も解消！

「下腹スイングポーズ」

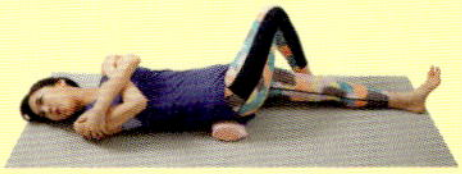

→P.66へ

+αポーズ3

美脚も叶う！
お腹を強力に引きしめ！

「ひざ曲げパーフェクト腹筋ポーズ」

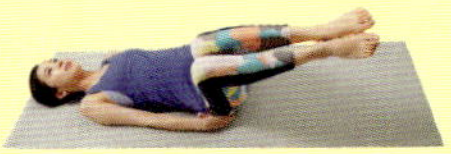

→P.68へ

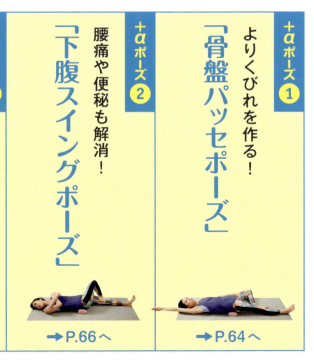

この開きがくびれに効く!!

股関節が動いて体がやわらかく!

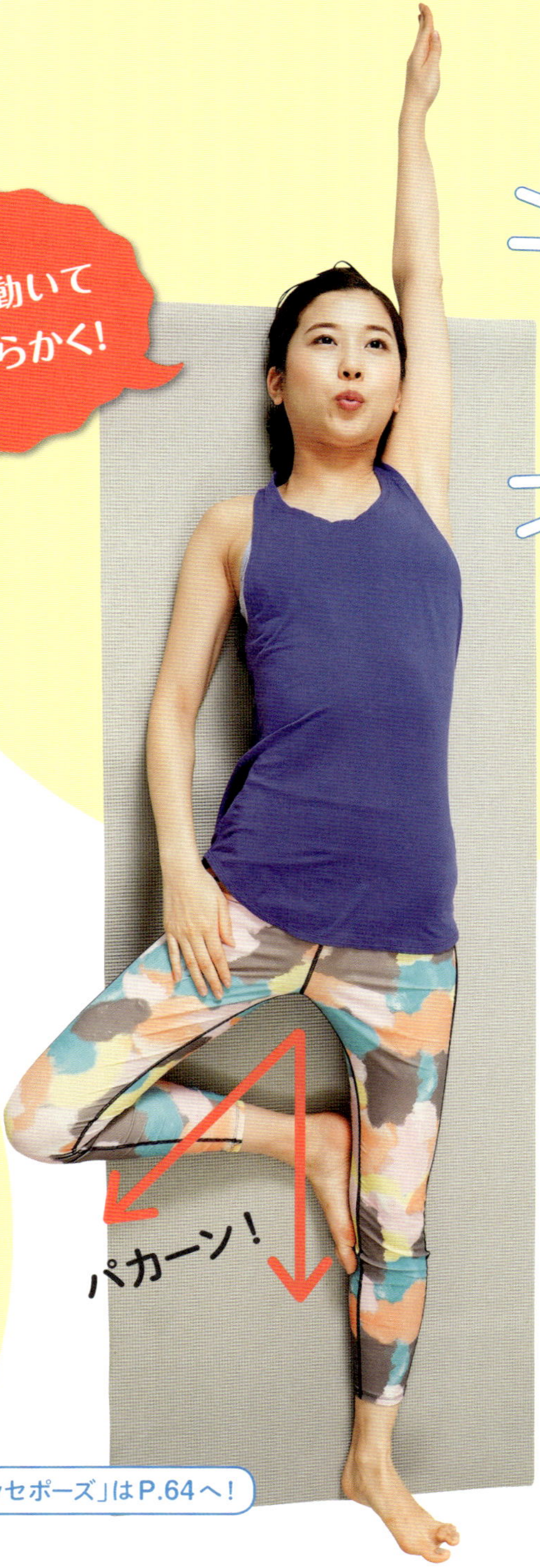

← この「骨盤パッセポーズ」はP.64へ!

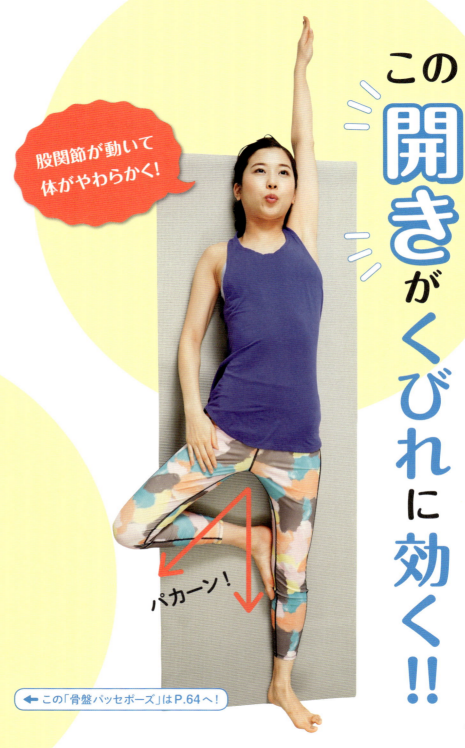

このねじりも効く!!

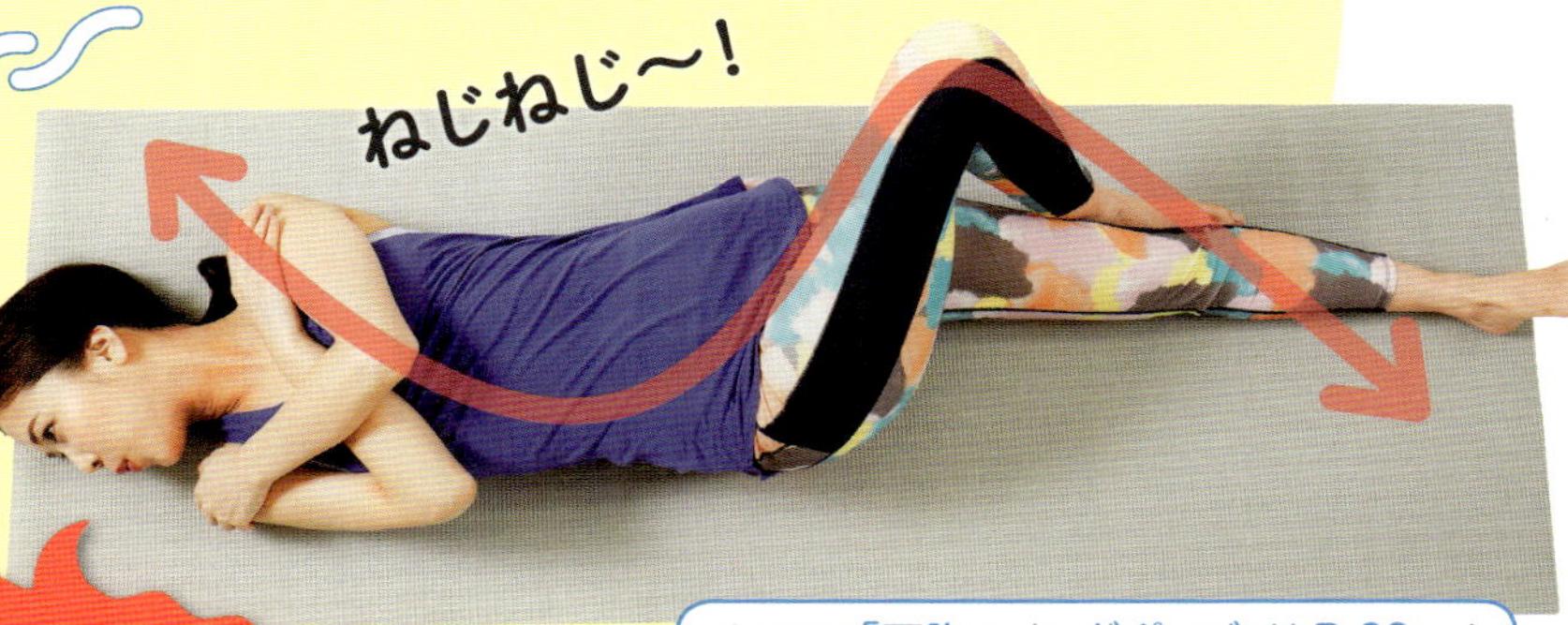

← この「下腹スイングポーズ」はP.66へ!

イタ気持ちいい〜!

すべて寝たまま!

この負荷も効く!!

キツめがいい〜!

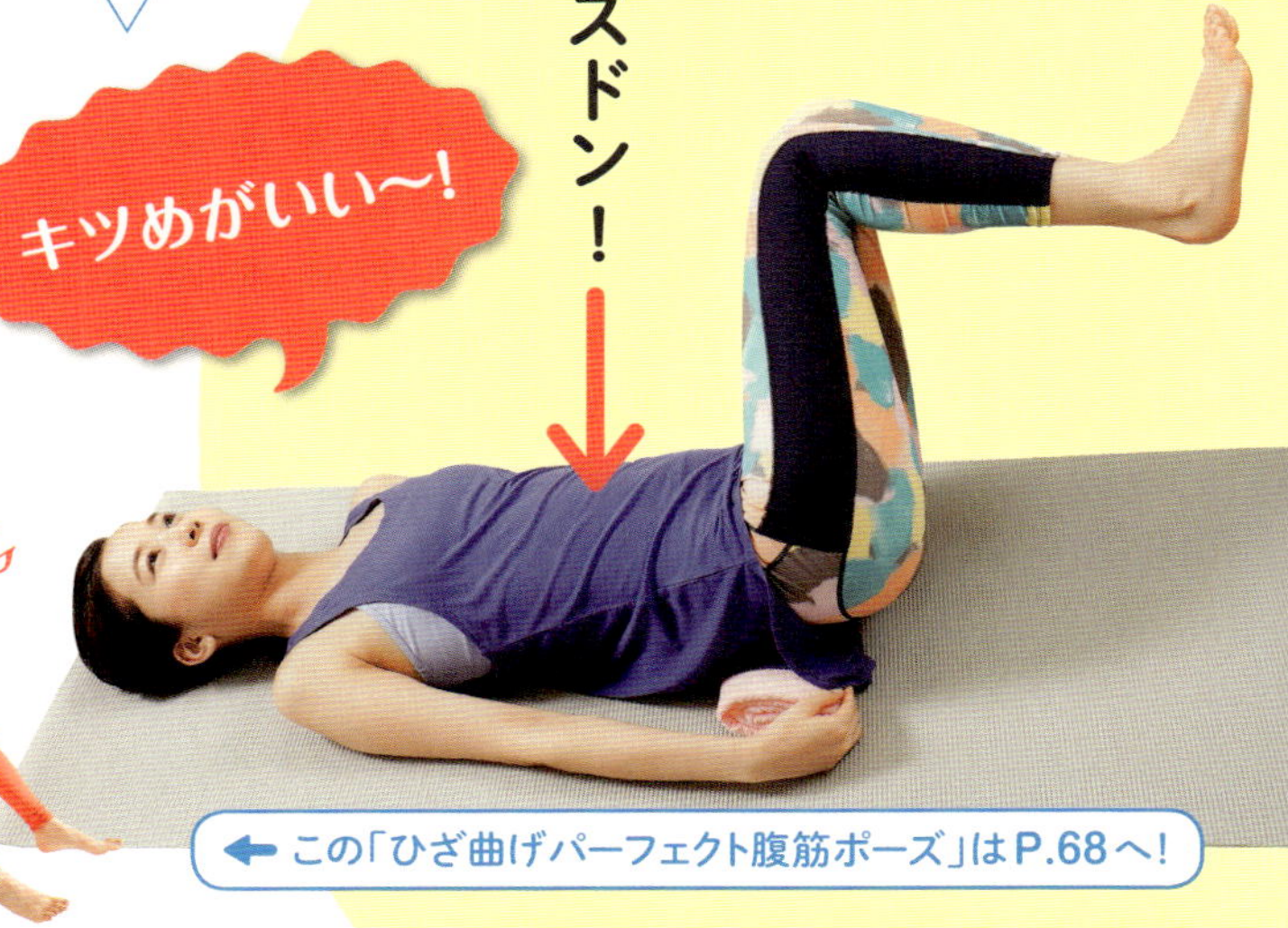

← この「ひざ曲げパーフェクト腹筋ポーズ」はP.68へ!

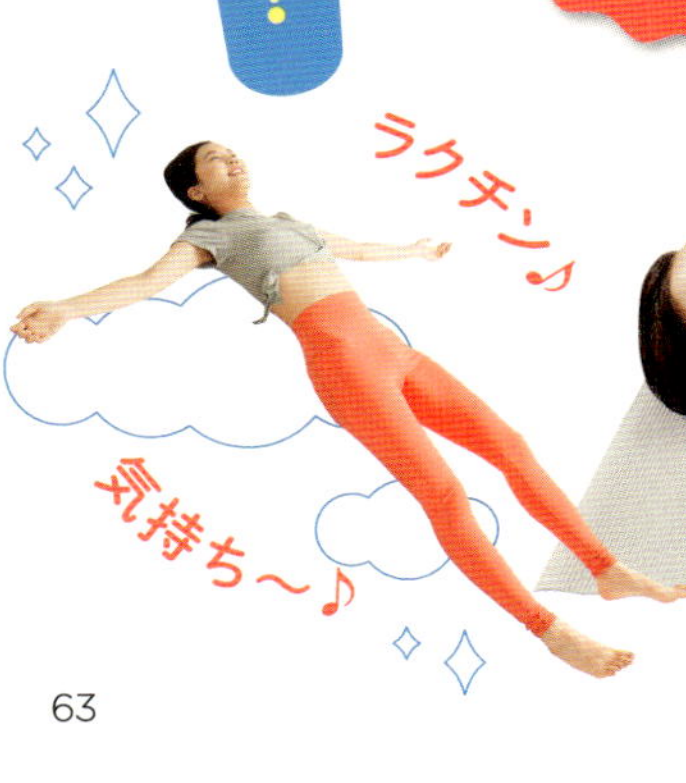

+αポーズ1

骨盤パッセポーズ

1 仰向けに寝たまま鼻から息を吸う（吸えるだけ）

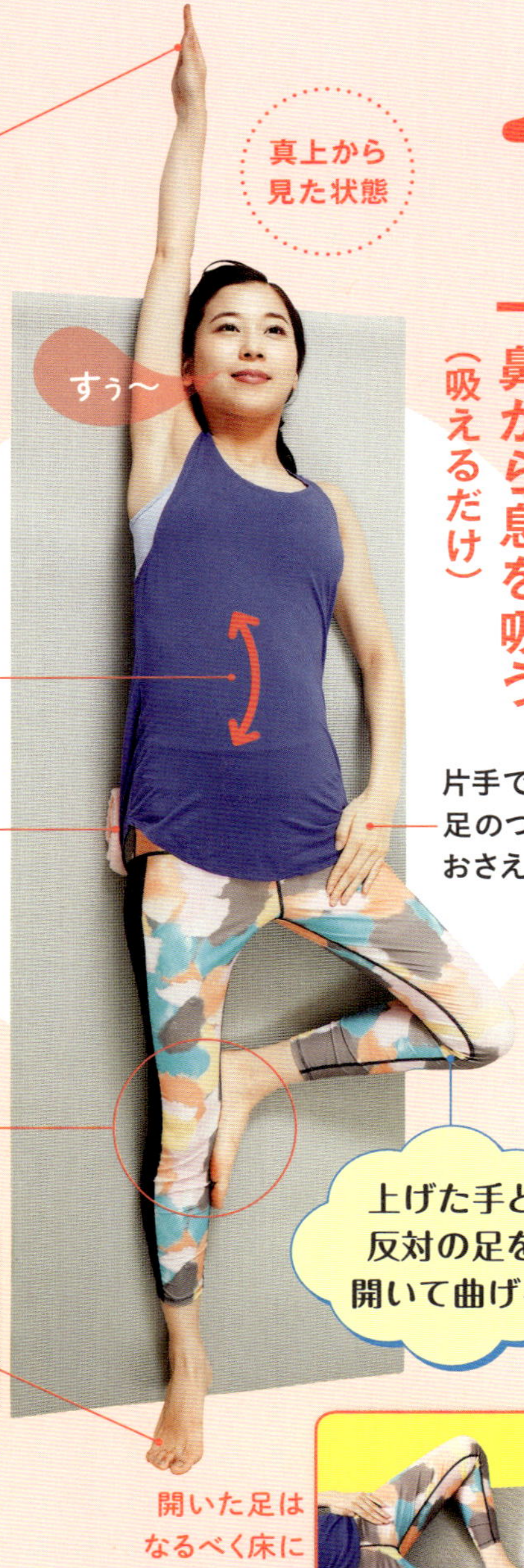

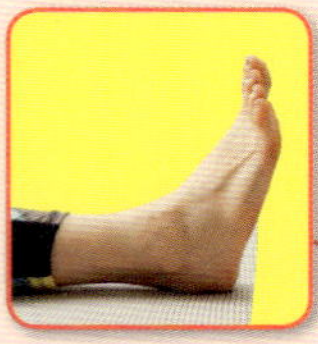

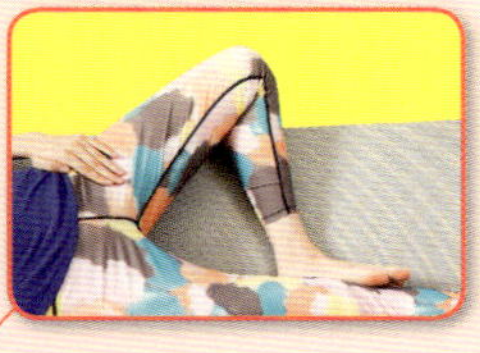

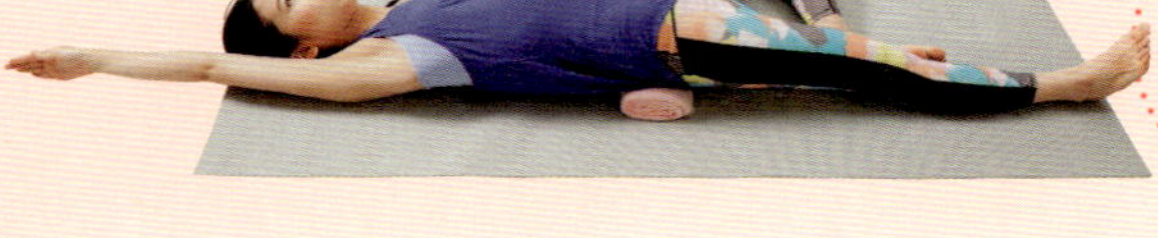

ここに効く!

- ◆骨盤矯正
- ◆下腹解消
- ◆くびれを作る
- ◆股関節の変形予防
- ◆全身の引きしめ

…and more!

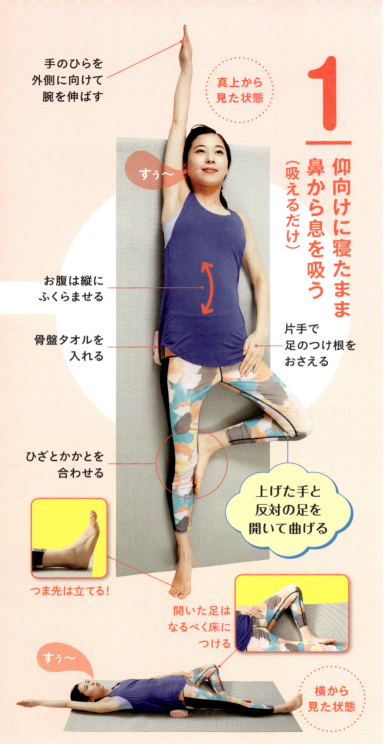

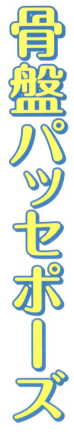

左右5回ずつ

2 仰向けに寝たまま口から息を吐いてとめる

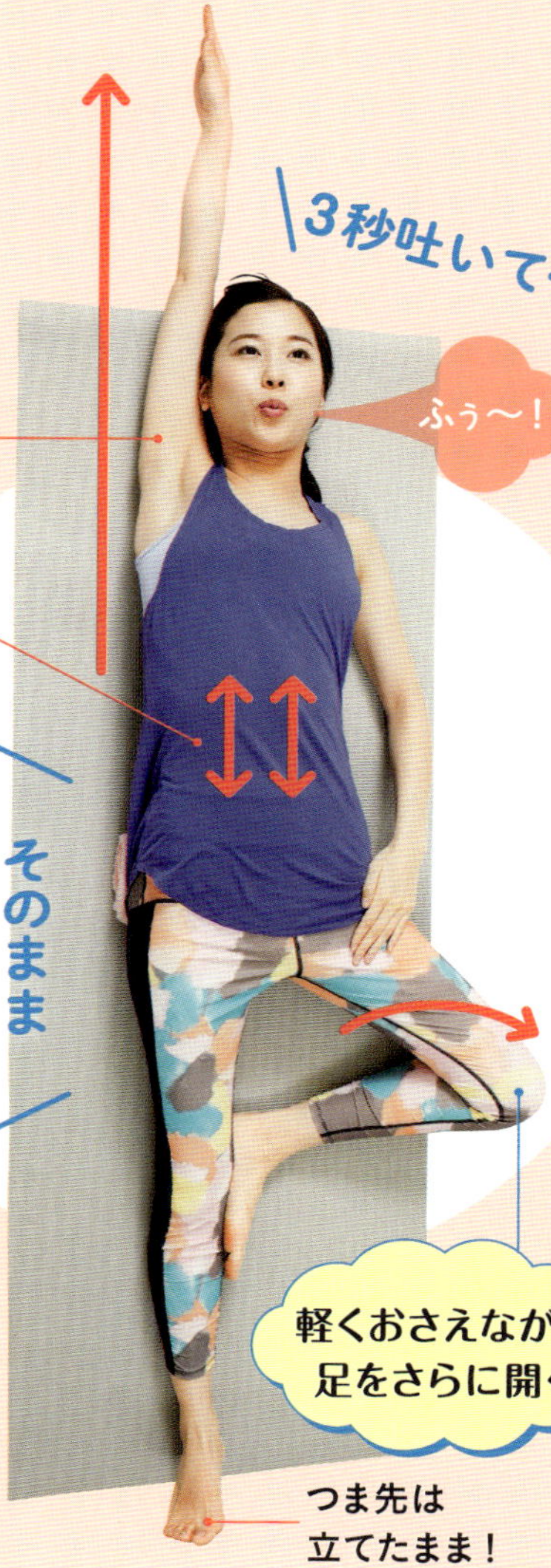
3秒吐いて…
ふぅ〜！
体側から脇にかけてまっすぐ伸ばす
縦に伸びながらお腹をへこませる
そのまま5秒静止！
軽くおさえながら足をさらに開く
つま先は立てたまま！

3 反対もおこなう

気分はバレリーナ!?

このポーズはバレエのパッセ(ルティレ)をイメージして、片足を三角形にします。股関節を真横に開くむずかしいポーズですが、バレリーナのような美しさを意識すると効果もアップ♪

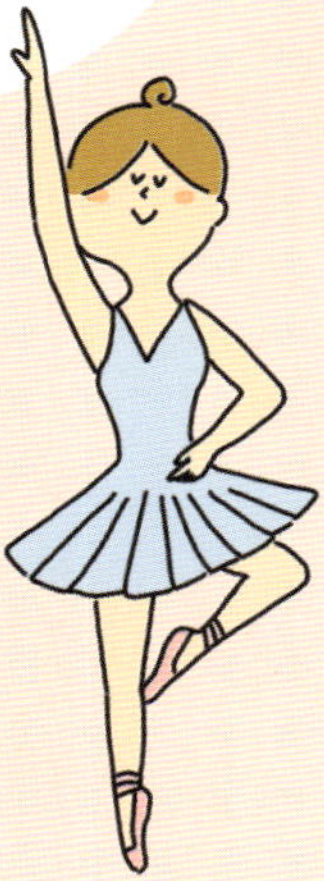

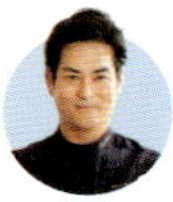

HATANO'S MEMO!

美しいシルエットが作れる！

お腹と、背中から脇の下（広背筋）にかけて伸ばすことで、全身を引きしめながら美しいマーメイドラインに整えます。片側の足が開きづらいときは、ゆがみが生じている証拠。股関節は加齢とともに硬くなりやすいので、ストレッチも兼ねてゆっくりとおこないましょう。

+αポーズ2

下腹スイングポーズ

1 仰向けに寝たまま鼻から息を吸う（吸えるだけ）

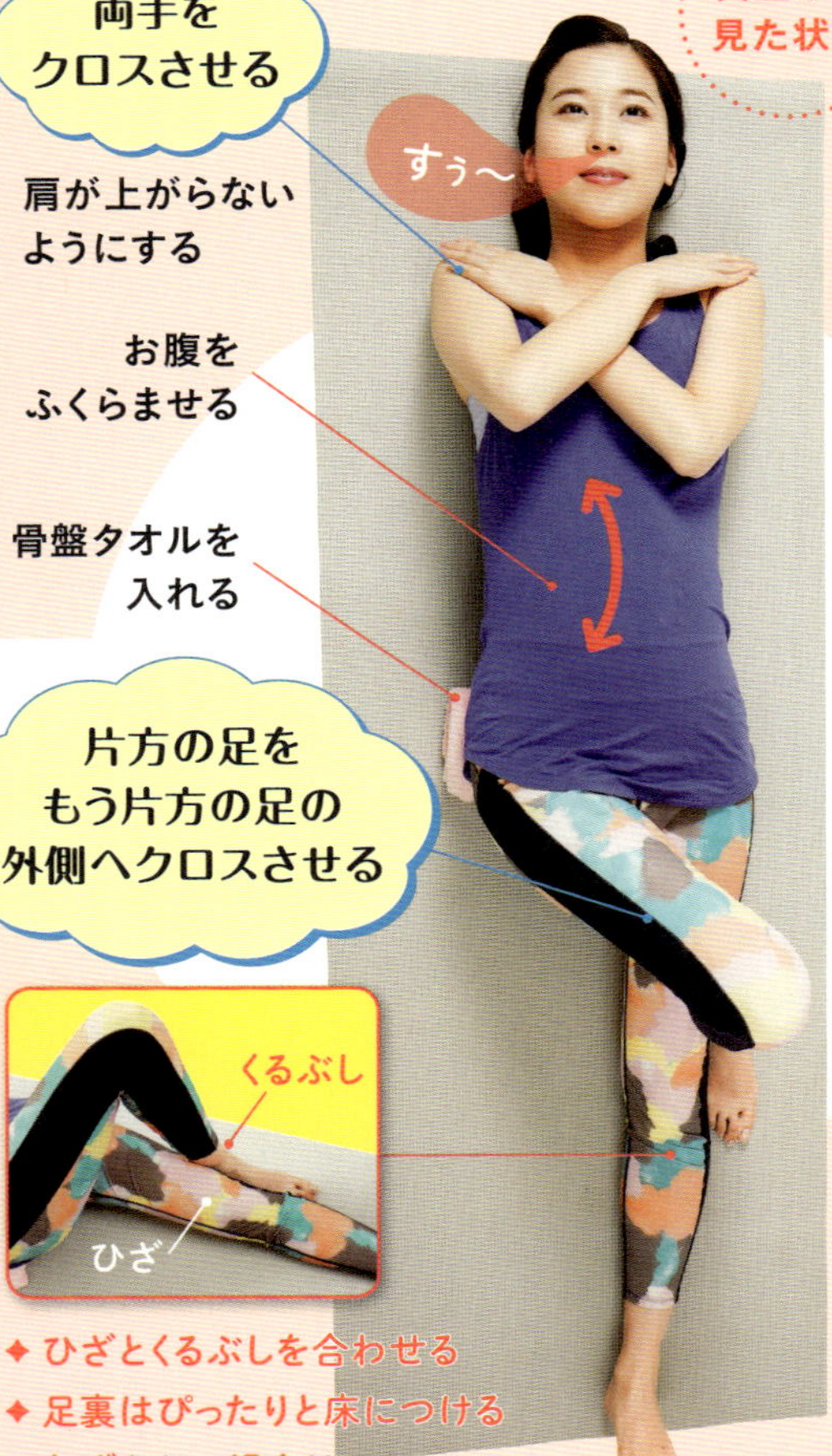
真上から見た状態
すぅ～
両手をクロスさせる
肩が上がらないようにする
お腹をふくらませる
骨盤タオルを入れる
片方の足をもう片方の足の外側へクロスさせる
くるぶし
ひざ
つま先は立てる！

- ひざとくるぶしを合わせる
- 足裏はぴったりと床につける
- むずかしい場合は軽くクロスさせるだけでOK

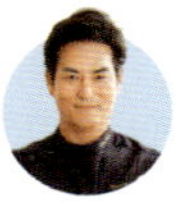

HATANO'S MEMO!

ねじりの効果が最大限に！

タオルを絞る気持ちで、自分の体をギューッとねじってください。上半身と下半身を同時にねじることは、非常に整体効果が高く、しなやかなウエストのくびれを作るとともに、腰痛、便秘、軽度のぎっくり腰の解消など全身にさまざまなアプローチができます。左右でねじりにくい方がある場合でも、均等に同じ回数をおこなってください。

ここに効く！

- 骨盤矯正
- 下腹解消
- くびれを作る
- 便秘解消
- 腰痛解消
- 軽度のぎっくり腰解消

…and more！

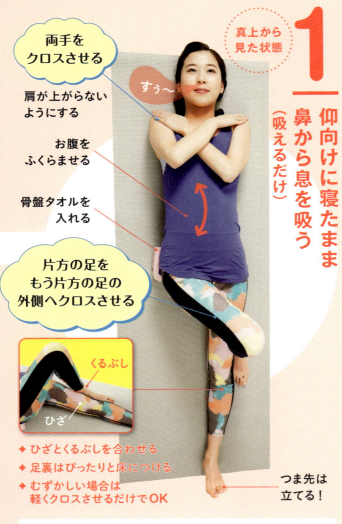

左右5回ずつ

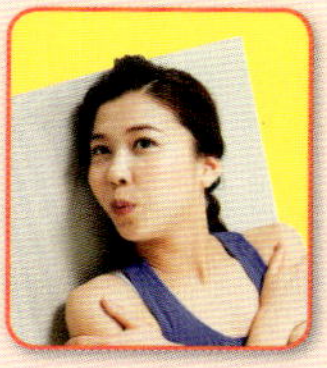

目線はななめ
上45°

2 体をねじりながら口から息を吐いてとめる

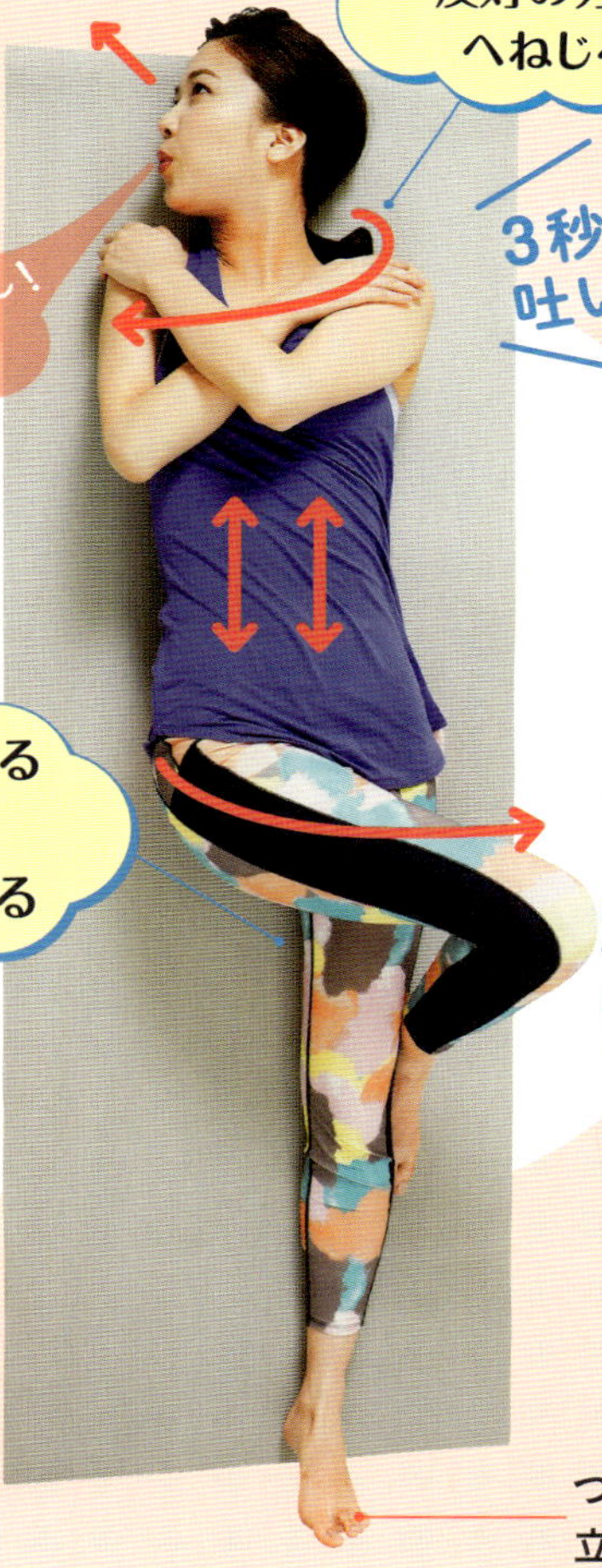

顔と上半身は
曲げている足と
反対の方向
へねじる
ふぅ〜！
足を曲げている
方向へ
下半身をねじる

3秒
吐いて…

そのまま
5秒静止！

つま先は
立てたまま！

3 反対もおこなう

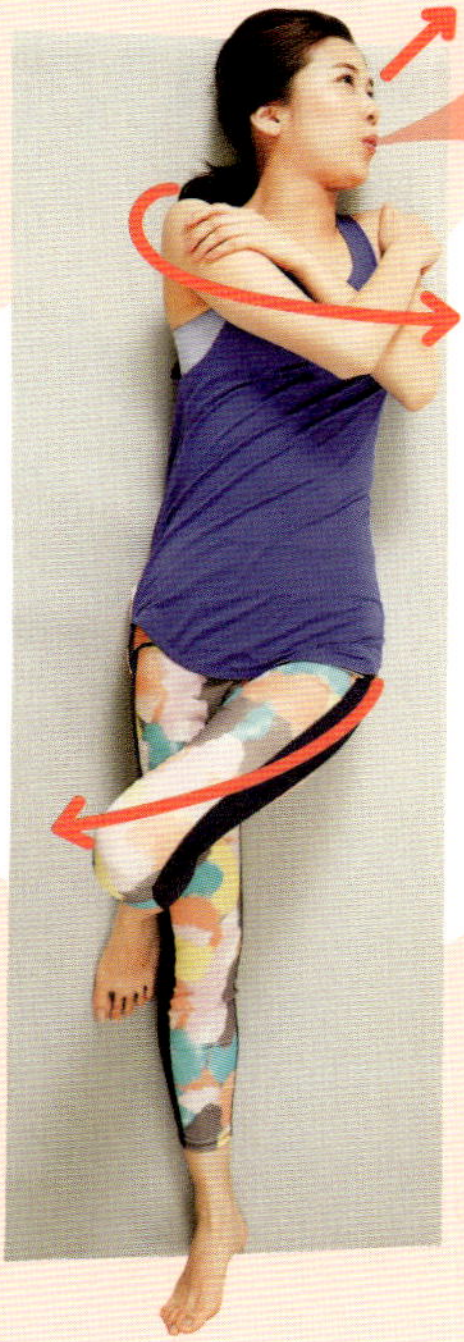

ふぅ〜！

軸がずれないように
上半身と下半身を
同じだけねじる

お尻が持ち上がる
くらいねじる

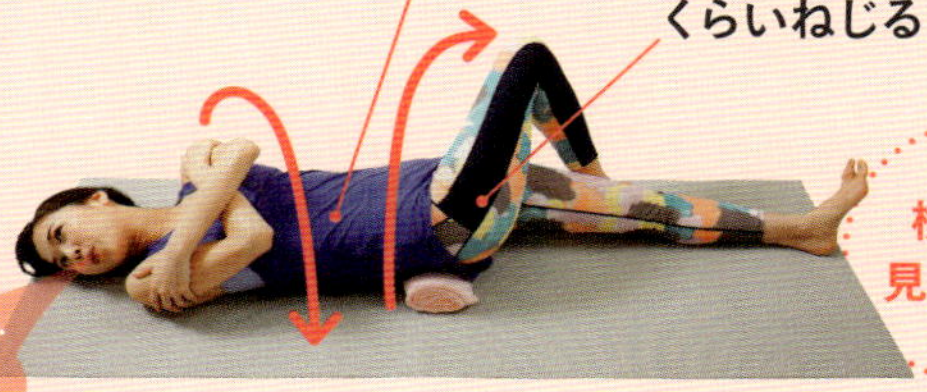

ふぅ〜！

横から
見た状態

+αポーズ3

ひざ曲げパーフェクト腹筋ポーズ

1 仰向けに寝たまま両足を上げる

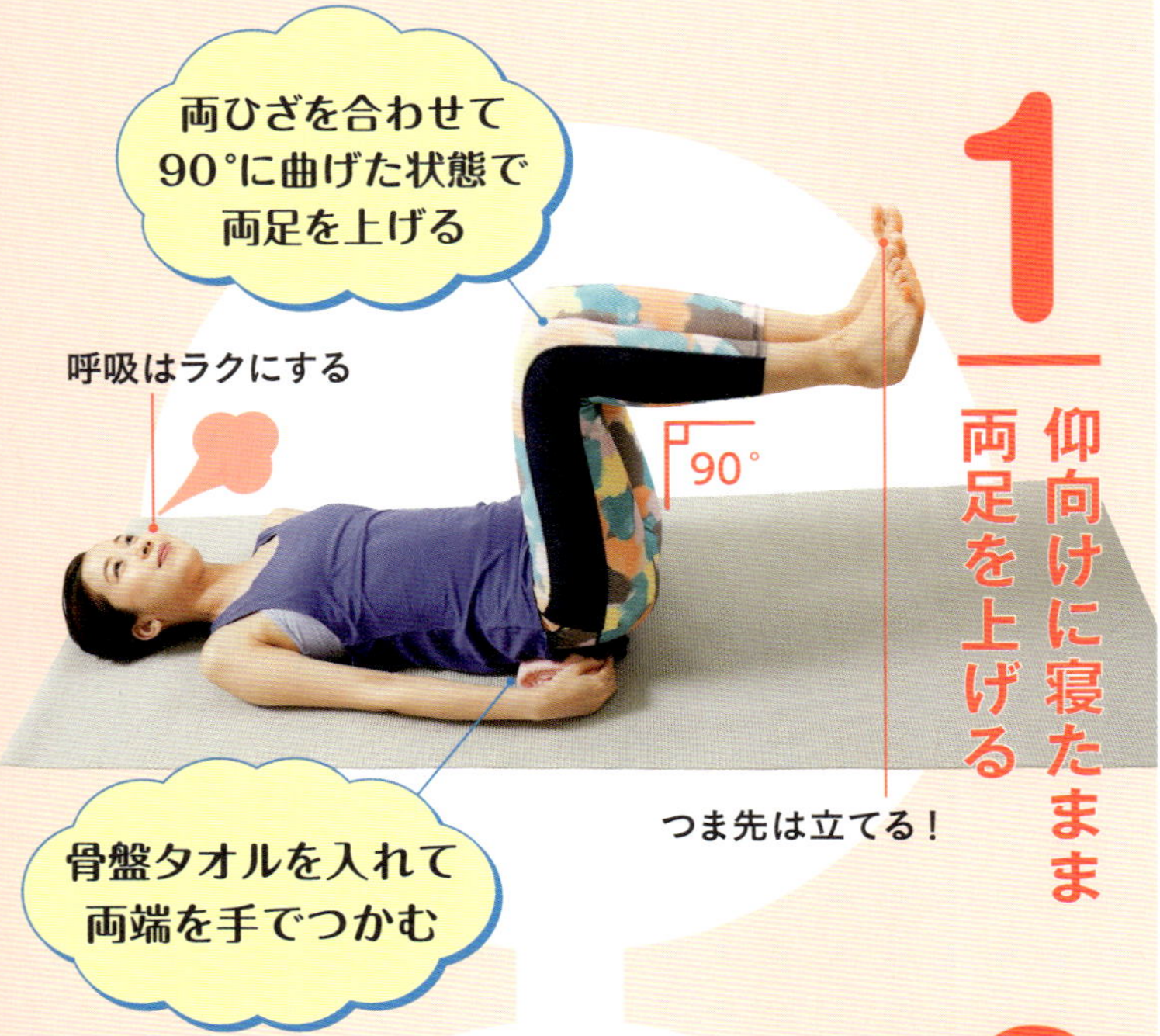

両ひざを合わせて
90°に曲げた状態で
両足を上げる
呼吸はラクにする
90°
つま先は立てる!
骨盤タオルを入れて
両端を手でつかむ

2 両足を左右に振る

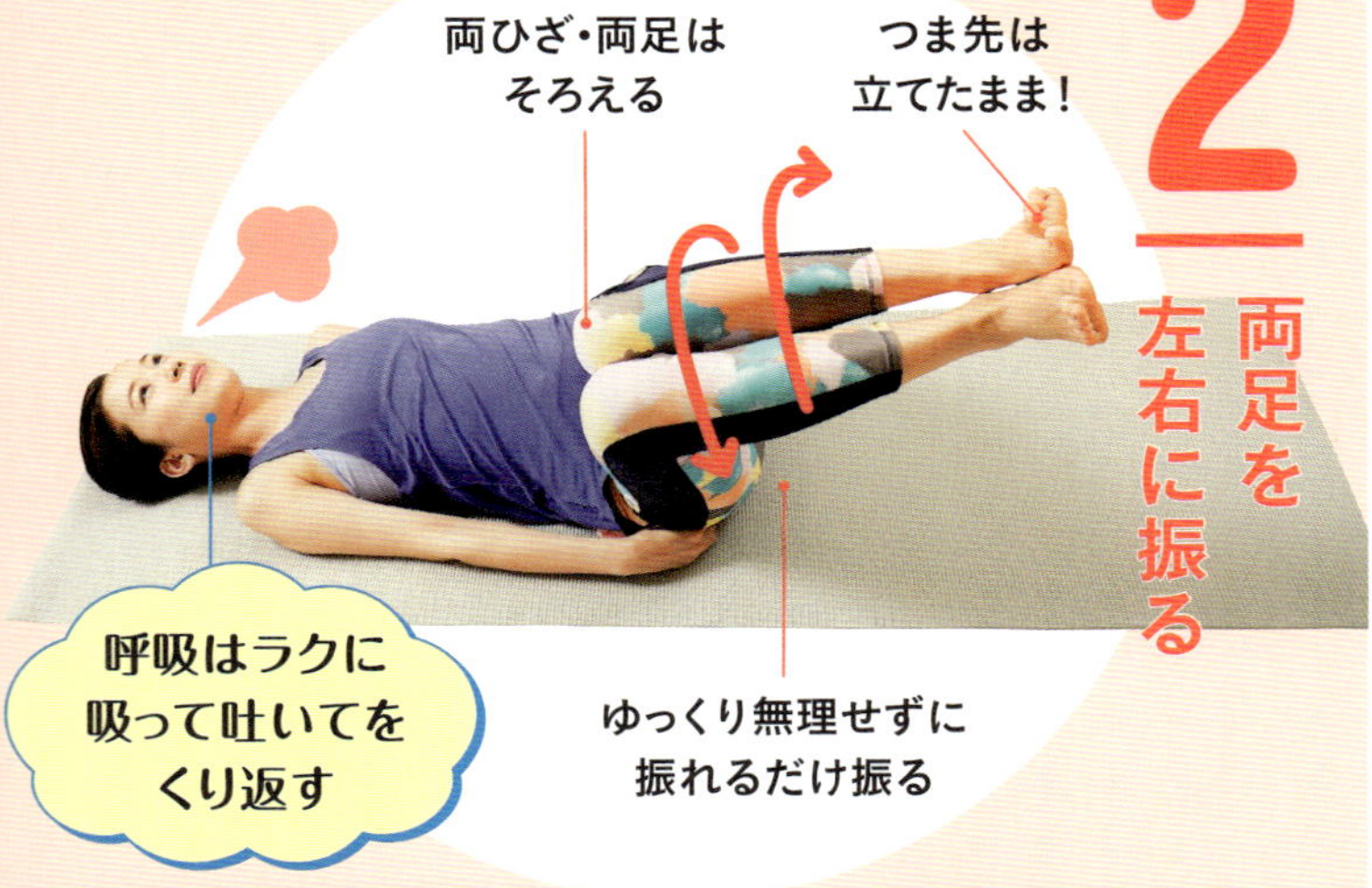

左右1セットで15回

2がむずかしい場合は1のみでもOK!
(1の体勢をとるだけでも十分に負荷はかかる)

ここに効く!

- ◆骨盤矯正
- ◆下腹解消
- ◆腹筋をつける
- ◆ヒップアップ
- ◆足を細くする

…and more!

体を負荷（重し）にしてレベルUPにチャレンジ！

負荷 レベル 1

両手をお腹にあてる

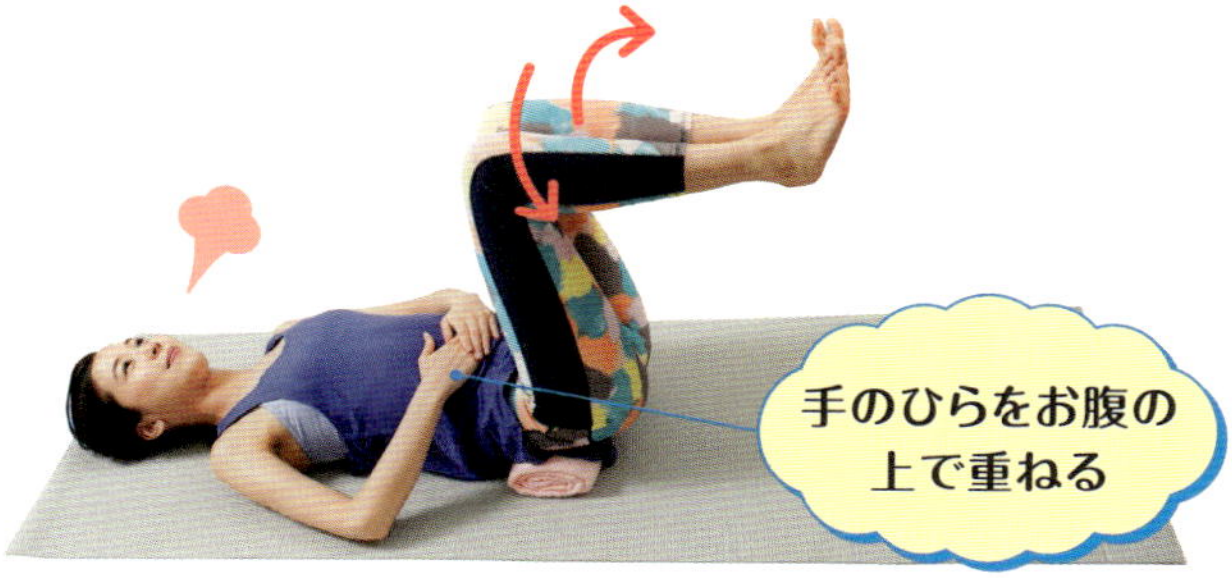
手のひらをお腹の
上で重ねる

負荷 レベル 2

両手を胸の前でクロスする

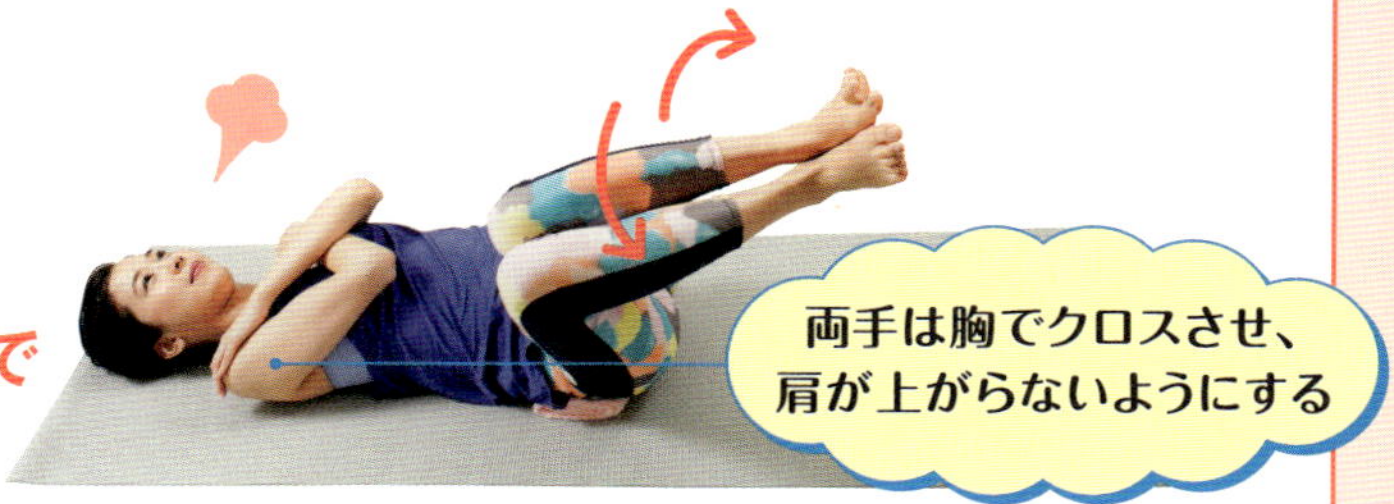
両手は胸でクロスさせ、
肩が上がらないようにする

負荷 レベル 3

両足を伸ばす

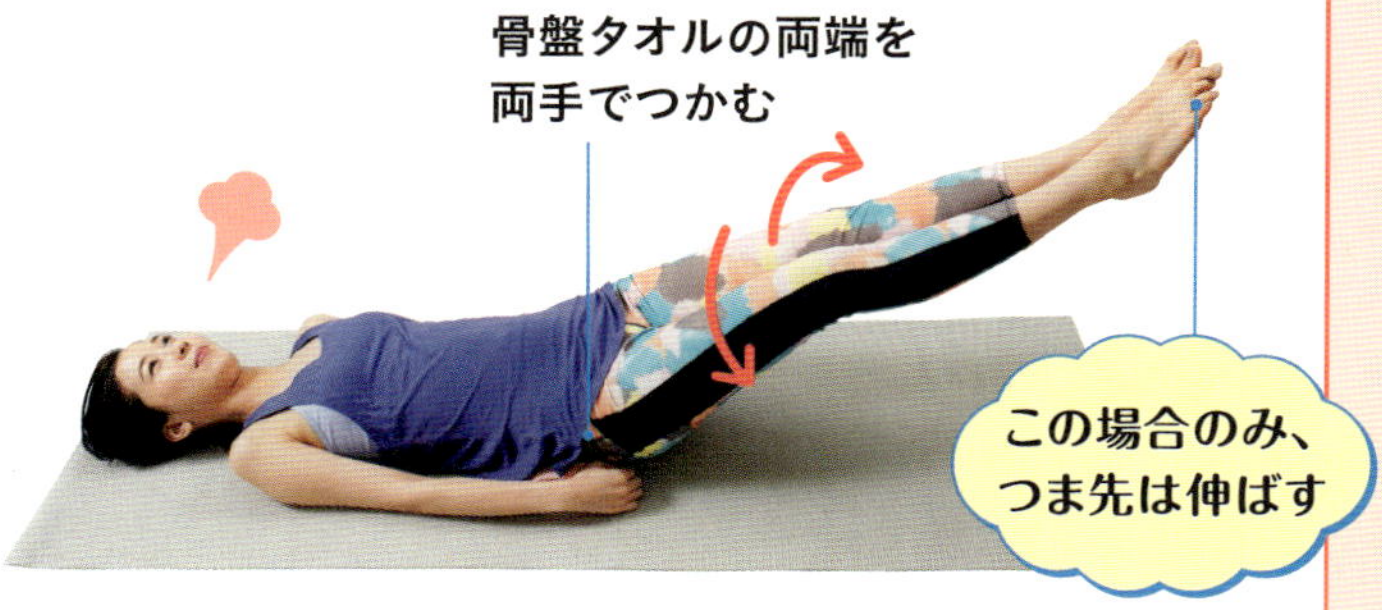
骨盤タオルの両端を
両手でつかむ
この場合のみ、
つま先は伸ばす

HATANO'S MEMO!

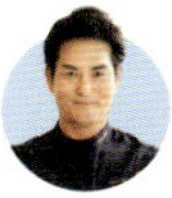

美脚、ヒップアップの効果も期待できる！

これは、骨盤を左右に振りながら骨格を整えると同時に、インナーマッスルに強い負荷をかける、整体効果も筋トレ効果もあるまさにパーフェクトな腹筋。自分の体と足が負荷（重し）になるので体重が重い人ほどハードに！

COLUMN 2

ほぐして、ゆるめて、伸ばす！ 1日1分、骨格メンテナンス！

下腹が出るのは不調のサインでもある!?

本書の一番のテーマは下腹をぺたんこにすること！ 美しいシルエットを手に入れ、下腹をぺたんこにへこませるにはどうしたらいいかをお話ししてきました。でも、下腹が出る原因としてもっとも多いのが骨盤がゆがむことによる内臓下垂と聞いて、読者の皆さんは「下垂して大丈夫なの？」と思わなかったでしょうか？

考えるまでもなく、内臓が下垂するのはあまり良いことではありません。内臓が下がって圧迫し合うことで機能が低下し、内臓疾患が起こる可能性も高まります。さらに子宮や膀胱にまで影響し、尿もれなどの症状が出てきやすくなります。そして、下垂したまわりの筋肉は使われかたが変わって硬くなるので、骨盤を中心とする骨格はますますゆがんできます。これは、下腹が老いの入り口であると同時に、下腹は不調のサインでもある、ということなのです。

コラム1（↓P.30）でもお話ししましたが、内臓下垂の原因である骨格のゆがみを解消するには、やはり日々の骨格メンテナンスが重要です。骨格は地球上で生きているかぎりゆがみ続けるもの。ゆがみを解消し、整え続けることが下腹ぽっこりや内臓下垂による不調を防ぐ第一歩ともなるのです。

内臓下垂のイメージ

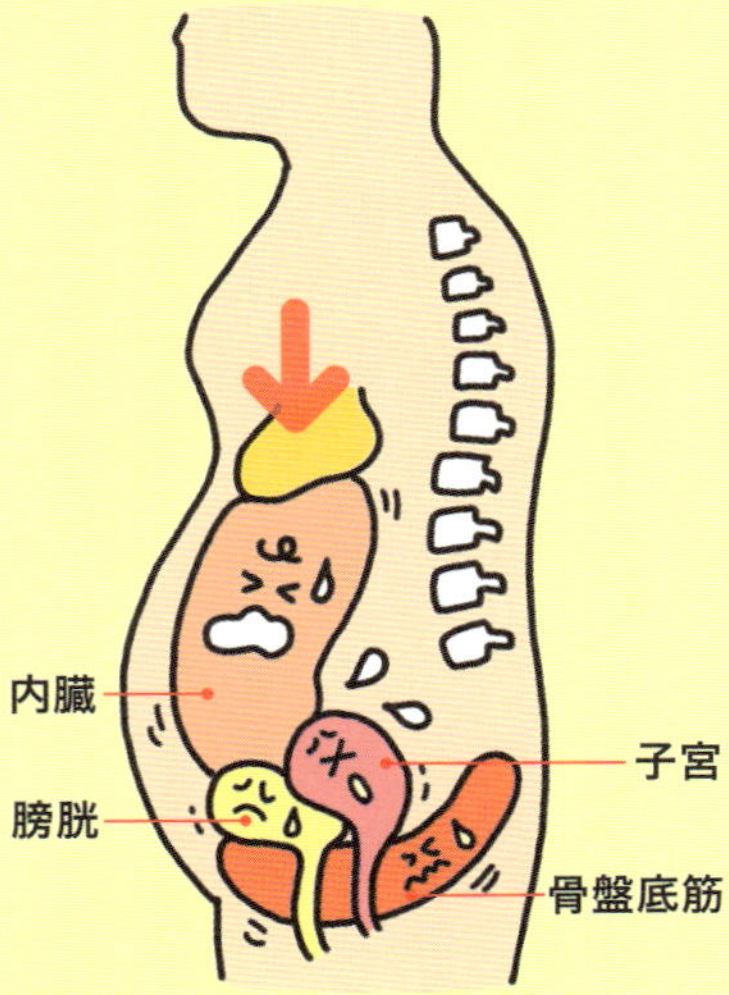

内臓が垂れ下がって すべてが圧迫されてる状態

内臓が下垂する原因は、骨格のゆがみによる悪い姿勢や骨盤の支え不足。内臓下垂で膀胱が圧迫されると尿もれ、骨盤底筋が圧迫されて働きが弱くなると子宮脱が起きるなど弊害も……。

寝たままだから80歳のかたでもできる！

　ここで、今回紹介した「寝たまま！下腹ぺたんこポーズ」の解説をさせてください。元々、愛知のサロンにエステサロンが併設されていることもあり、数年前に、「下腹ぺたんこESトレ」というエステトレーナー向けの整体プログラムを考案しました。エステや整体を受けるときと同じように寝たままおこなうこと。これがこのプログラムの大きなメリットです。寝たままなら脱力がしやすいので高い効果が望めるし、ご高齢のかた、体が不自由なかた、たくさんのかたにこの矯正を受けていただけます。

　一見簡単なポーズですが、整体の特徴である「骨と筋肉の方向と角度を整える」ことが、全身で一気にできるよう計算されています。まず、両腕と両足を大きく伸ばすことで、下半身と上半身の要《かなめ》である骨盤と肩甲骨を固定。骨盤の下に骨盤タオルを入れた状態で、深い腹式呼吸をしてお腹を縦に伸ばす。これで骨盤を支点にして全身を正しい方向と角度に整えることができるのです。そして「寝たまま」ならではの特徴として、骨盤が正しい高さと位置に固定されているので、背骨に理想的なS字湾曲《わんきょく》と腰椎の生理的湾曲を作ることができます。

　骨格も筋肉も的確な方向と角度でアプローチすれば、何歳からでも整えることは可能です（ただし、ポーズを痛みなくとれることが前提です）。

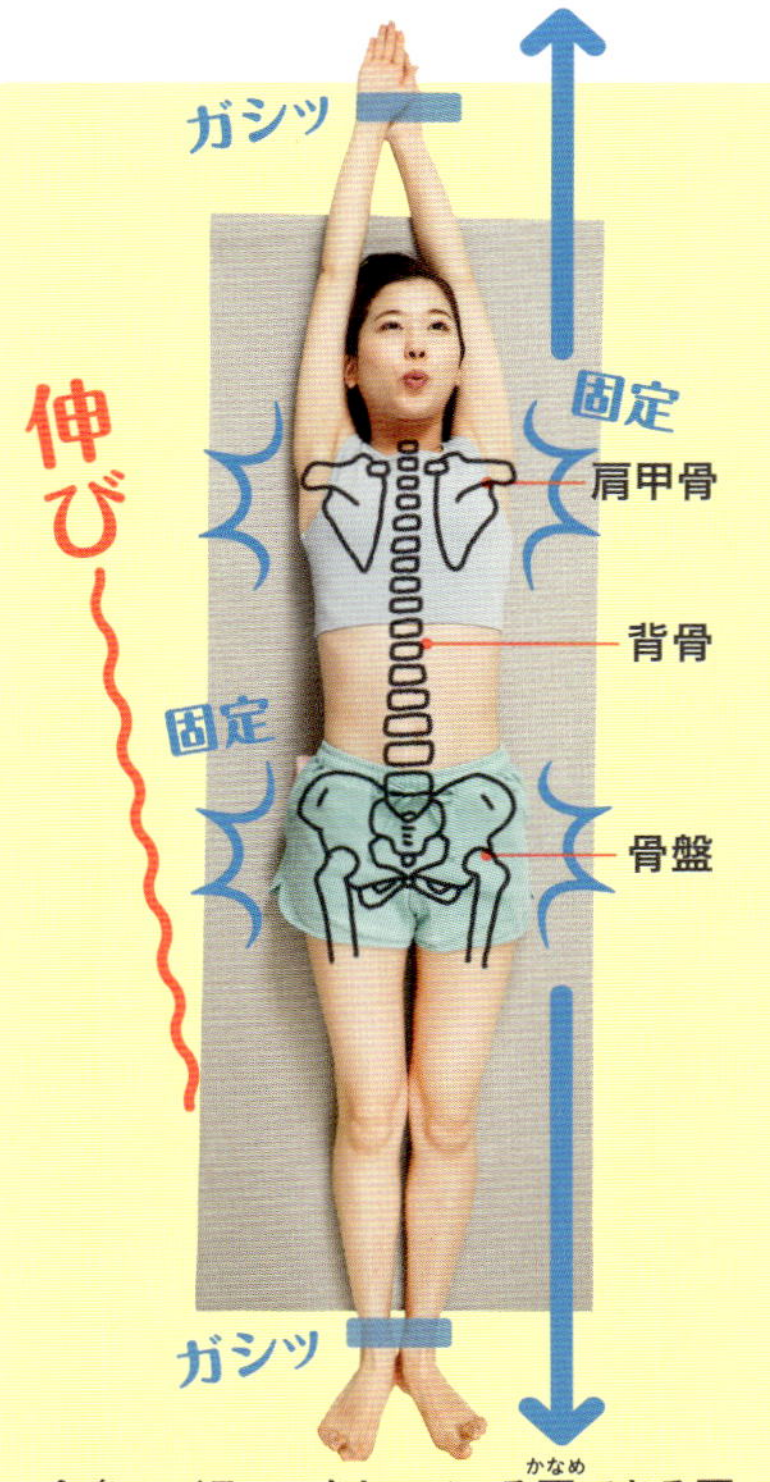

全身のバランスをとっている要《かなめ》である肩甲骨と骨盤をしっかりホールド！ 骨盤を支点にして腹式呼吸をしながら全身を一気に矯正します。

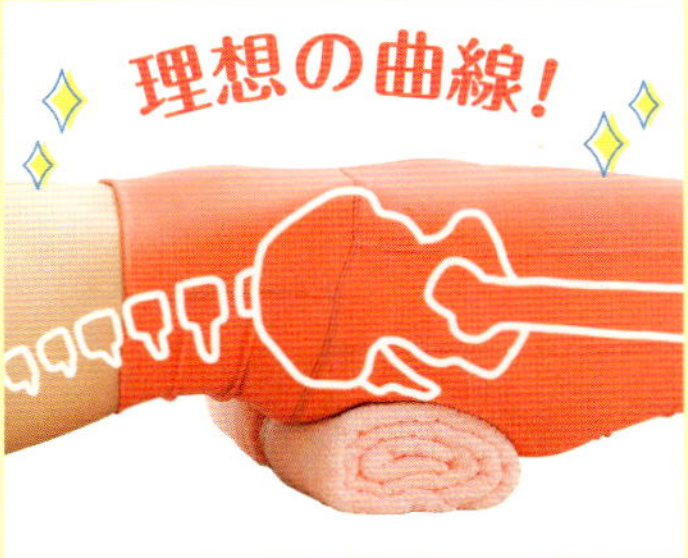

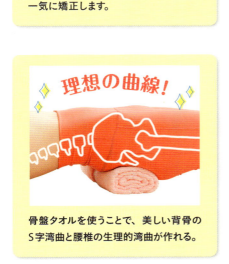

骨盤タオルを使うことで、美しい背骨のS字湾曲と腰椎の生理的湾曲が作れる。

若々しい健康美を目指すなら伸びやかさを意識しよう！

ところで、自分の声が思ったより大きかったり、ドカドカと音を立てて歩いていたりして、「私もおばさんっぽくなったなぁ」なんて思ったりしませんか？　それって実は、筋肉が硬くなっているサインなのです。

これは加齢とともに骨格がゆがんでくるなかで、とくに骨格メンテナンスをしないでいたために、深層にあるインナーマッスルが硬くなってきた証拠。そうすると、関節や骨の動きも悪くなって、体の動きが悪くなります。だから大きく動こうとすると力みが入り、大きな声や動きになってしまうのです。これが進むと、表面の筋肉も硬くなって、体が縮こまってしまいます。おばあさんの体が小さくなったように感じるのはそのためです。

私の整体メソッドは「ほぐして、ゆるめて、伸ばす」こと。ゆがんだ骨格を整えながら、体をほぐし、筋肉も一緒にゆるめて、縦にぐぐーっと伸ばすのです。骨格と筋肉に同時にアプローチするのは整体学ならでは。なぜなら筋肉は骨格に付随しているので、マッサージなどで筋肉だけほぐして「気持ちい〜」と思っていても、すぐにゆがんだ骨格に引っ張られて戻ってしまうからです。

健康や老後のためにも下腹ぺたんこを目指すのはとてもいいことです。不調が気になるならば、骨格からぜひアプローチしてください。年齢を重ねても、いつまでも動ける体を維持できます。

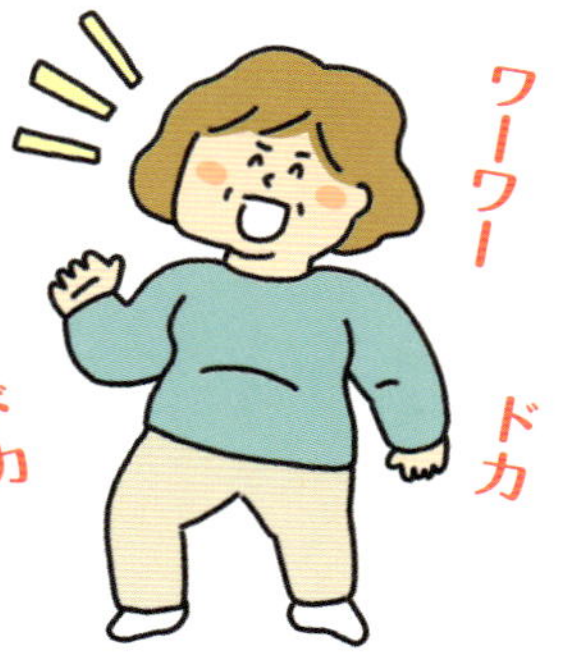

あそこのおばちゃん、うるさいなぁ
なんて思ったことありませんか！？

全国のサロンで増えています！

「下腹ぺたんこES《エス》トレ」プログラム

私が考案した美容整体プログラムを導入するエステサロン、トータルボディケアサロンが増えています。「寝たまま！下腹ぺたんこポーズ」のほかにも、寝たままできる骨盤を中心としたエクササイズを指導しています。

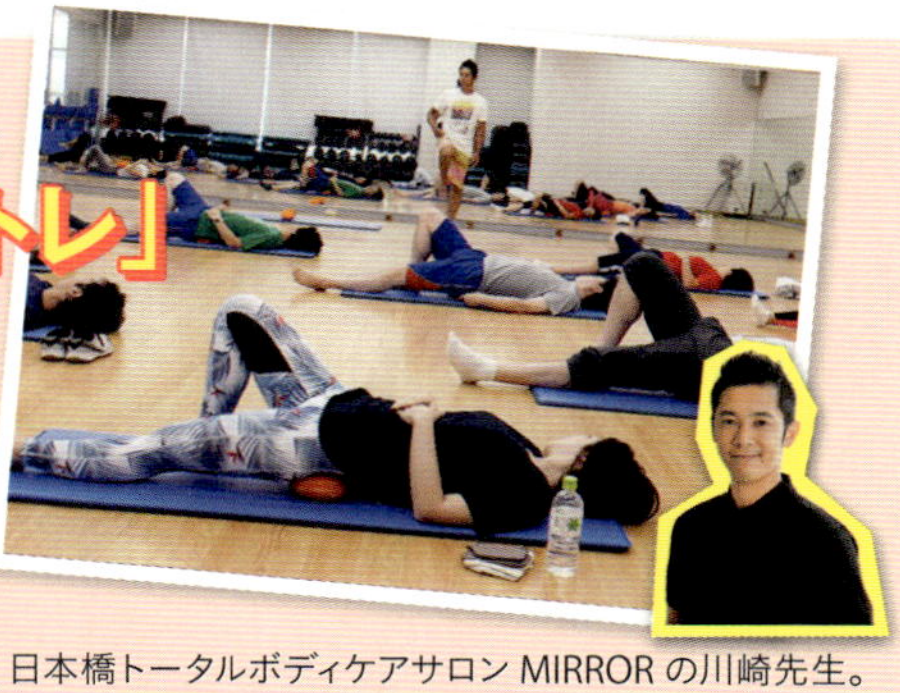

日本橋トータルボディケアサロン MIRROR の川崎先生。
スポーツクラブでの出張クラスは常に満員の盛況ぶりです！
＜問い合わせ先＞ https://www.kids-corporation.com/mirror_/es_t.html

PART 3

尽きないお悩みを解決！
教えてQ&A

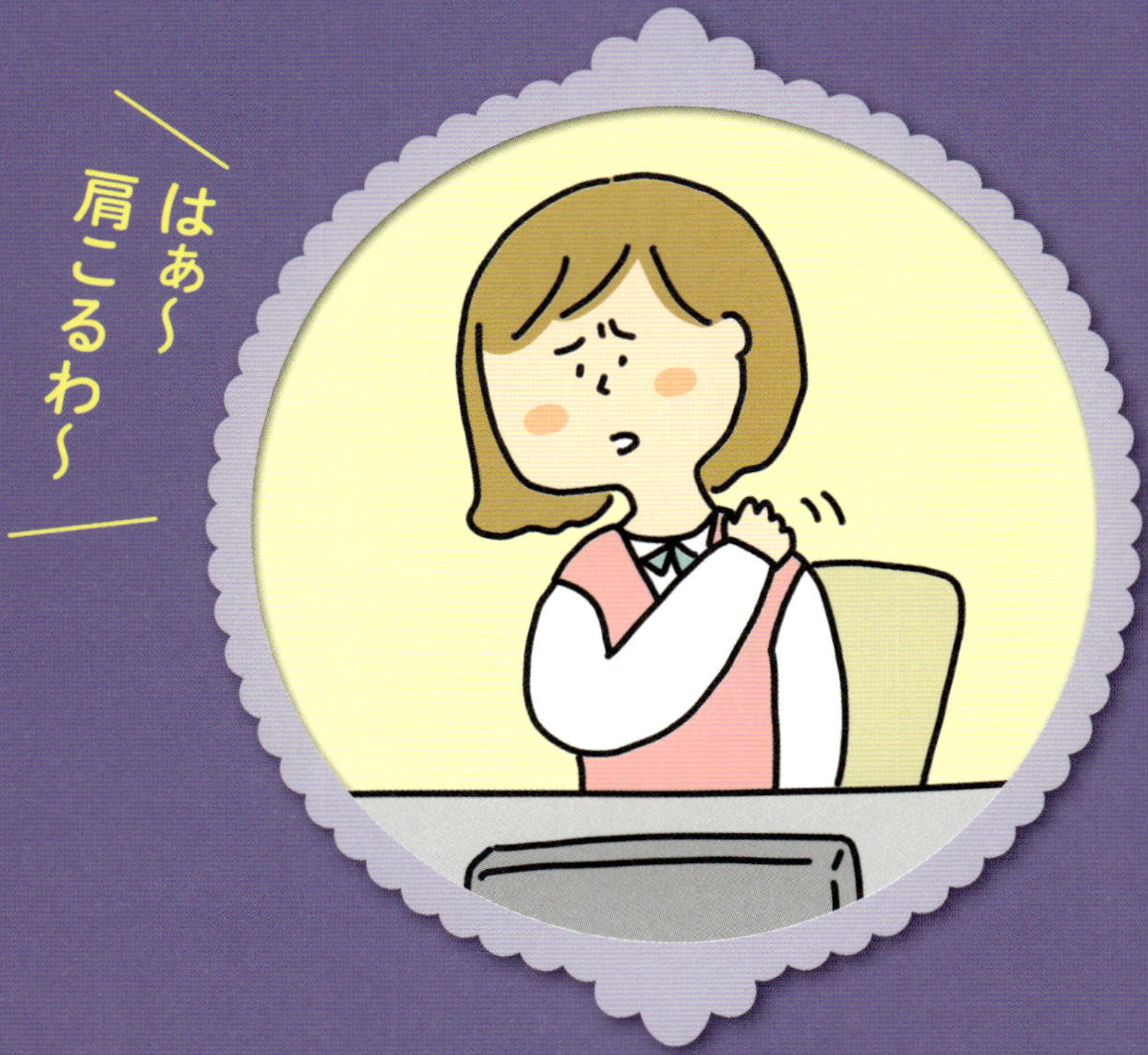

不調は骨格から改善できる！

整体はつねに全身のバランスを整えます。
痛みや不調の原因を根本から探りましょう。

お悩み❶

年とともに腕と肩がガッチリしてくるのはなぜ？

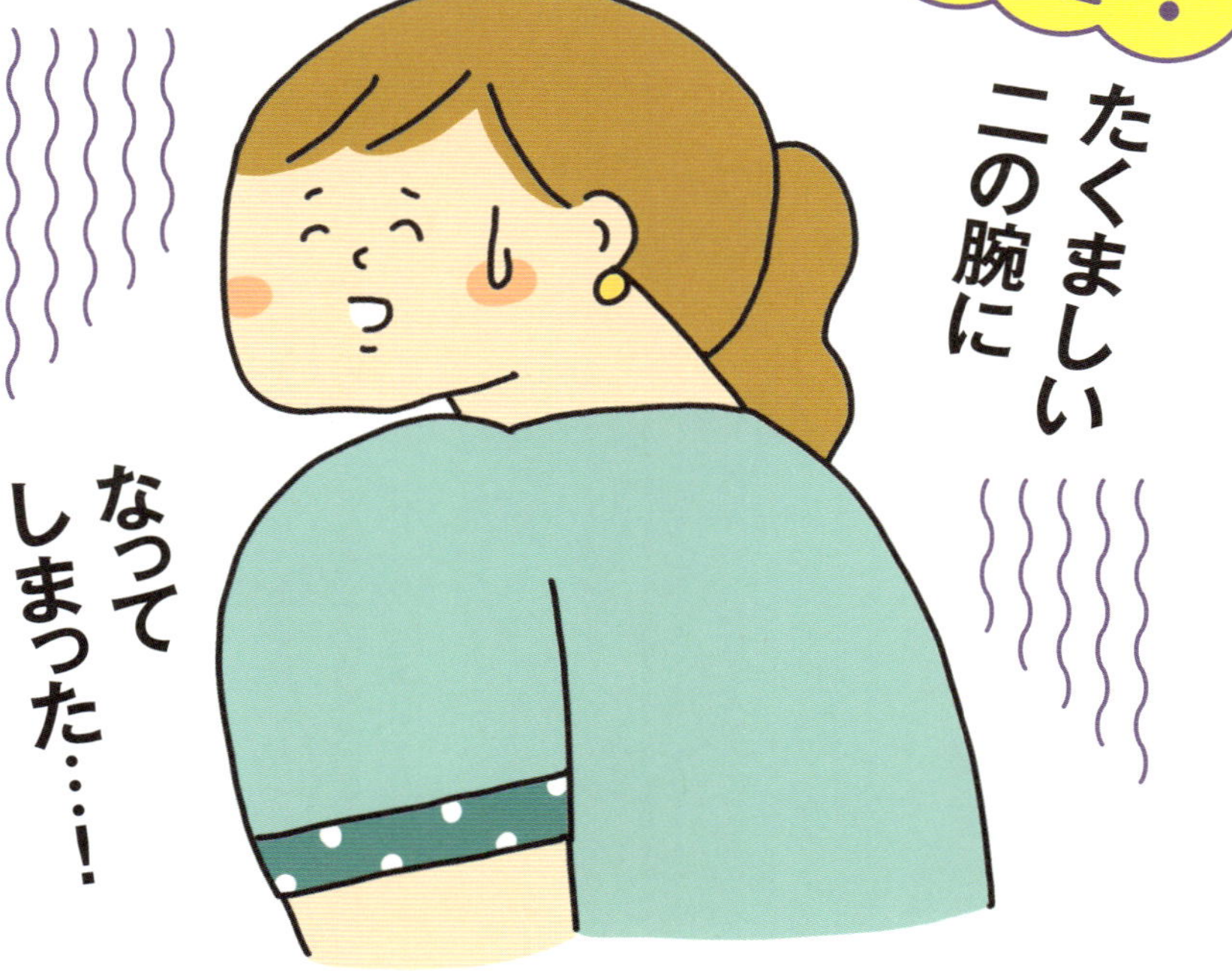

昔はか細くて折れそうだった私の両腕。子育てのせいもあるけれど、「お母さん感」が半端ないっ！ 体重はそこまで増えていないのに、背中も広くてデカくなったようにも感じる。迫力がスゴイ！

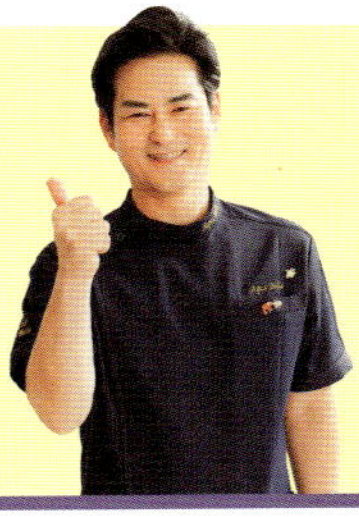

Answer!

それ、本来は背中にあるべき肉です！

原因は強い「巻き肩」！肩甲骨が上がっている状態

常に前かがみの姿勢で肩がこっている人は、強い巻き肩になりやすい傾向があります。肩が前に巻いていることで、背中の肩甲骨が引っ張られて上がり、本来背中にあるはずのお肉が上にきてしまっているのです。筋肉の使われかたも変わるので、腕、肩、背中がガッチリとして見えてしまうのもしかたがないでしょう。

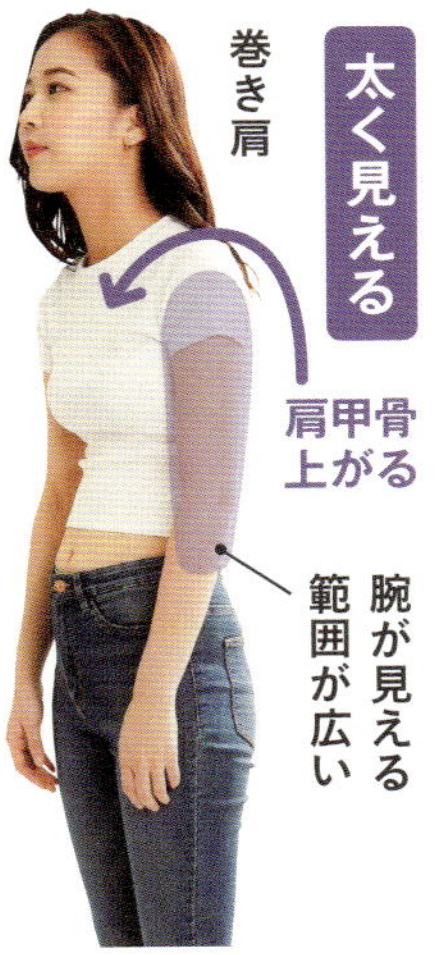
太く見える
巻き肩
肩甲骨上がる
腕が見える範囲が広い

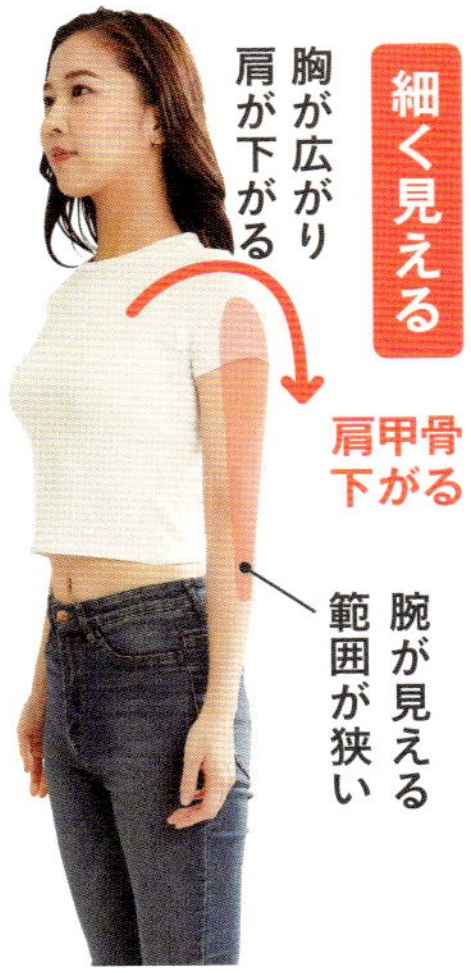
細く見える
胸が広がり肩が下がる
肩甲骨下がる
腕が見える範囲が狭い

これは姿勢を意識するだけでも改善可能。なるべく胸を広げ、肩と肩甲骨を下げる意識をするだけで印象は大きく変化します。

わかりづらい場合は、下を向いた状態から、鎖骨と肩甲骨をつなぐ肩鎖《けんさ》関節（肩上のコリコリした部分）を手で軽くおさえて胸を広げて顔を上げてみるといいでしょう。「寝たまま！下腹ぺたんこポーズ」の両腕を上げるポーズでもＯＫ。両腕を上げて下げるだけでも効果があります。

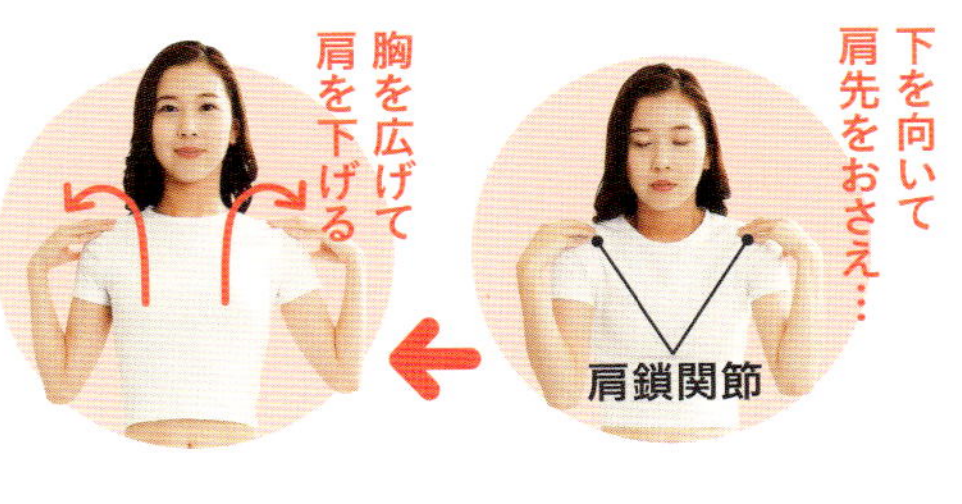
下を向いて肩先をおさえ…
肩鎖関節
胸を広げて肩を下げる

寝たまま！下腹ぺたんこポーズのここが効く！

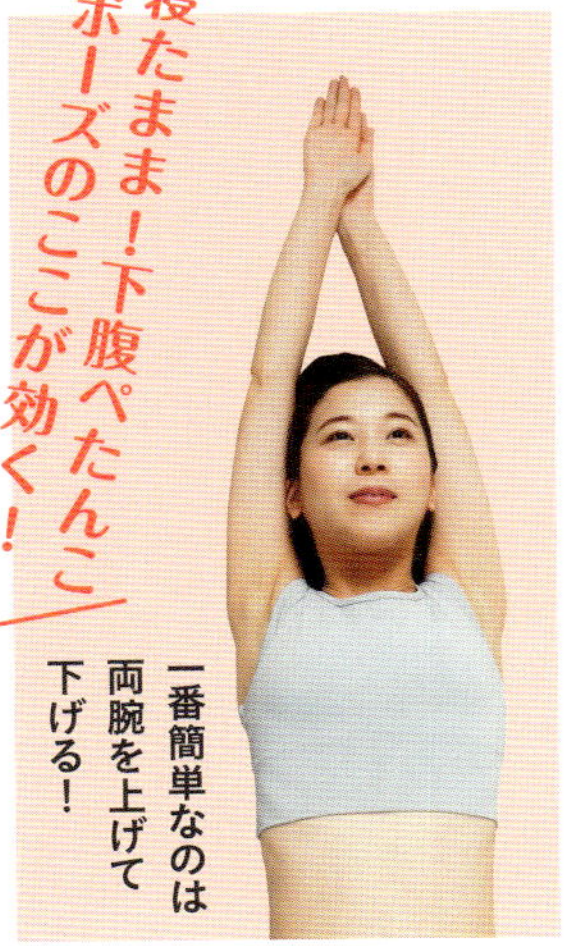
一番簡単なのは両腕を上げて下げる！

お悩み②

肩こりが治らない！すぐに肩がこるのはなぜ？

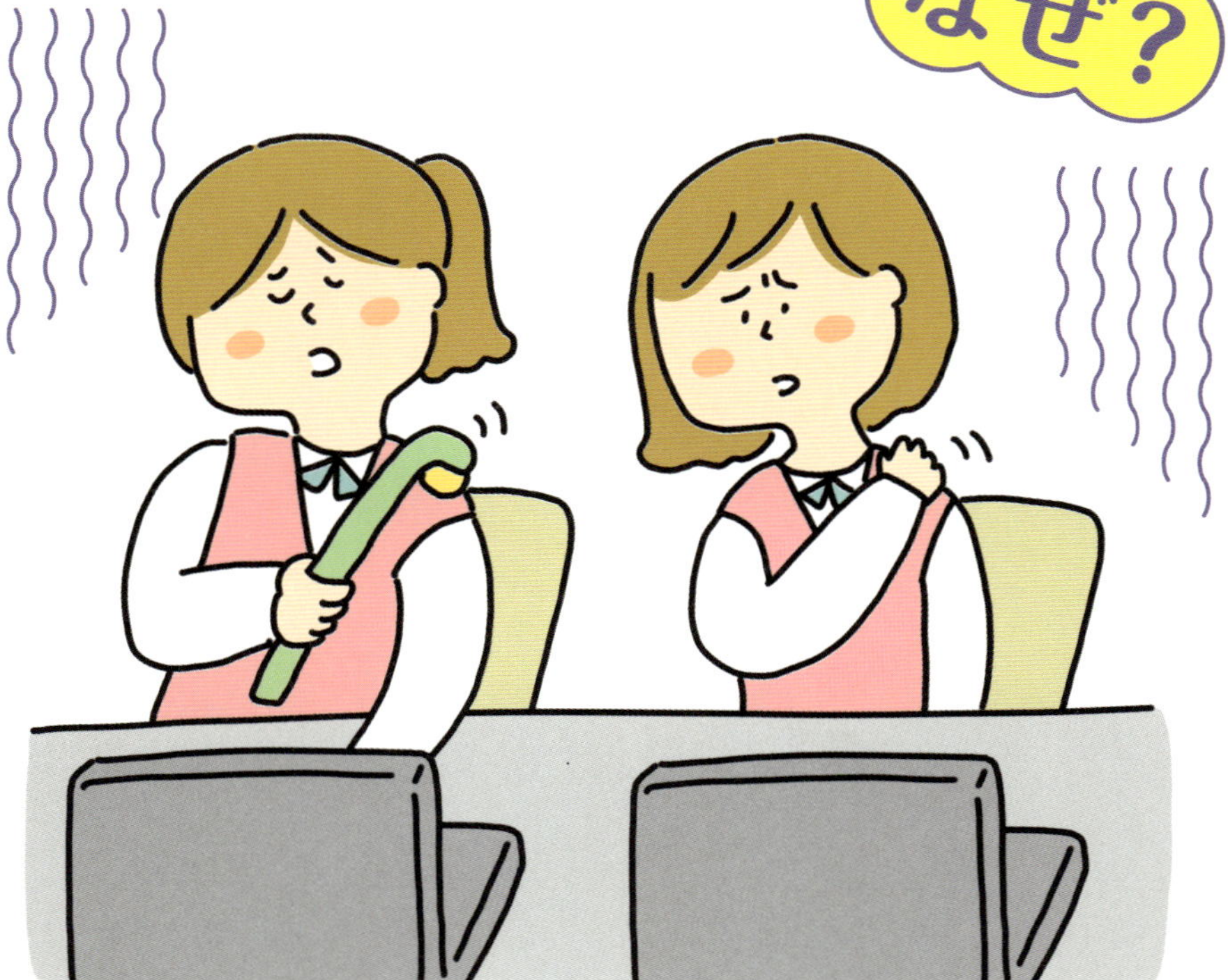

ずーっと座ってパソコンで作業しているせいか、肩こりが酷くて毎日ツライ！　肩は常にガッチガチ、マッサージに行ってもすぐに硬くなる！　どうしたら肩こりって治るの!?

Answer!

前傾姿勢&力みが原因 カギはやっぱり『脱力』!

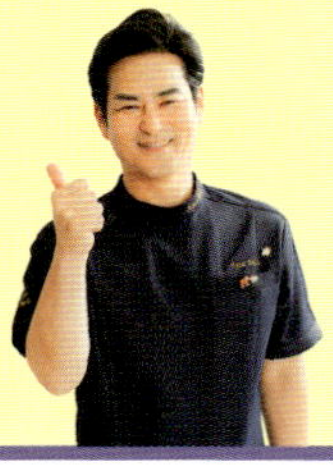

肩がこるのは必然・必須! 肩こりを感じない人こそ危険!

女性の悩みでもっとも多いのが肩こり。でも、残念ながら肩こりからはなかなか逃れられません。女性は男性と違い骨盤のなかに子宮などを抱えているため、上半身の安定感が弱くて前傾姿勢になりやすく、どうしても肩に負荷がかかります。

女性の場合

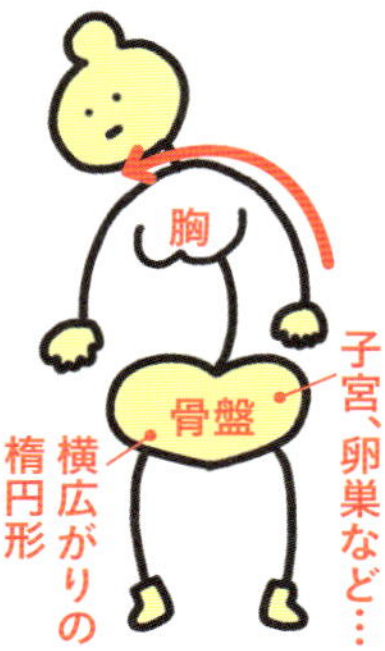
胸
骨盤
子宮、卵巣など…
横広がりの楕円形

上半身が安定しづらく前傾しやすい

骨盤まわり、さらには胸も重みがあるので女性は前傾姿勢になりやすい。

男性の場合

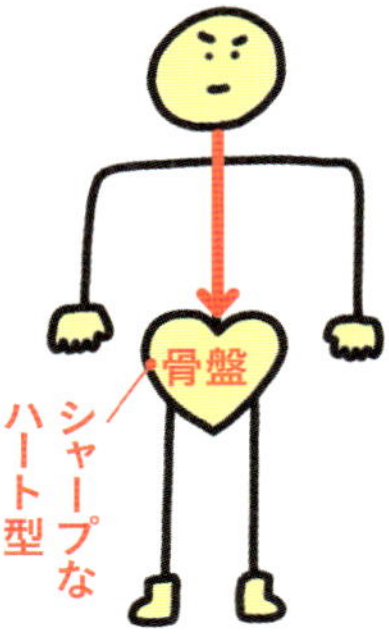
骨盤
シャープなハート型

上半身が安定しているが、腰を痛めやすい

ハートの骨盤がしっかりと上半身を支えるが、そのため腰に負荷がかかる。

また、パソコン仕事などで常に前傾姿勢&ストレスを感じている人は肩の力みも強くなります。たまに「肩こりは全然感じない」という人がいますが、そういう人こそ危険。感じかたが弱くて進行が進んでいるか、または肩こりが完全に慢性化しているのかも。

肩こりを改善するには姿勢を正し、脱力をすることが大事。「寝たまま!下腹ぺたんこポーズ」なら脱力しながらアプローチできるので、前傾姿勢の改善、リラックス効果で力みの防止が期待できます。

また、日常の姿勢や動きに過剰な力みが入らないように心がけることも重要です。見た目が美しく、自然な姿勢や所作は、ムダな力を必要としません。意識するように心がけるといいでしょう。

← 美しい姿勢・所作をチェック!

お悩み2 実践編

ムダな「力み」が入らない美しい姿勢と所作を心がけよう

S字のマーメイドラインが力みを全身に分散する

立ち方

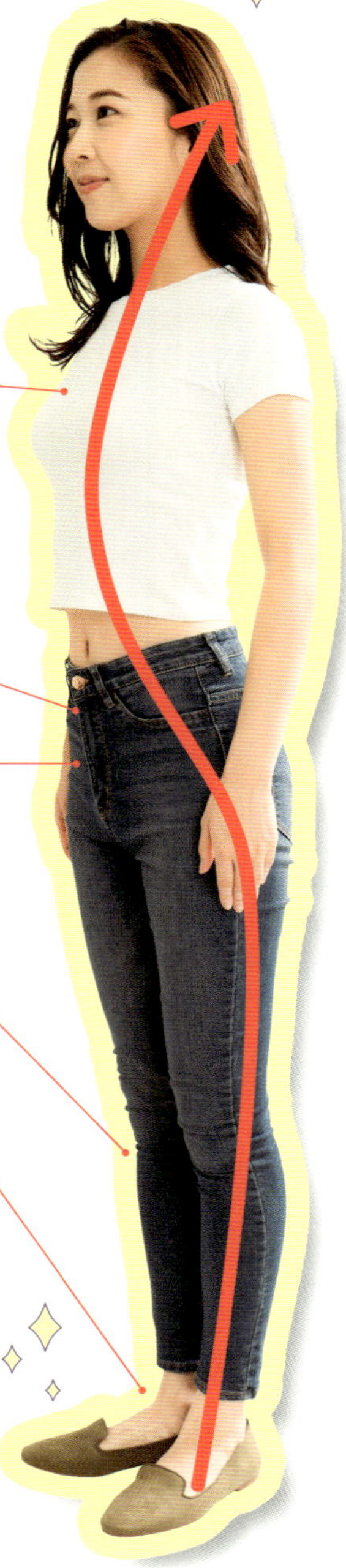

胸をはって開き、肩と肩甲骨を下げる
お腹は縦方向に引きしめる
骨盤は立ててしめるを意識する
ひざを伸ばす
足裏でしっかりと体重を支える

HATANO'S MEMO!

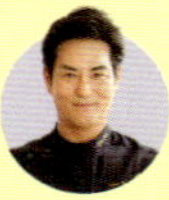

慣れるまでは「脱力」を意識して！

美しい姿勢や動きをするのに、力んでしまっては本末転倒。ラクに姿勢がとれるまでは、脱力を意識して無理に力を入れないようにしましょう。

歩き方

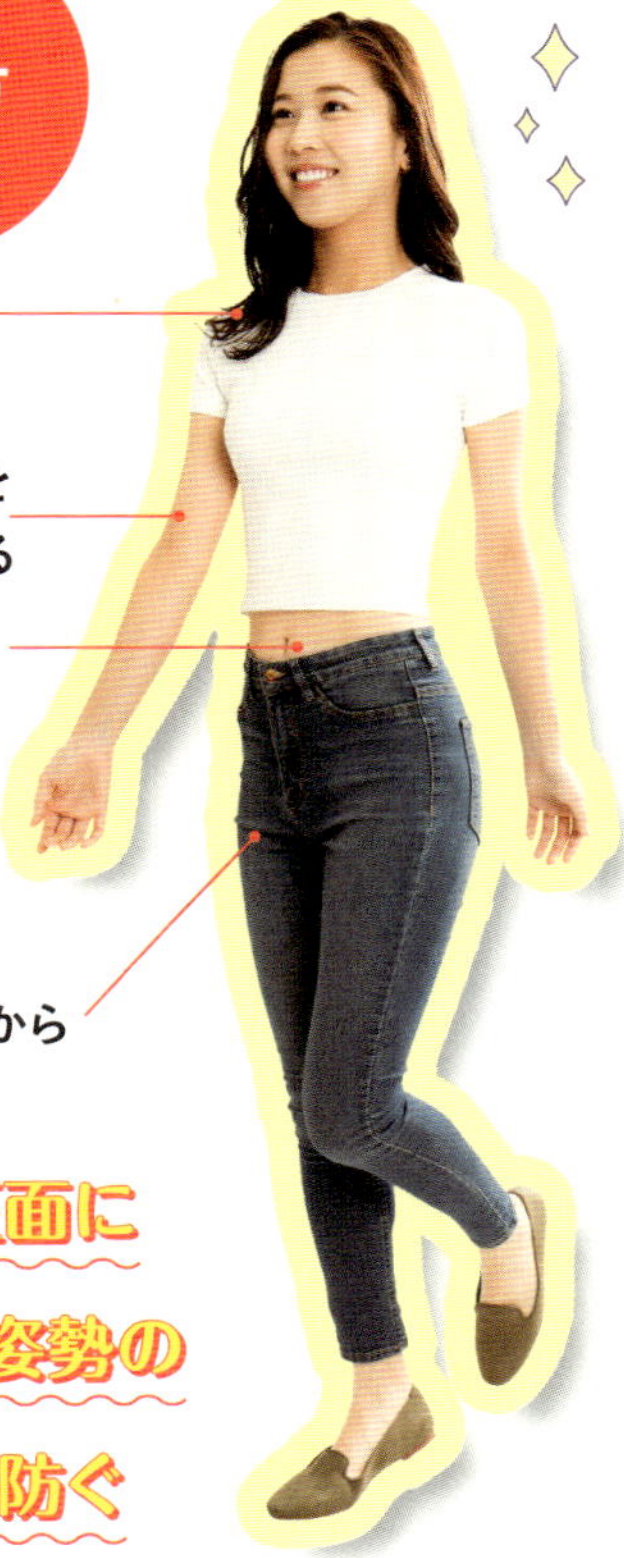

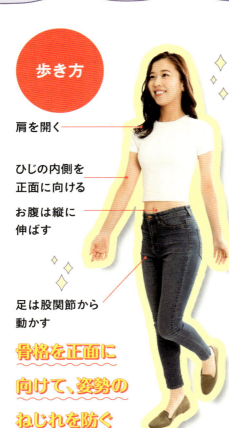

肩を開く

ひじの内側を
正面に向ける

お腹は縦に
伸ばす

足は股関節から
動かす

**骨格を正面に
向けて、姿勢の
ねじれを防ぐ**

座り方

**骨盤を立てると
背すじが
伸びやすくなる**

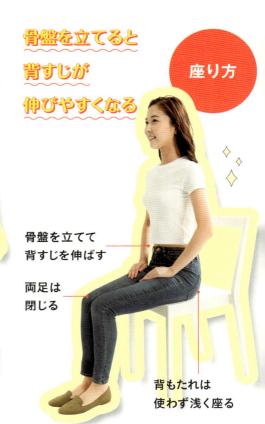

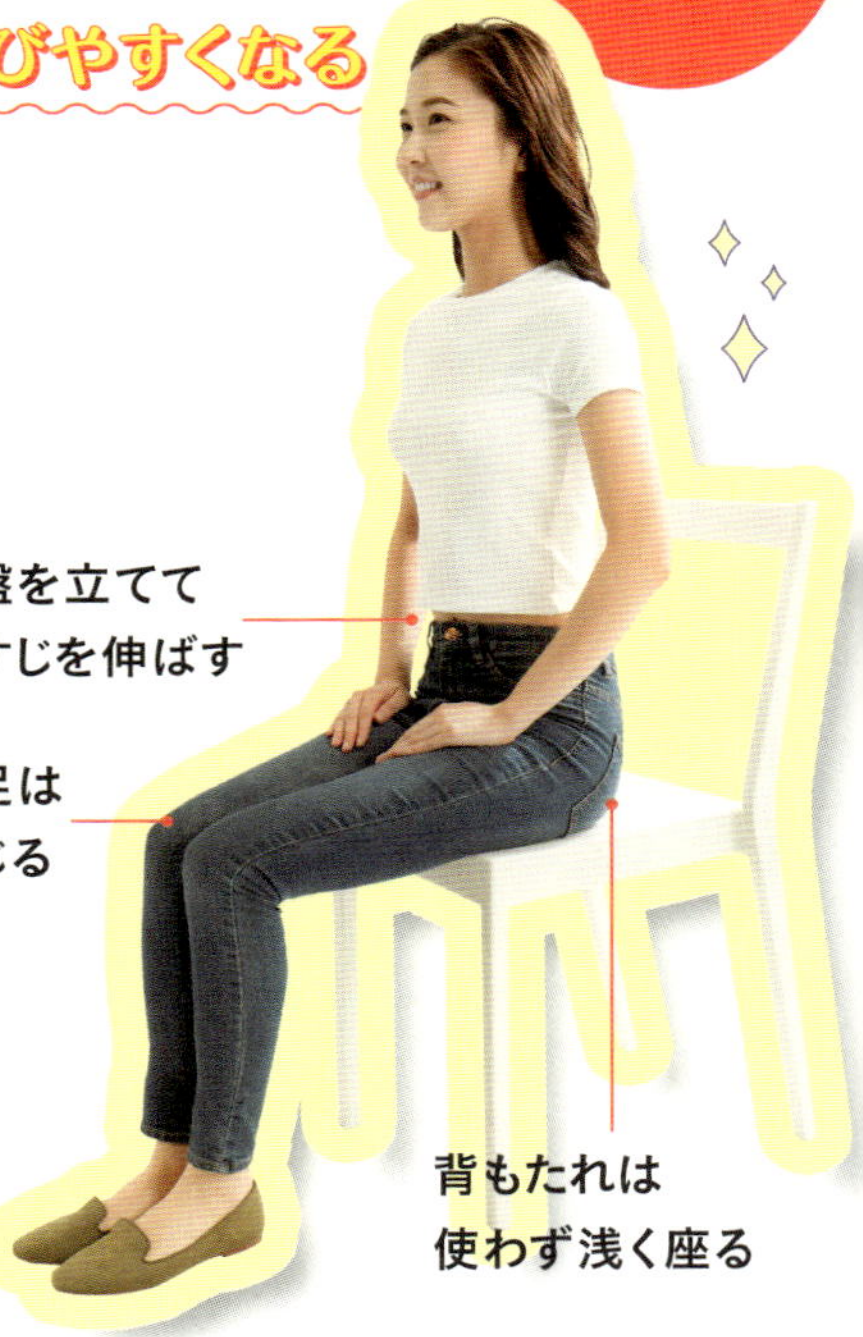

骨盤を立てて
背すじを伸ばす

両足は
閉じる

背もたれは
使わず浅く座る

急に動くと
痛みの原因に！

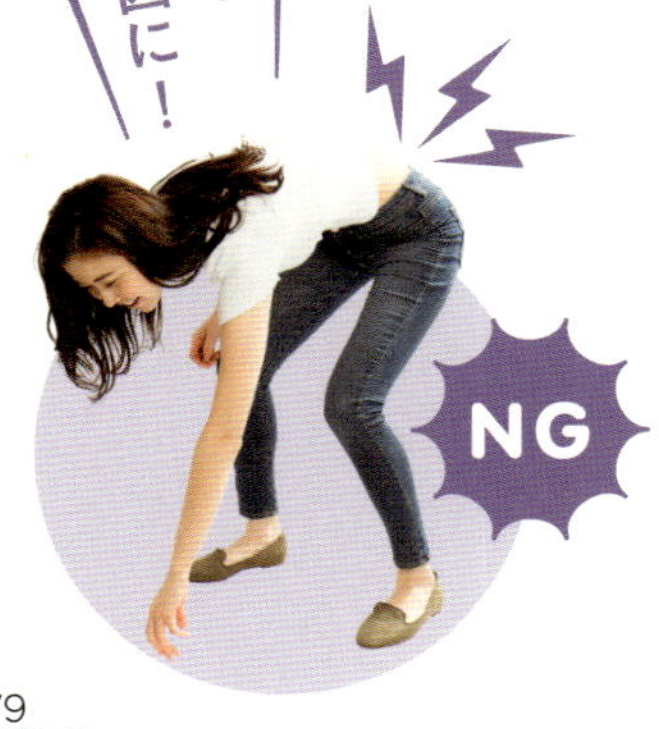

NG

物の取り方

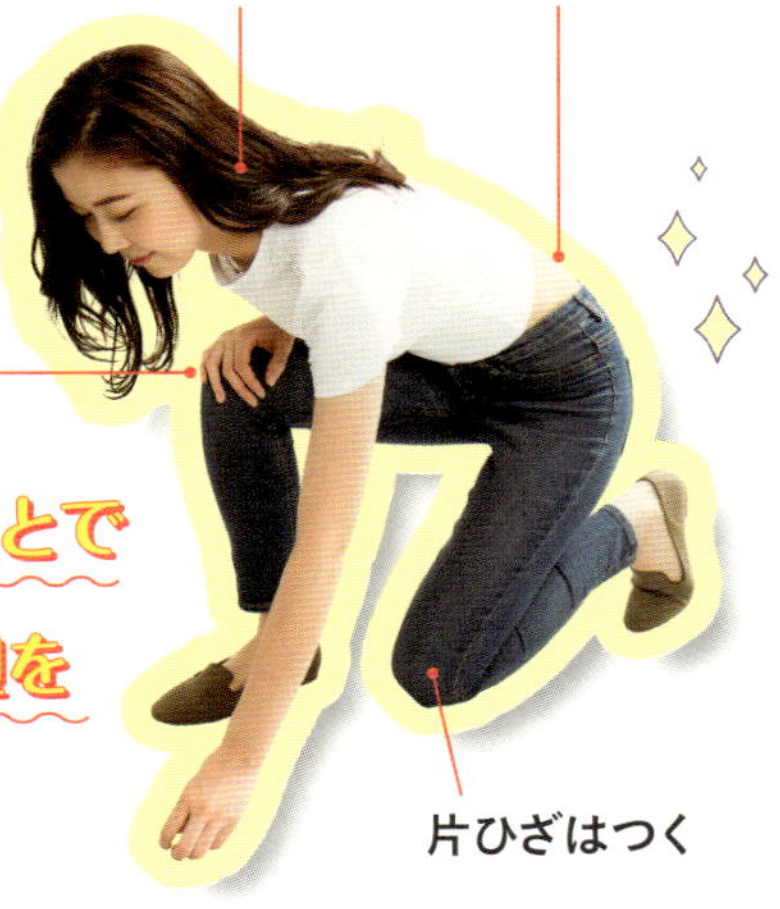

下を向き
すぎない

腰を曲げ
すぎない

足に手をあてて、
ゆっくりと
腰を下ろす

片ひざはつく

**全身を使うことで
一ヶ所に負担を
かけない**

お悩み③

顔が垂れ下がって表情がキツくなるのはなぜ？

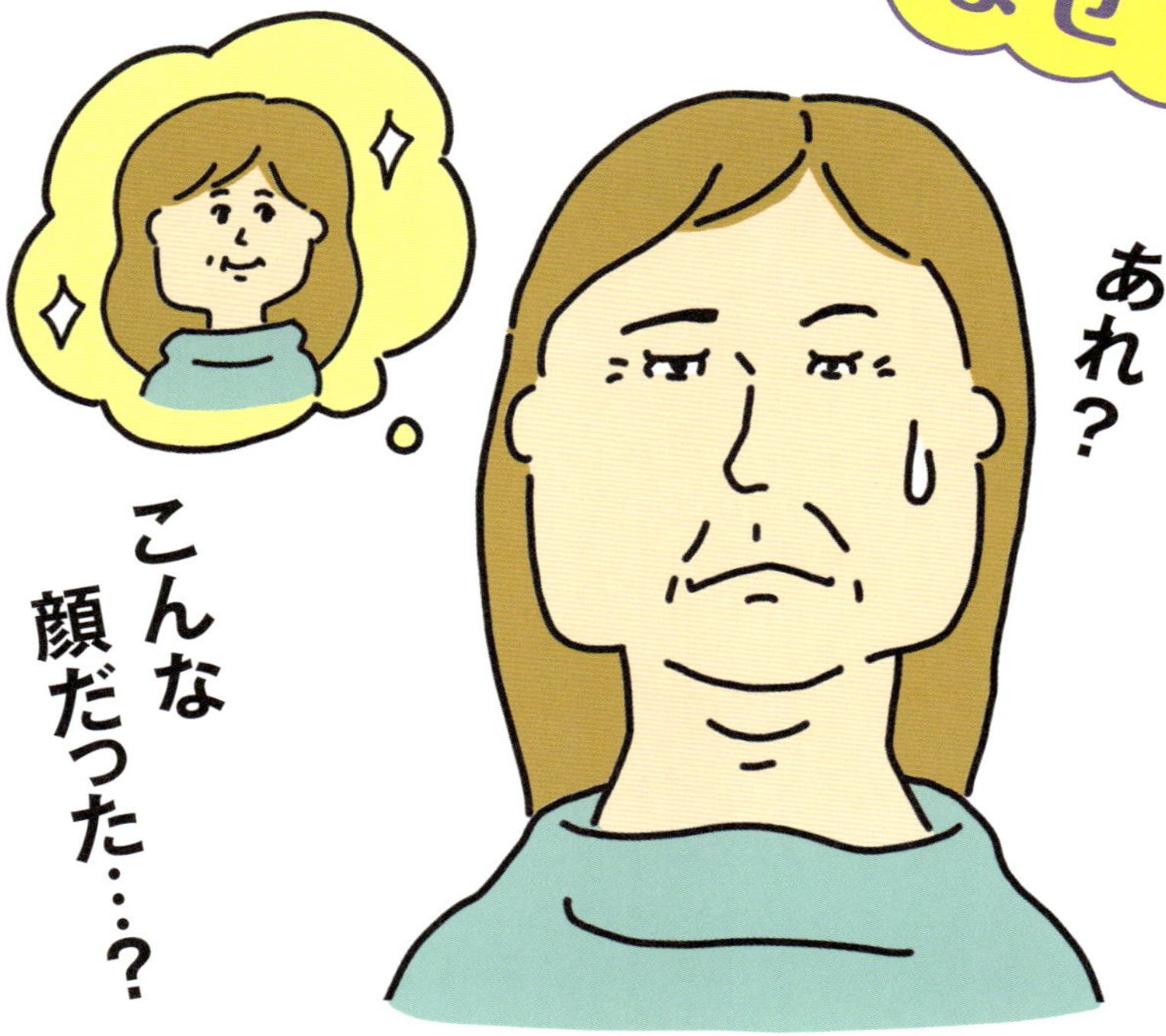

鏡でまじまじと自分の顔を見てみると、「なんだかこんなおじいさんいたな」と思ってしまう。気づけば口角が下がっていて、眉も片方だけつり上がっている。イキイキとした表情が魅力だったはずの私はどこに……？

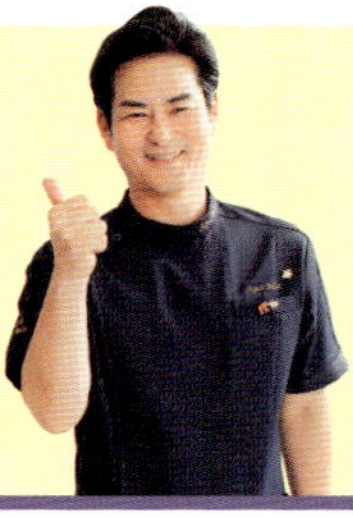

Answer!

顔の咀《そ》しゃく筋が硬くなって、重くなり、そして垂れてくる!

実はずっと噛みしめている! 力みは顔もゆがませる

　加齢とともにほおが垂れ下がって、顔が四角く見えるかたは多いですよね。それは噛む筋肉である咀《そ》しゃく筋のなかでもとくに大きな側頭筋や咬筋に「噛みしめた力み」が加わりエラが張ってしまうせいです。就寝時の噛みしめも問題ですが、起きていても人は噛みしめています。筋肉に力が入ることで、年々硬くなり、重くなって、それが下に垂れ下がってくる。重いから余計に噛みしめて、さらに重くなって下がる。あごが小さい人の場合はエラが張るのではなく、あごが首のほうに埋もれていくこともあります。

　表情がキツく感じるのも長年の力みが原因。体と一緒に顔もゆがんでしまっているのです。体と顔のゆがみはつながっているので、根本的な改善をするには「寝たまま!下腹ぺたんこポーズ」のように全身のゆがみを整えるのが重要。でも、単純に顔を引き上げたいなら一番は笑うこと。表情筋を一番使う笑顔は、引き上げ効果が期待できます。

さわってわかる咀《そ》しゃく筋

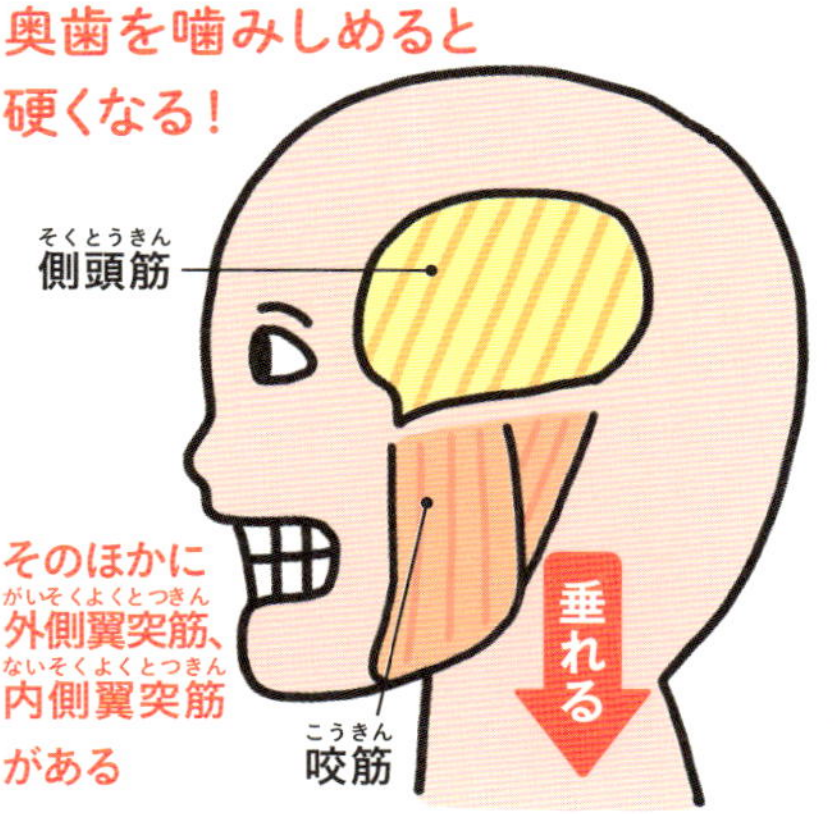
奥歯を噛みしめると硬くなる!
側頭筋《そくとうきん》
そのほかに外側翼突筋《がいそくよくとつきん》、内側翼突筋《ないそくよくとつきん》がある
咬筋《こうきん》
垂れる

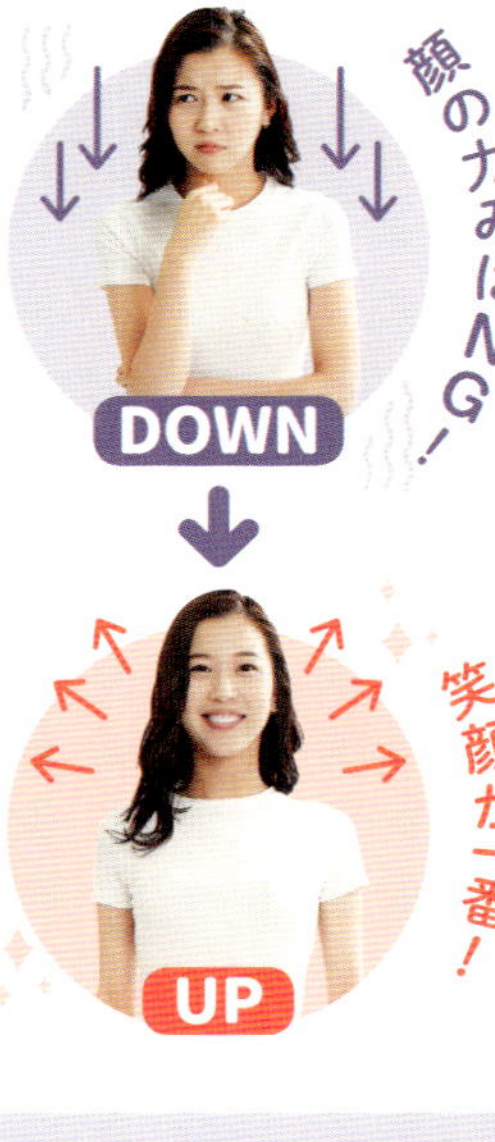
顔の力みはNG!
DOWN
笑顔が一番!
UP

← 血流アップのマッサージを紹介!

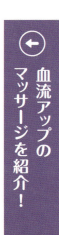

お悩み③ 実践編

血流アップでお肌ピチピチ！
美顔メンテ・マッサージ

ここに効く！

- ◆血流促進
- ◆美肌効果
- ◆小顔効果
- ◆むくみ解消
- ◆吹き出物などの解消

…and more！

1 なぞるようにして血流を促す

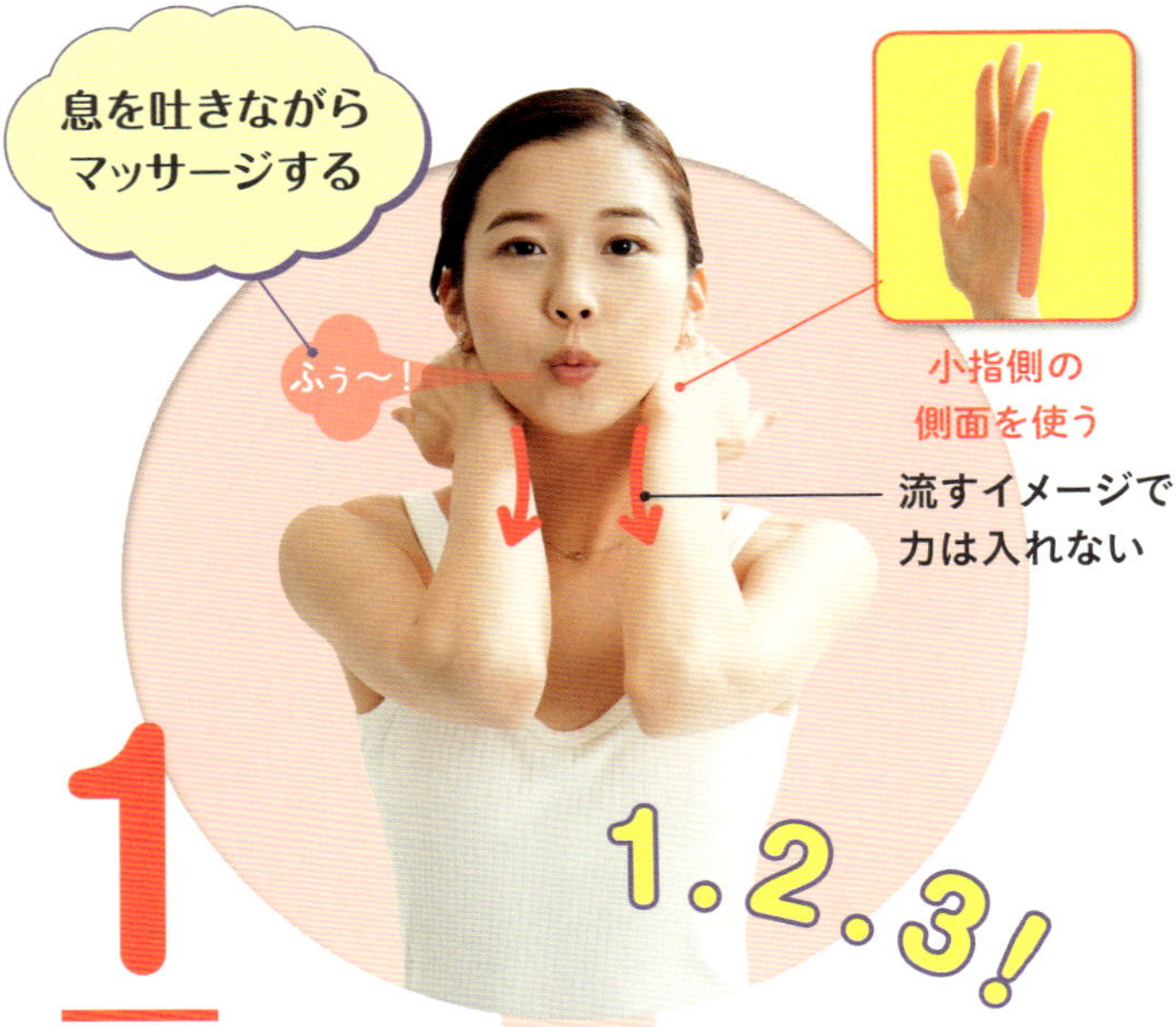
息を吐きながらマッサージする
ふぅ〜！
小指側の側面を使う
流すイメージで力は入れない
1.2.3！

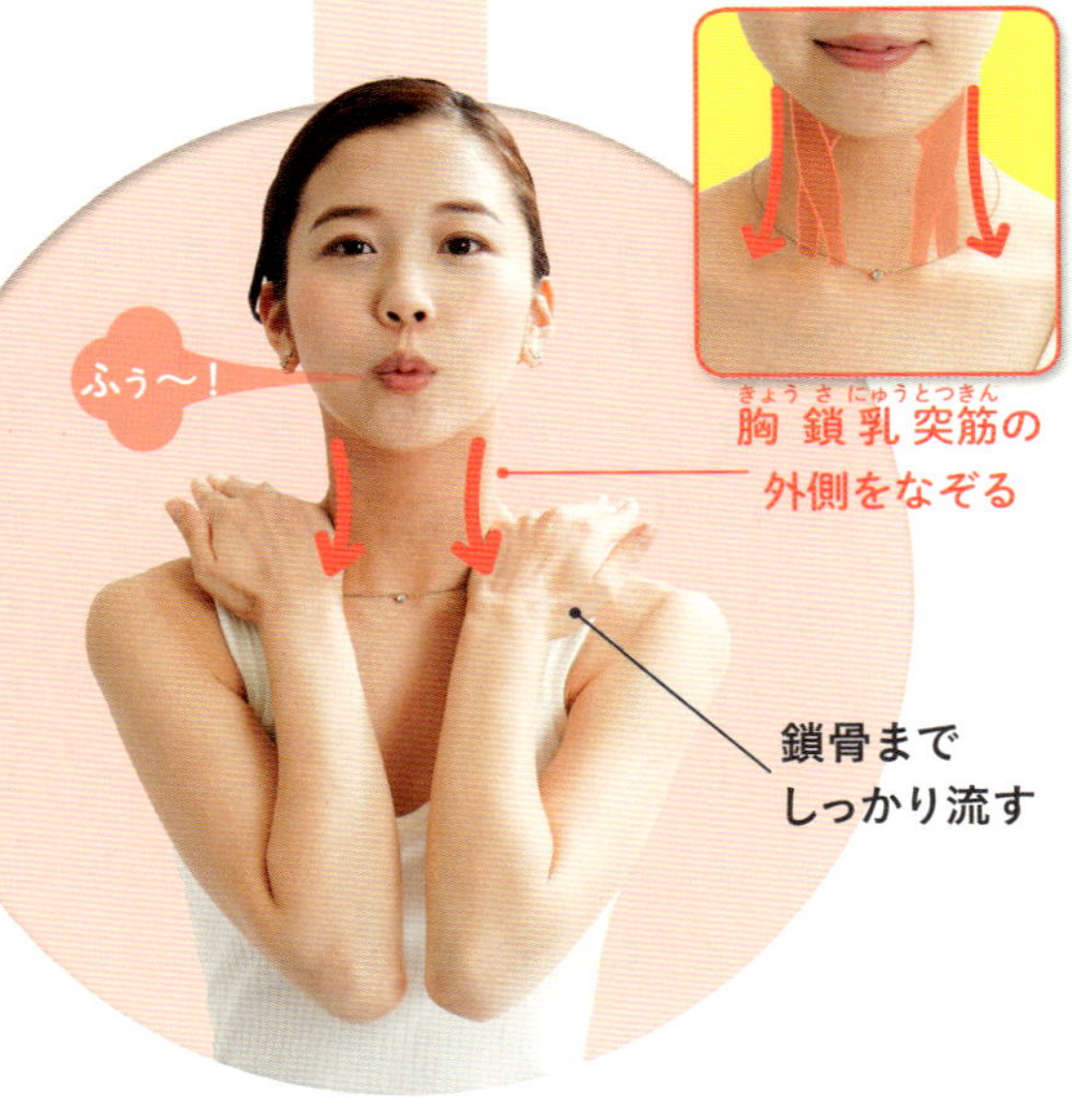

左右同時に3秒×5回

2 息を吐きながらリンパを流して押す

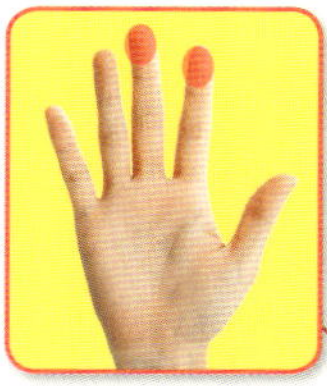

人さし指と中指の腹を使う

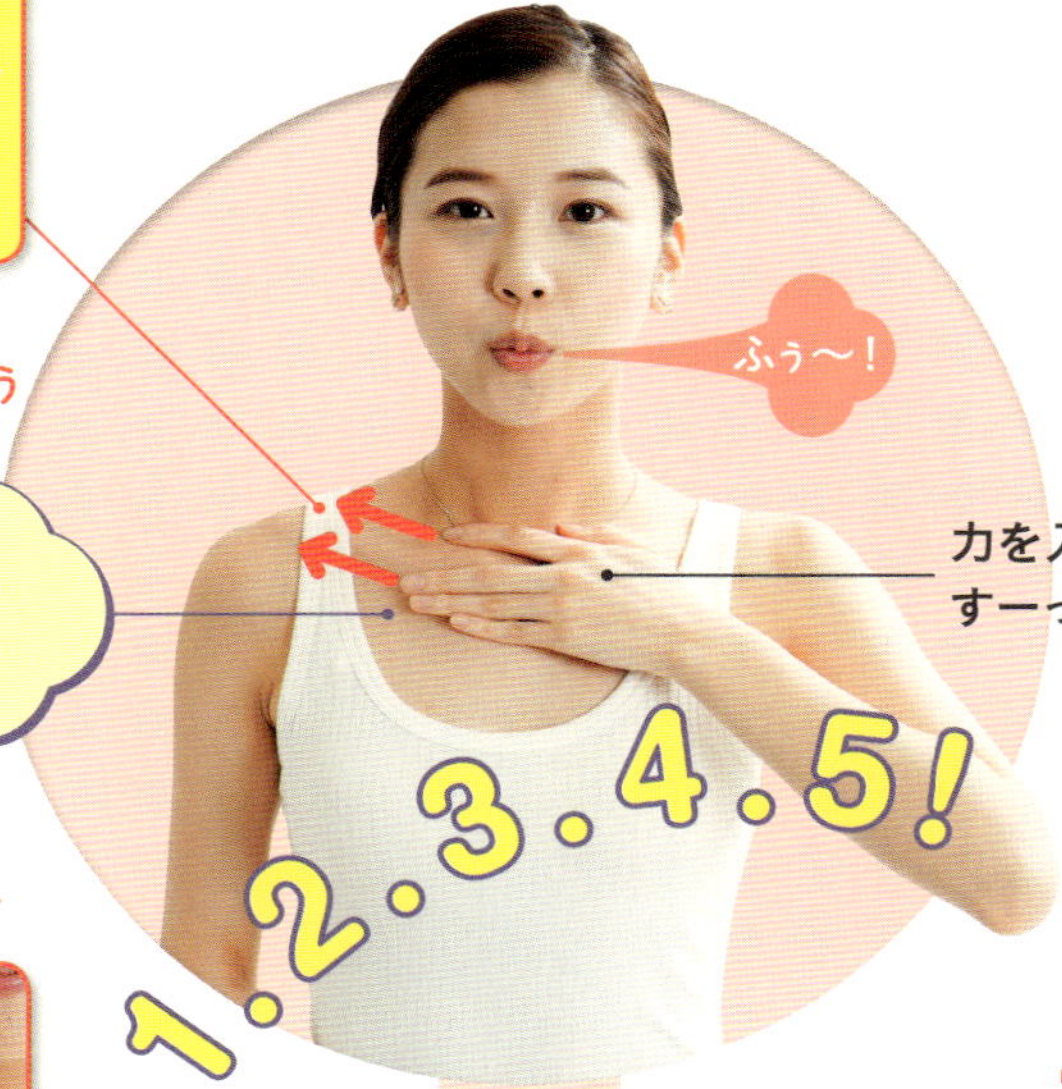

鎖骨を指で挟んで流す

力を入れないですーっと流す

鎖骨の端をおす

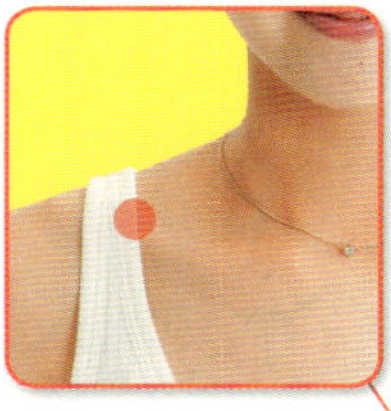

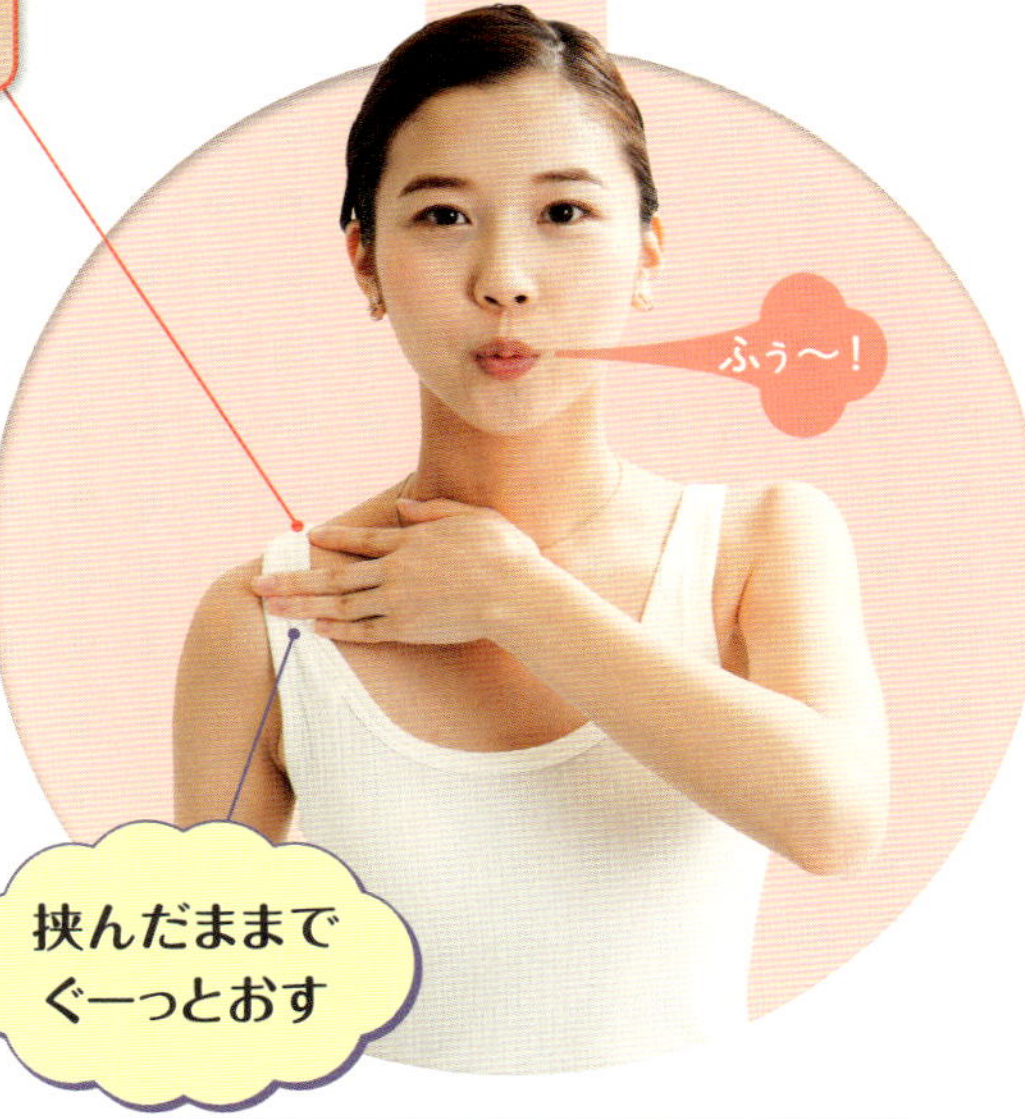

挟んだままでぐーっとおす

左右それぞれ 5 秒

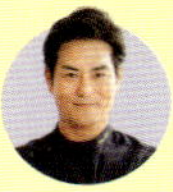

HATANO'S MEMO!

流し効果で力みを解消!

首の側面にある胸鎖乳突筋の別名は「小顔筋」。そこから鎖骨の先までしっかりとリンパをマッサージして流すことで、血流をアップさせて、顔の筋肉のコリもほぐします。

お悩み④

よく眠れません 朝も早く起きちゃうのは なぜ？

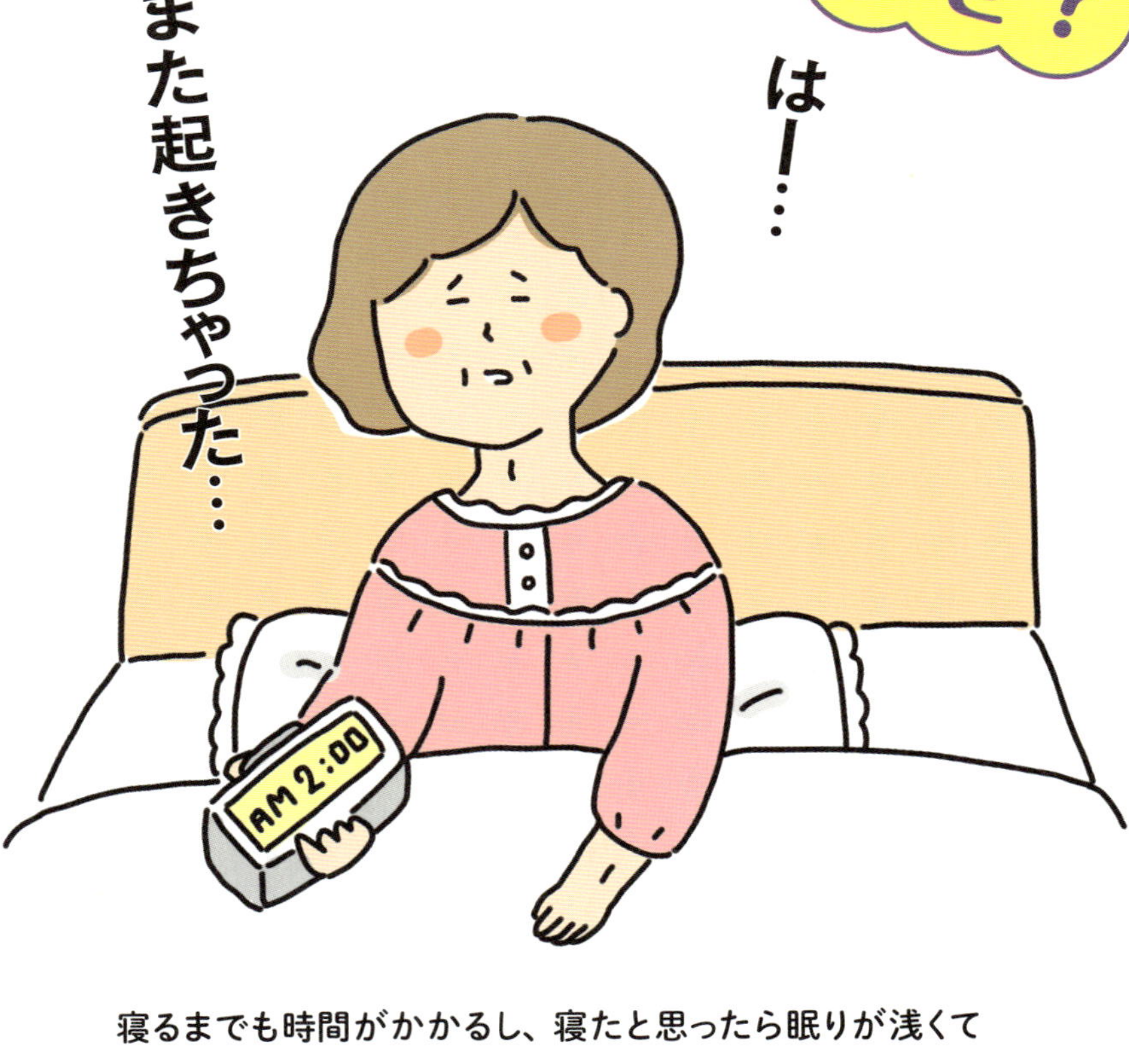

寝るまでも時間がかかるし、寝たと思ったら眠りが浅くてすぐに起きちゃう。朝も6時前には起きている……。満足に眠れている実感がなくて心配です。

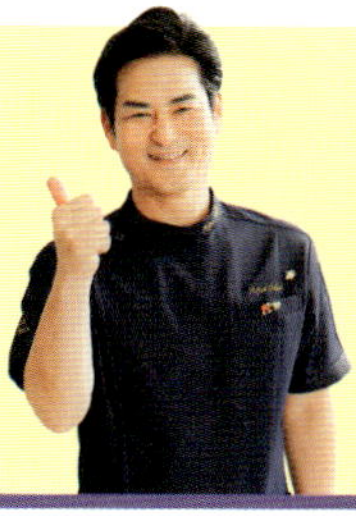

Answer!

トータルで6時間睡眠なら大丈夫！お昼寝も取り入れて

もっとも重要なのは寝返り！ベッドまわりの環境を見直そう

「3時間睡眠で大丈夫」というショートスリーパーを自認する友人がいるのですが、その友人は私と話している合間にウトウトと寝ているのです(笑)。つまり、自分は寝ていないと思っていても日中ちょくちょく寝ていることはあるのです。電車で座ったらすぐに寝てしまう人も多いですよね。

　理想は夜に6～8時間の睡眠をとることですが、すぐに目が覚めてしまう場合は、無理して寝ずに、日中にも昼寝をしてトータルで6時間くらい寝られればいい、と考えればラクになるのではないでしょうか。

　そして、短くても1日に1回、布団に入って横になりましょう。大切なのは脱力した状態で、左右に大きく寝返りを打つこと。寝返りは睡眠にとってもっとも大切なことで、寝ている間に体をねじりながら動かすことで、全身のゆがみを整えてくれる効果があります。頭が固定された枕で直立不動のような姿勢で寝ているかたは意外と多いです。見直してみましょう。

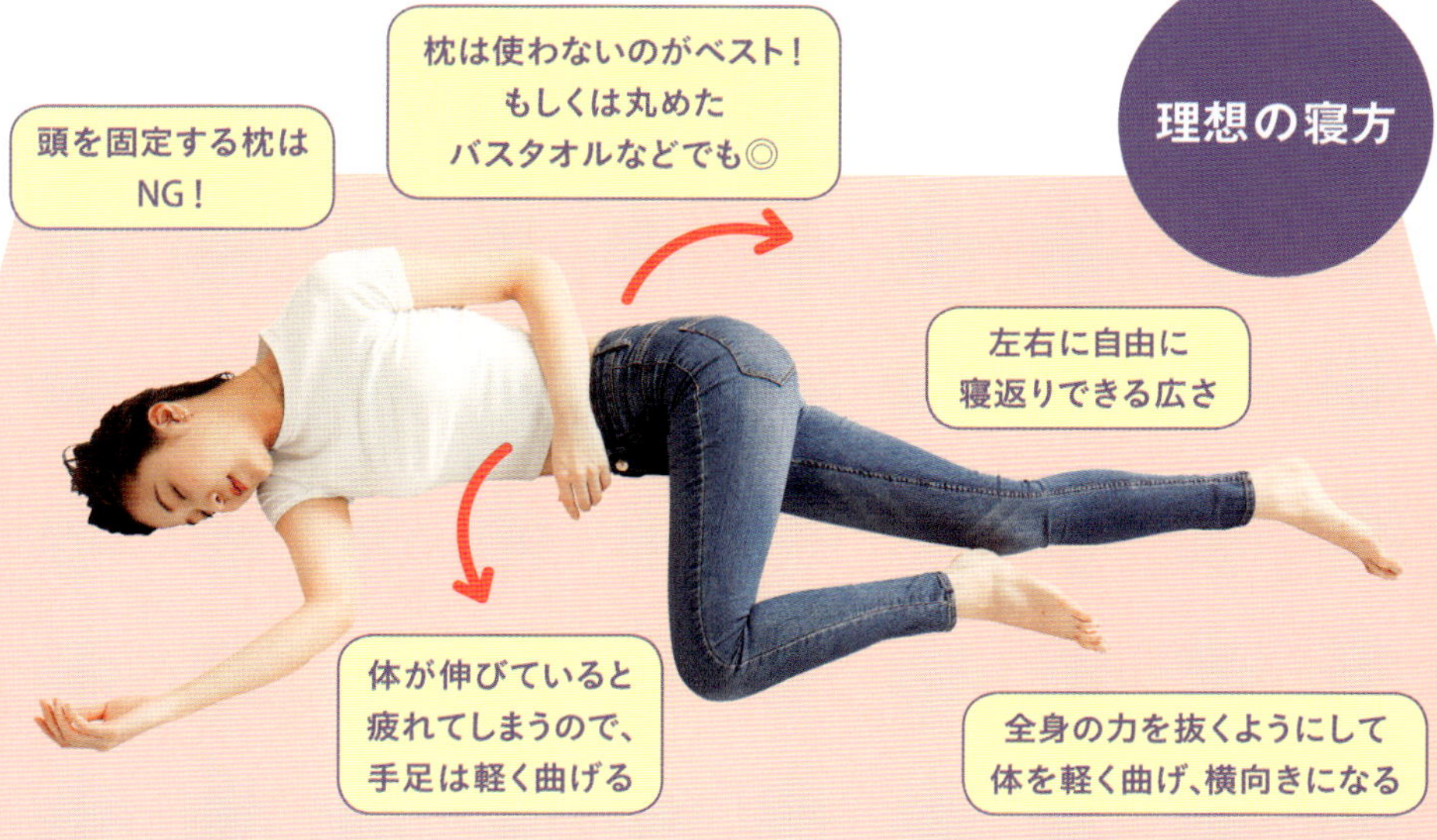
理想の寝方
枕は使わないのがベスト！もしくは丸めたバスタオルなどでも◎
頭を固定する枕はNG！
左右に自由に寝返りできる広さ
体が伸びていると疲れてしまうので、手足は軽く曲げる
全身の力を抜くようにして体を軽く曲げ、横向きになる

お悩み5

突然出てきて困る！尿もれが治らないのはなぜ？

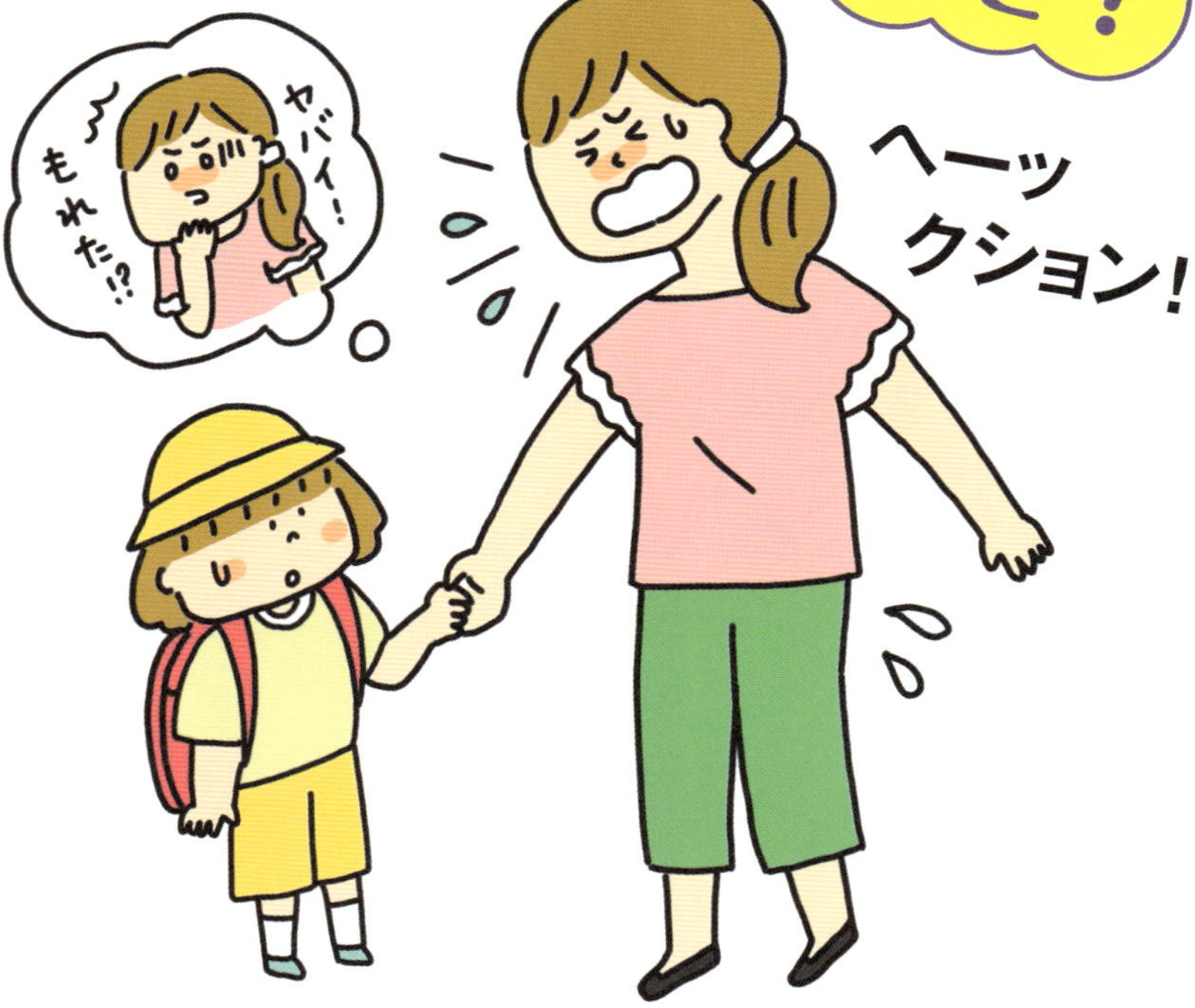

産後7年も経つのに、まだ尿もれが治りません。尿意を感じているわけじゃないのに、クシャミをしたり、大声で笑ったり、軽くジャンプしたりすると急にぴゅっともれます。尿もれパッドが手離せなくなってしまいました……！

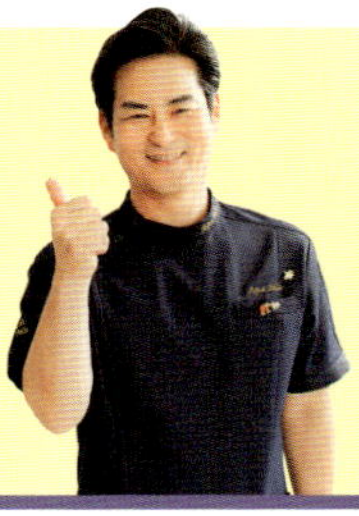

Answer!

もっと引きしめていきましょう！
尿もれは改善できます！

妊娠・出産経験は関係なし！ 現代女性が抱える深刻な悩み

私のお客さまにも尿もれでお悩みのかたは本当に多いです。妊娠や出産経験のある・ないに関わらず、最近は若い人にも増えています。原因は、長年の骨盤のゆがみからくる骨盤底筋《こつばんていきん》の筋力低下。骨盤底筋の力が弱まると、ゆがみにより下がってきた内臓に膀胱が圧迫されてピュッと尿がもれてしまうのです。さらには現代の女性は冷えや座り仕事、運動機能が低下していることも大きな要因となっています。

　尿もれするようになると、完治はなかなかきびしいです。でも、骨格を整えながら骨盤底筋を鍛えることで、現状からの改善は十分に期待できます。骨盤底筋を直接意識するのは比較的むずかしいですが、「寝たまま！下腹ぺたんこポーズ」のように、太ももの内側の内転筋《ないてんきん》から鍛えると、つながっている骨盤底筋にまで効かせることができます。これも継続が大事です。毎日1回でもいいので常に意識して引きしめることを忘れないようにしましょう。

下から支える骨盤底筋

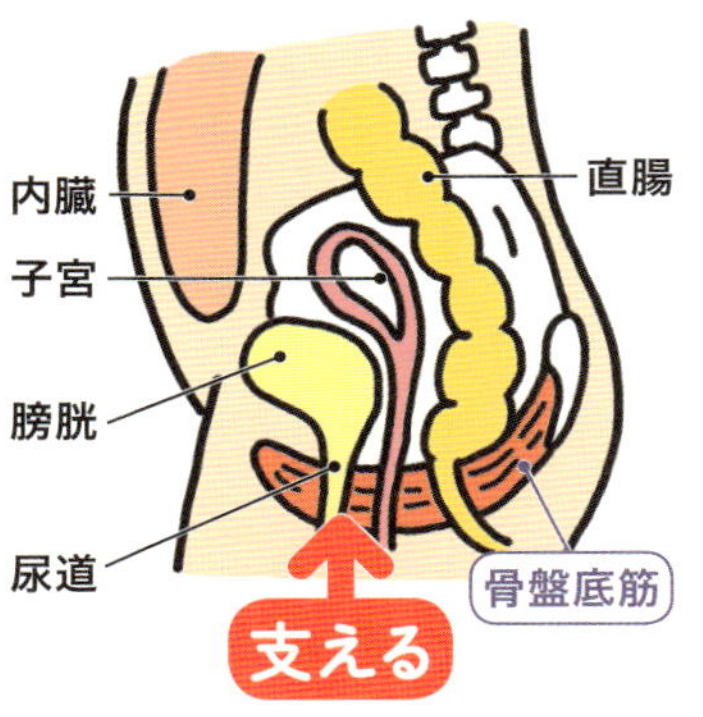
内臓
子宮
膀胱
尿道
直腸
骨盤底筋
支える

骨盤の底にあり、ハンモックのように膀胱、子宮、直腸を支えている筋肉。骨格がゆがむと、筋力も落ちてくる。

寝たまま！下腹ぺたんこポーズのここが効く！

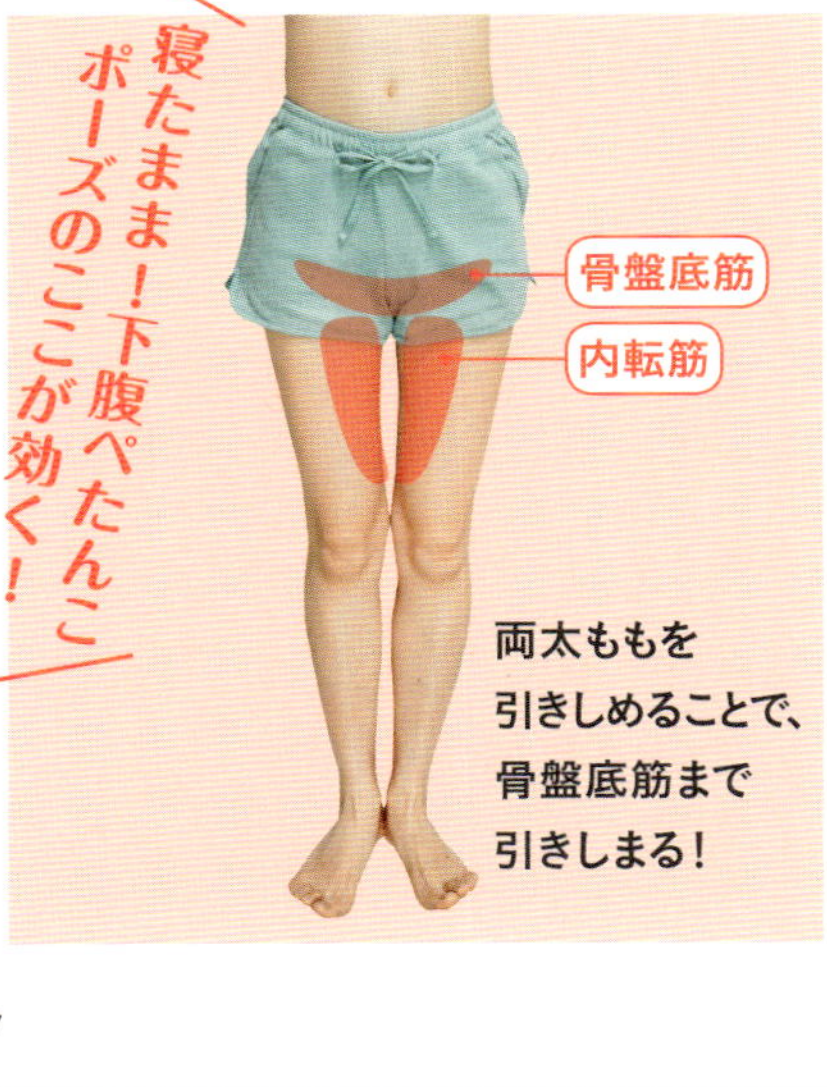
骨盤底筋
内転筋
両太ももを
引きしめることで、
骨盤底筋まで
引きしまる！

お悩み❻

疲れを感じたときにひざが痛くなるのはなぜ？

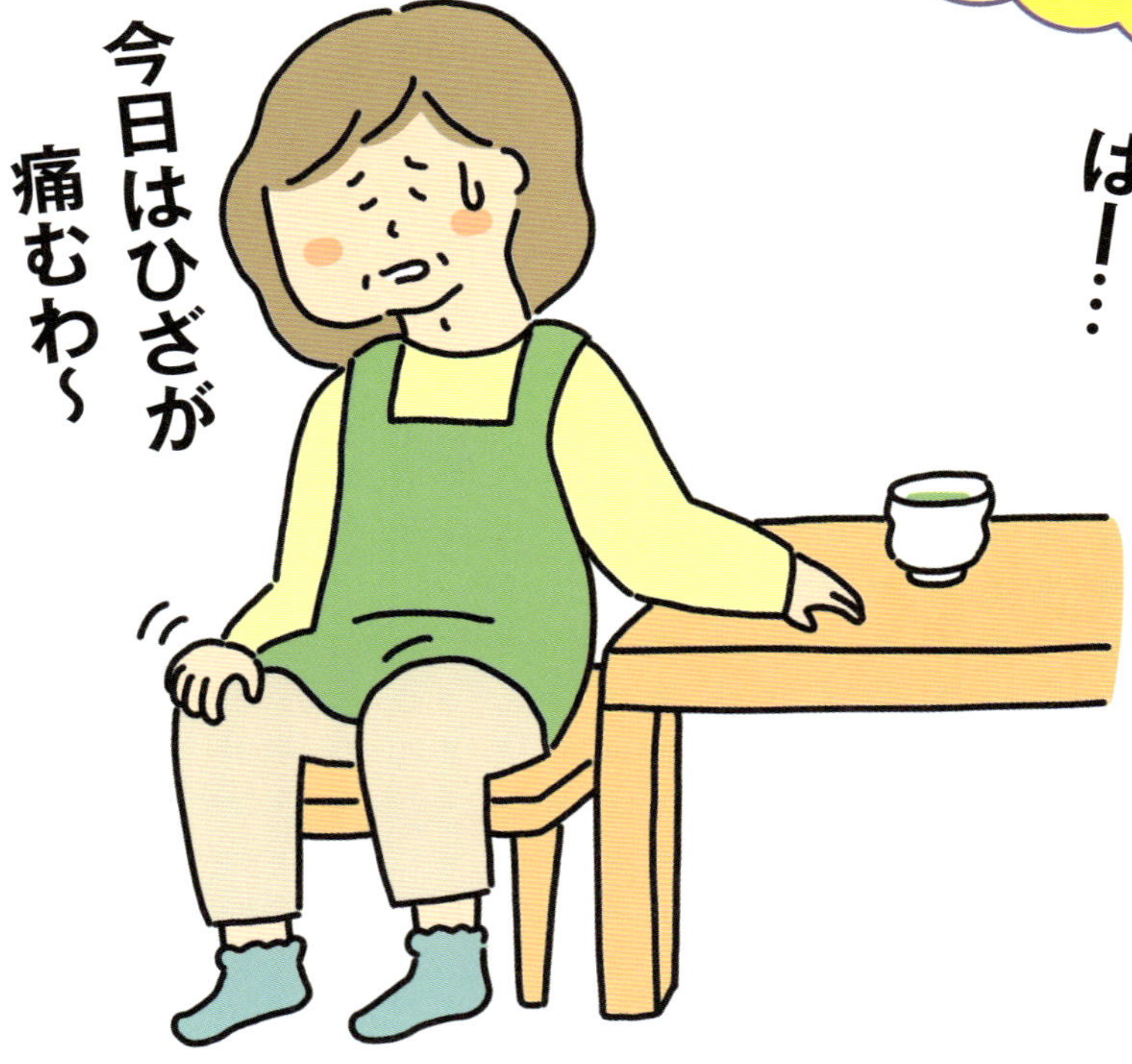

若いころからちょくちょくひざが痛かったけど、最近はひざが痛む日が多くなってきたかも。そろそろ整形外科で診てもらおうかしら。

Answer!

原因は長年の悪い姿勢！やっぱり重要なのは骨格ケア

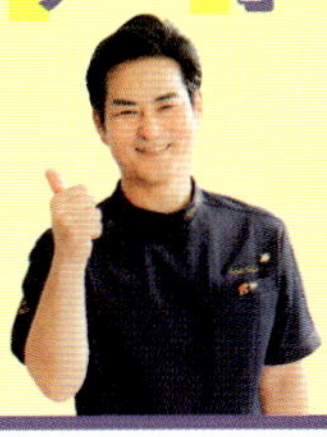

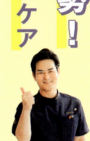

小さな関節である「ひざ」から痛みが出る！

人は上半身を二手に分かれた両足で支えています。長年の悪い姿勢が原因で上半身の骨格がゆがむと、だんだんとバランスがとれなくなります。グラグラとゆれる上半身のバランスをとろうとして、まずは腰に負担がかかります。支えきれなくなった荷重は、下向きに外へ外へと逃げようとします。そのため、腰よりも先に小さな関節であるひざに負荷がかかり、ひざ痛が起きます。

ひざ痛の解消にはやはり全身のゆがみの解消と、姿勢の改善が必要。「寝たまま！下腹ぺたんこポーズ」で、毎日少しずつ骨格ケアを続けましょう。上半身のゆがみを整え、上からの負担を減らします。また、ひざ痛がある人は、太ももやお尻がパンパンに張っている場合も多いです。これは、ひざに負荷がかかる途中で、太ももやお尻も上半身のバランスをとろうと力が入るから。「寝たまま！下腹ぺたんこポーズ」で、太もも、お尻の筋肉もゆるめてあげるとひざへの負担も減ります。ただし、痛みがあるときに無理は禁物。炎症が引くまで安静にしましょう。

ひざが痛くなるのは…

骨格のゆがみによる上半身からの荷重UP！

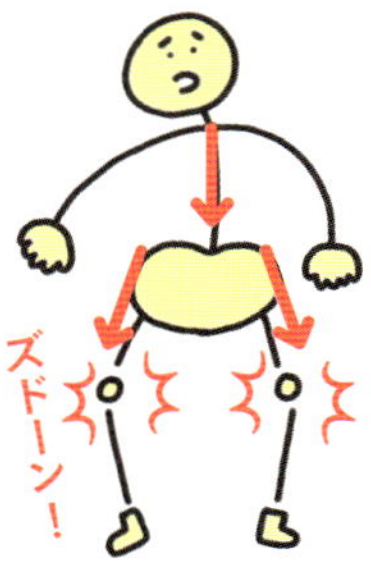
ズドーン！

まっすぐに下りてきた重さが二手に分かれてひざを直撃！O脚にもなりやすい！

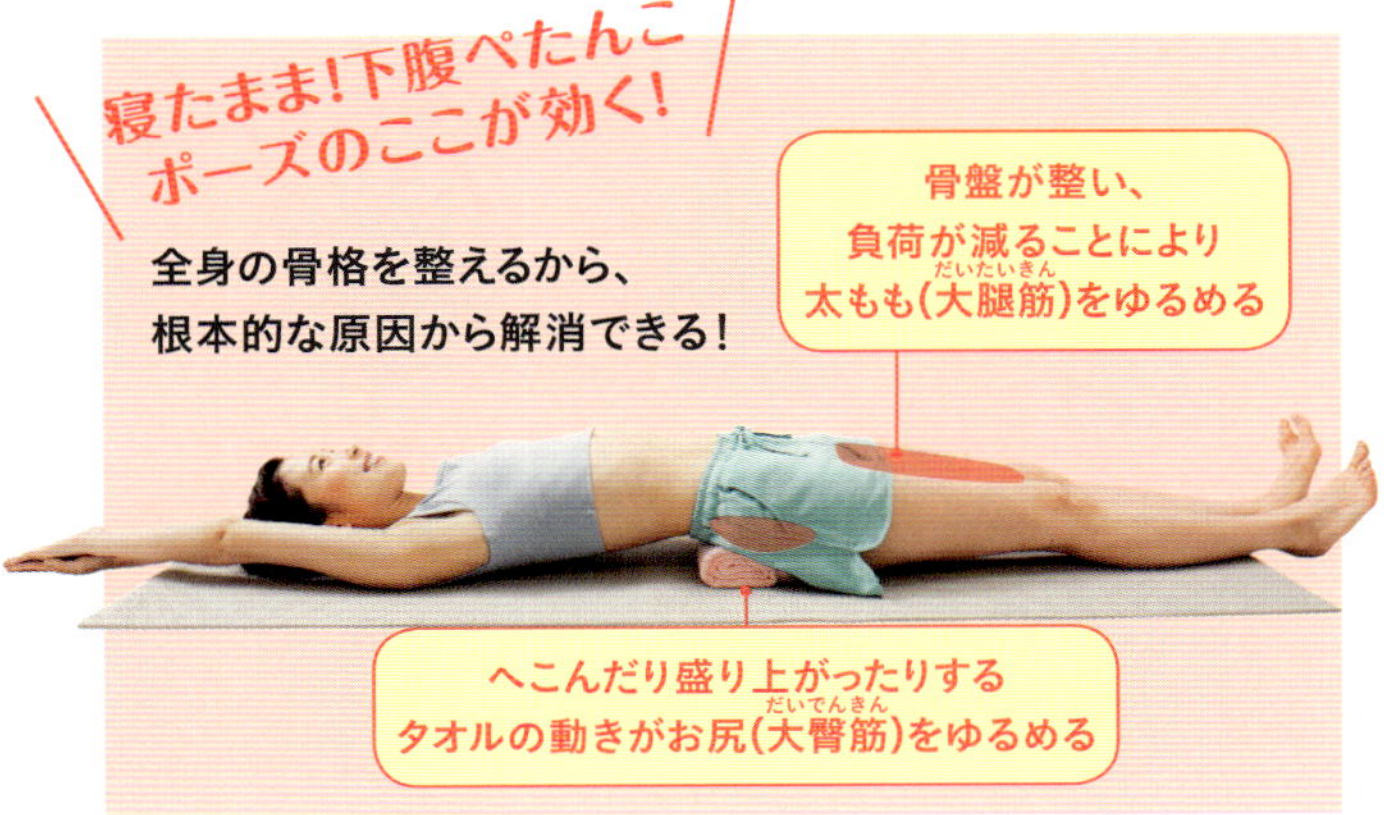
寝たまま！下腹ぺたんこポーズのここが効く！
全身の骨格を整えるから、根本的な原因から解消できる！
骨盤が整い、負荷が減ることにより太もも（大腿筋《だいたいきん》）をゆるめる
へこんだり盛り上がったりするタオルの動きがお尻（大臀筋《だいでんきん》）をゆるめる

お悩み⑦

生理痛や更年期障害の症状を軽くすることはできる？

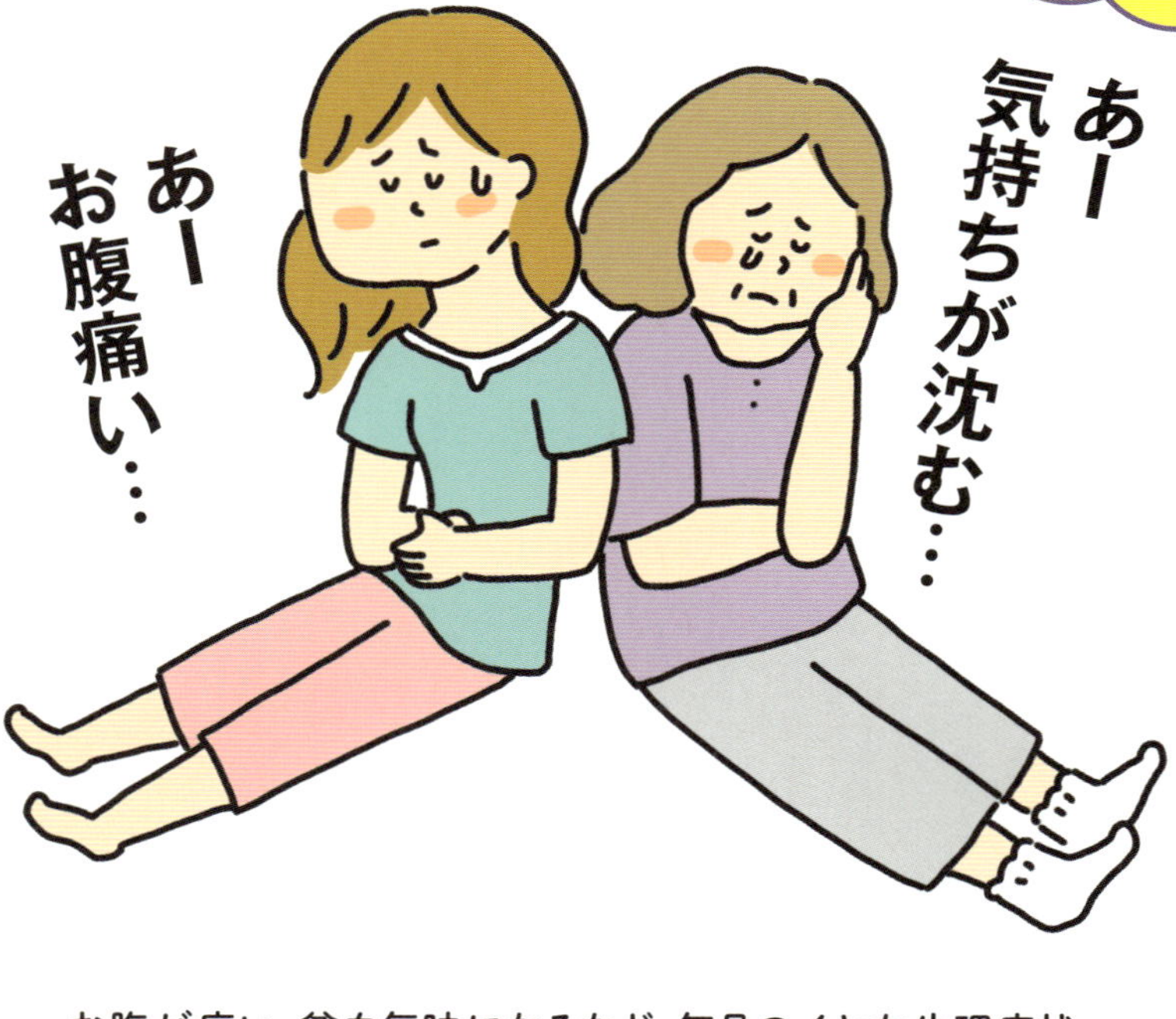

お腹が痛い、貧血気味になるなど、毎月のイヤな生理症状と付き合って数十年。そして最後にやってきたのは更年期障害。気持ちもすっかりふさぎ込んでしまって、どう乗りきったらいいの？

Answer!

骨盤が子宮を支えているので、骨盤まわりのケアは一生モノ！

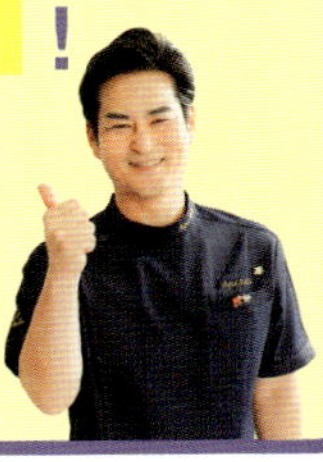

骨盤の状態が悪いと、子宮にも悪影響を及ぼす

生理痛や更年期障害の痛みやツラさの程度というのは、遺伝性によるところも大きいです。ただ、骨盤は子宮をすっぽりと包んでいるので、骨盤まわりのゆがみや内臓下垂などを防ぐケアは誰でも必要です。

更年期障害に関しては、子宮・卵巣の活動が停止してホルモンの活動が男性化していくことで子宮まわりが硬くなります。それでお腹まわりがパンパンに張って見えてしまうのです。これを私は第二下腹期としています。これをどの程度おさえられるかは骨盤ケアの結果次第。

生理痛も更年期障害もまさしく骨盤と深く連動しています。子宮・卵巣をケーキとするなら、骨盤と骨盤まわりはケーキを包む箱。箱（骨盤）の形がゆがんでいると、ケーキ（子宮）も崩れて、不調におちいりやすい。「寝たまま！下腹ぺたんこポーズ」のような骨盤を中心にアプローチするメソッドで、骨盤と子宮まわりの状態を日々整えることで、改善が期待できます。

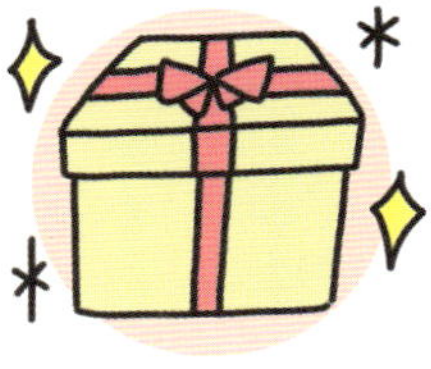

更年期障害は第二下腹期!?

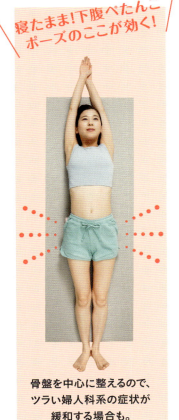

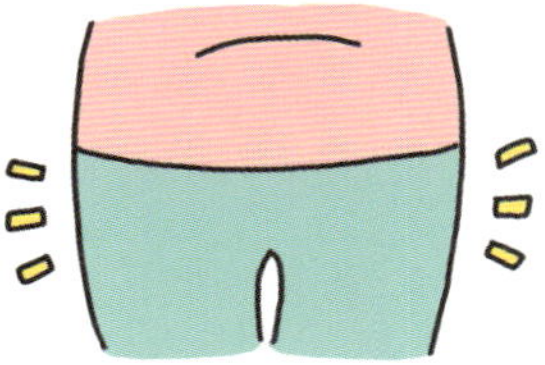

何枚も重ね着したような、パンパンに張ったお腹・腰まわり女性は多い。

寝たまま!下腹ぺたんこポーズのここが効く!

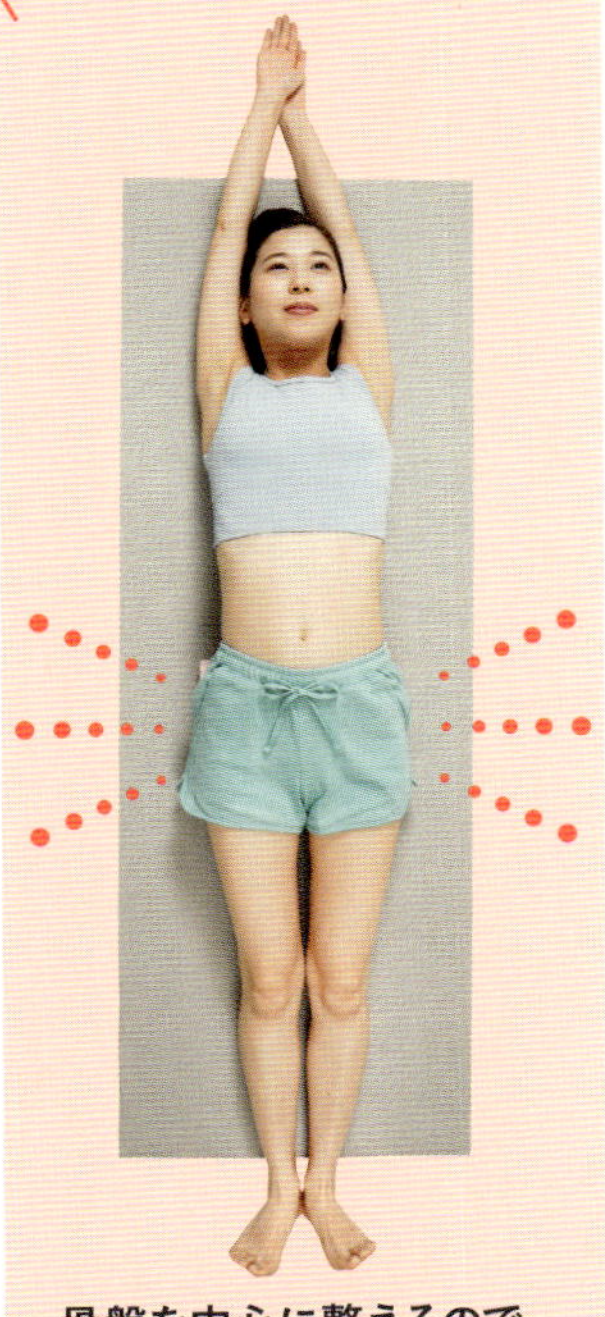

骨盤を中心に整えるので、ツラい婦人科系の症状が緩和する場合も。

お悩み⑧

体を動かしていません 運動はしたほうがいいの？

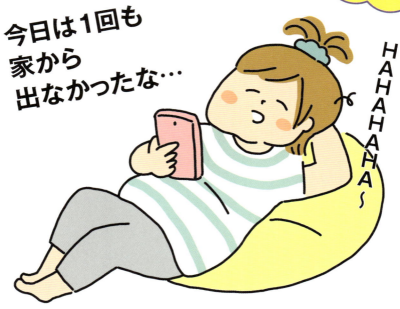

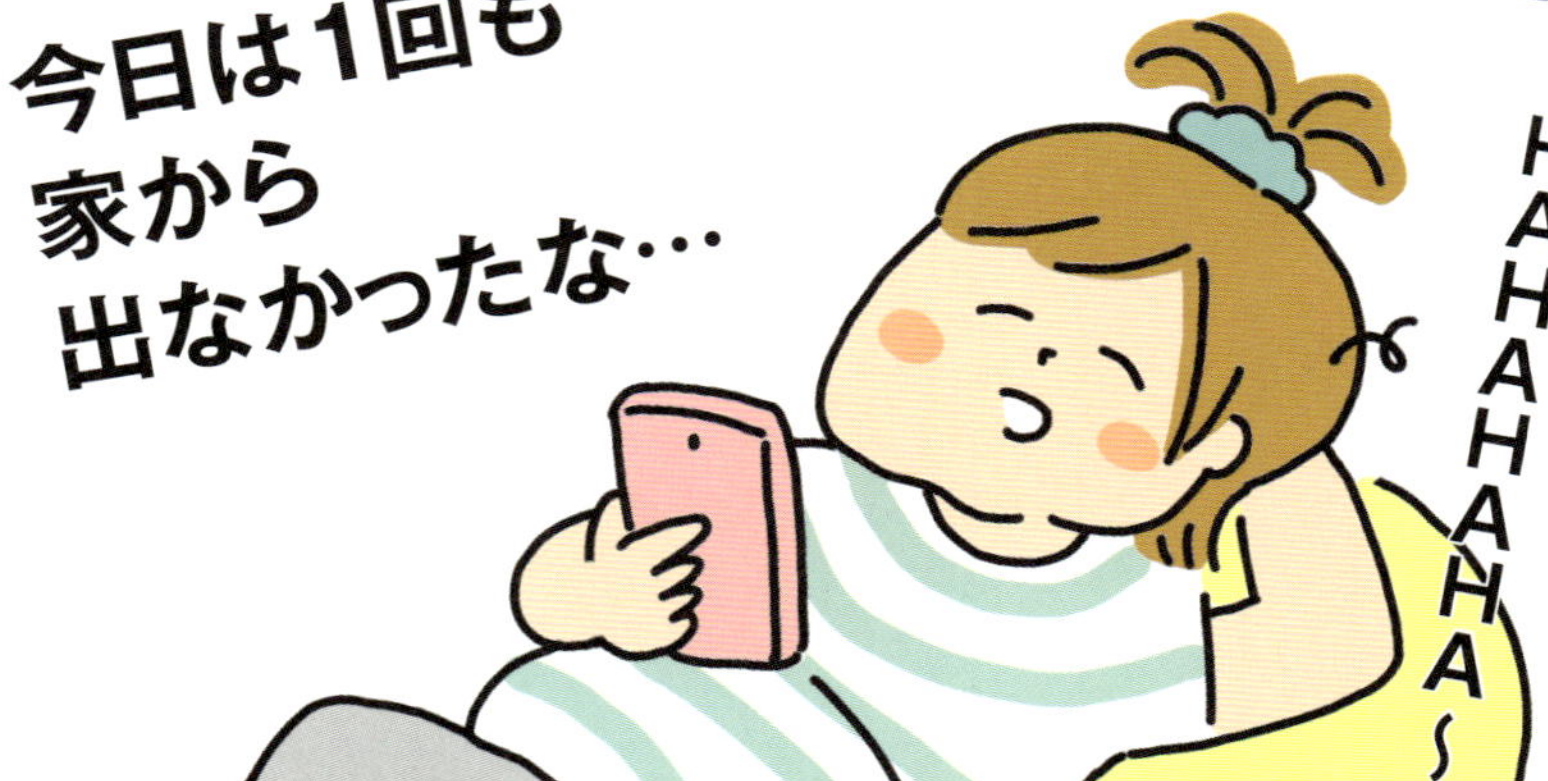
今日は1回も
家から
出なかったな…
HAHAHAHA〜

最後に運動したのはいつだろう？　太ってきたから運動したいと思っているんだけど、何がいいかな？ ホットヨガ？ 水泳？　ランニング？　そもそも、健康のためにも定期的に運動したほうがいいのかな？

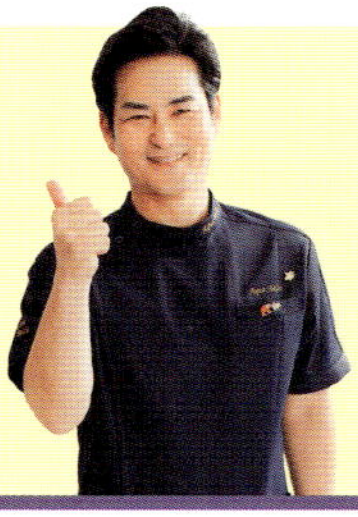

Answer!

心拍数は上げないほうがいい！
波多野《はたの》流・早歩きがおすすめ

全身を使った、ほどよい有酸素運動がベスト

もちろん運動はしたほうがいいです。なぜなら加齢とともに深層にあるインナーマッスルが硬くなりおとろえていってしまうから。そうすると、関節や骨の動きが悪くなり、そのまま表層部の筋肉まで硬くなると、体が縮んできてしまいます。

23ページでもお伝えしましたが、心拍数を上げ過ぎると心臓に負担がかかるので、単純にハアハアする運動はNG。細胞・体のおとろえが早くなり、老化していきます。

ベストなのは全身を使ったほどよい※有酸素運動。今一番皆さんにすすめているのが「波多野流・早歩き」。ジョギングとウォーキングの中間のイメージです。自分の体重を負荷にしながら、全身を意識して体を動かし、深い呼吸をしながら酸素を体の隅々にまで行き渡らせて早歩きをします。友人などとのんびり歩かずに、一人で集中してサッサと歩きましょう。

※ウォーキングなど長期間継続しておこなう運動のこと。体脂肪の燃焼など期待ができる。

波多野流・早歩きの方法

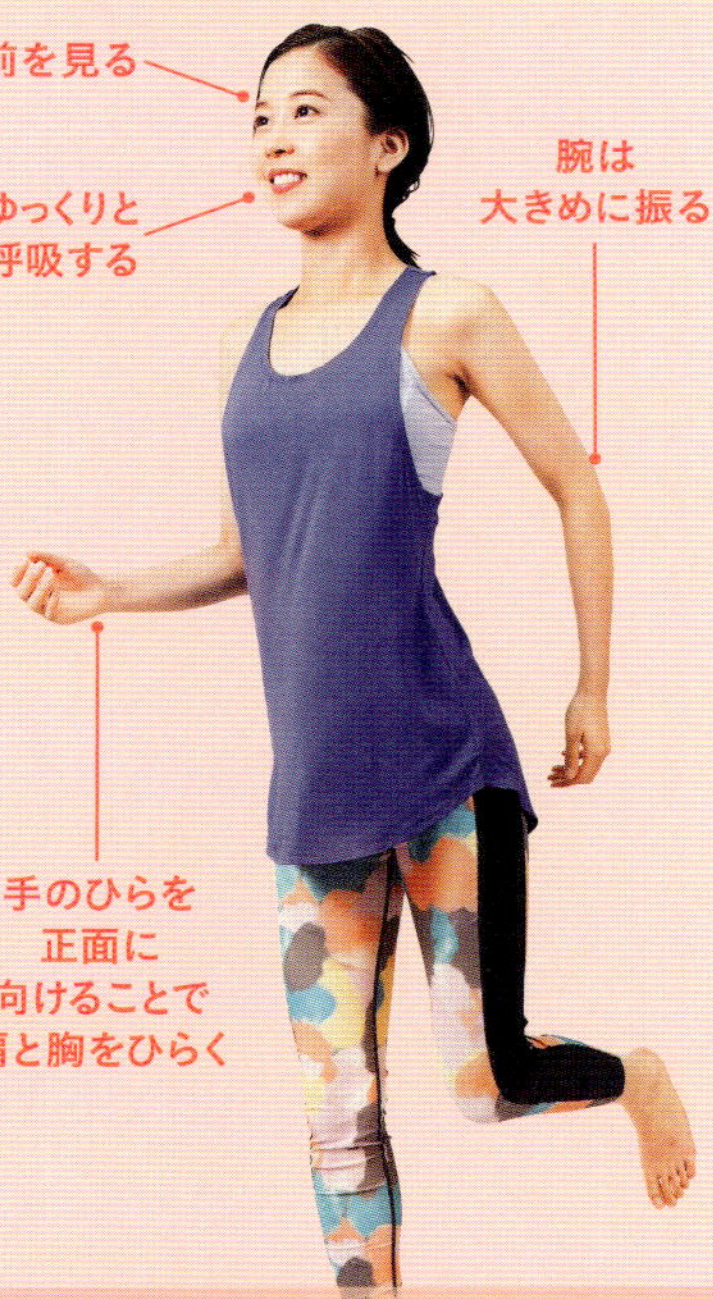
前を見る
ゆっくりと呼吸する
腕は大きめに振る
手のひらを正面に向けることで肩と胸をひらく

- 一人でサッサと歩く
- 競歩ではなく早歩きのイメージ
- 全身を大きく動かす
- 吸って吐いてを続ける
- 手のひらを前に向けることで骨格を整えることができる

おわりに

体重は気にしないで！

「寝たまま下腹ぺたんこポーズ」はいかがでしたか？
この本は下腹をぺたんこにすることを
目的としたダイエット本ではありますが、
私は健康に不調をきたさないかぎりは、
体重を減らすことは
あまり気にしなくてもいいと考えています。
それよりも重要なのは、骨格と筋肉のバランスを
整えること、骨盤まわりのケアをすること、
若々しく健康的な体づくりをすることです。
体を硬くする「力み」を上手に抜いて、
なめらかな動きを維持しましょう。
そうすることで、自然と下腹はへこみ、
美しいシルエットになります。

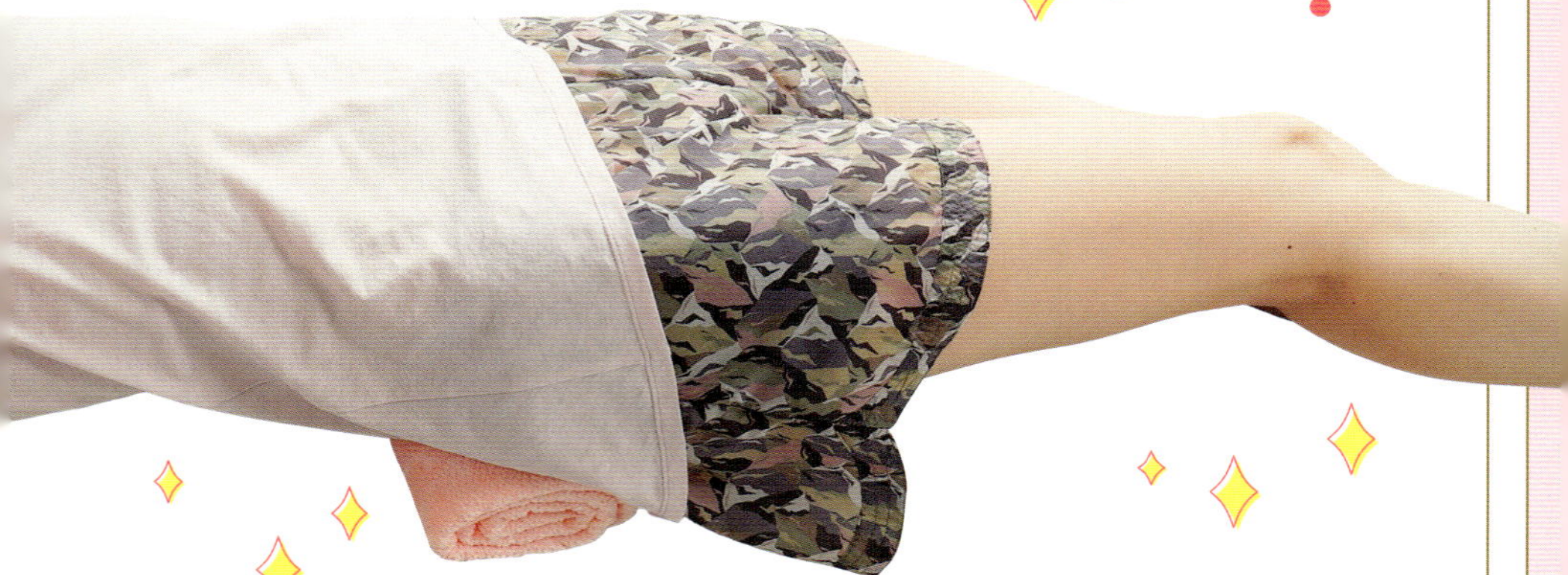

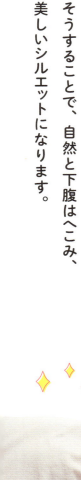

イキイキと輝く毎日を！

1日1分、寝たまま！下腹ぺたんこポーズが
それを叶えます！
がんばって継続していきましょう。
この本が少しでも皆さんのお役に立ちますように。

波多野賢也

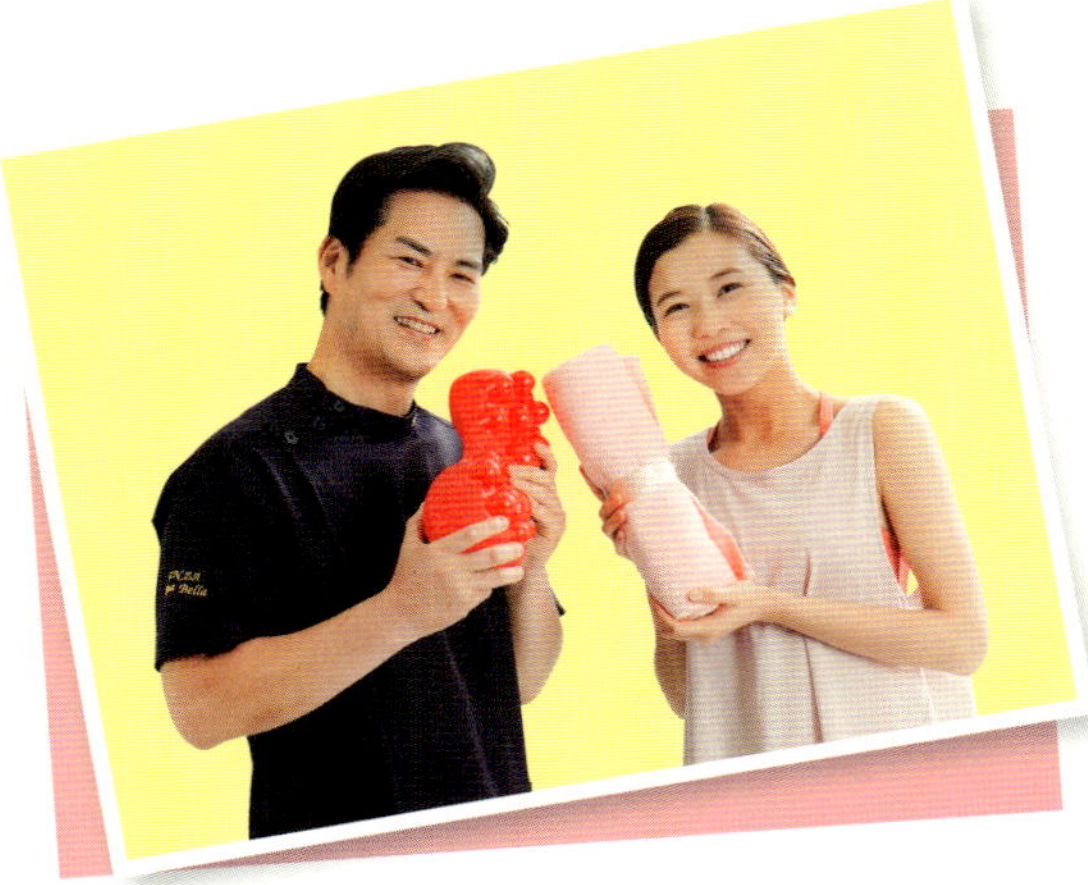

いつまでも 若々しい体で 下腹ぺたんこ！

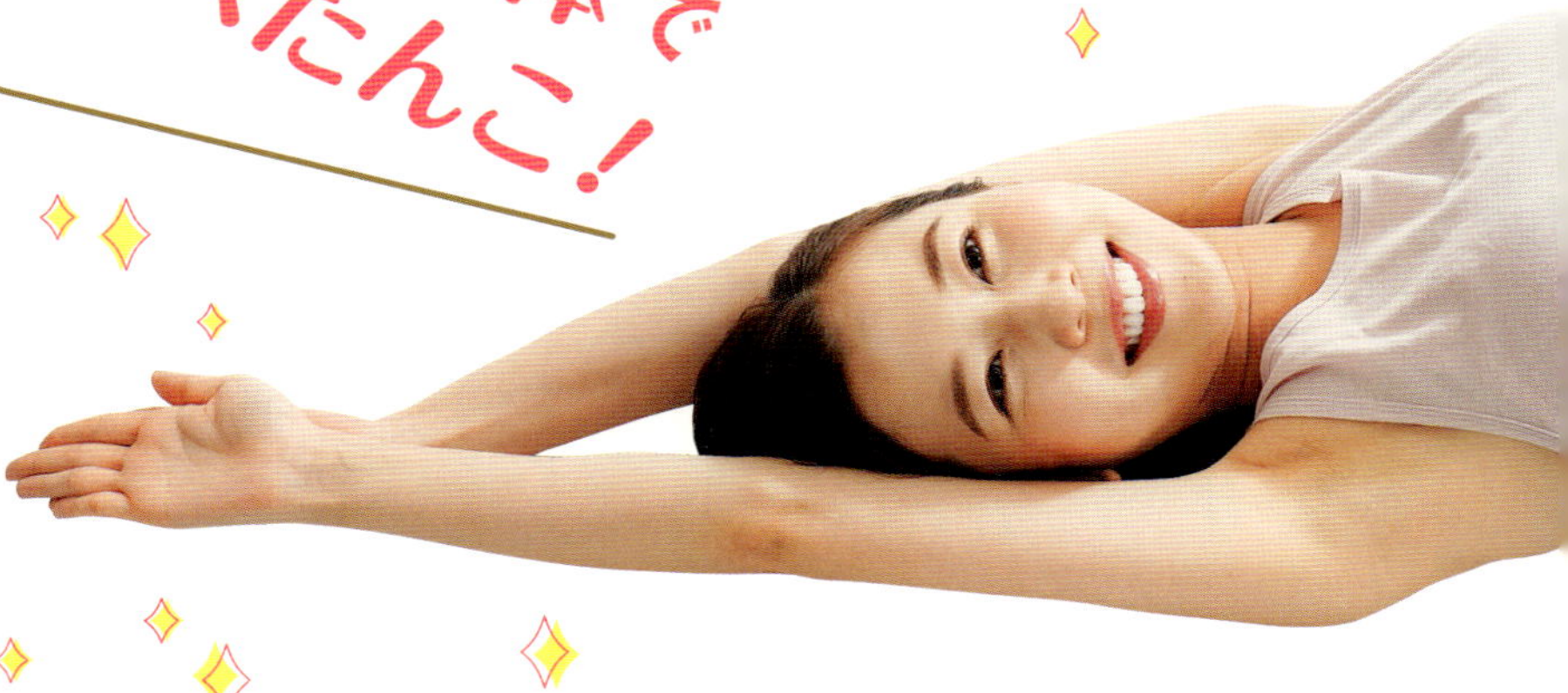

波多野賢也（はたの・けんや）

美容整体トレーナー。1968 年愛知県生まれ。豊橋市の美容整体サロン「アクアヴェーラ」代表。2002 年に開業したサロンは、骨格矯正や小顔美顔矯正が話題となり、宣伝を一切していないにもかかわらず、リピーターで予約が埋まり新規予約を受けつけられないほどの人気。保健体育教員やメディカルトレーナーを務めた経験、理学療法の知識や豊富な施術経験から生まれた独自の理論とメソッドをもとに、オリジナルの美容グッズの開発にも携わる。テレビ通販番組「ショップチャンネル」では、わかりやすい解説と説得力で商品を 1 日で 2 億円以上売り上げた記録を持つ。著書に『1 日 1 分でお腹やせ！ 下腹ぺたんこポーズ』（池田書店）などがある。

STAFF

イラスト	高村あゆみ
デザイン	KOH BODY
モデル	原田ゆか（スペースクラフト）
撮影	大崎 聡
スタイリスト	露木 藍
ヘアメイク	aco（enne）
校正	深谷美智子（le pont）
編集	青木奈保子（五月舎）
取材協力	西田和代（プロイデア オフィス） http://proidea-office.co.jp 岩田葉子　木村詩央　園 睦美
衣装協力	NERGY（ジュンカスタマーセンター）0120-298-133 P.29 スポーツブラ、タンクトップ、ショートパンツ／ P.38 タイツ／ P.62 タンクトップ、タイツ SLOLI http://jp.sloli.store P.32 スポーツブラ／ P.36 T シャツ／ P.62 スポーツブラ

1日1分
寝たまま！下腹ぺたんこポーズ

著　者　波多野賢也
発行者　池田士文
印刷所　日経印刷株式会社
製本所　日経印刷株式会社
発行所　株式会社池田書店
〒 162-0851　東京都新宿区弁天町 43 番地
電話 03-3267-6821（代）／振替 00120-9-60072

落丁・乱丁はお取り替えいたします。

ISBN978-4-262-16581-3

23041007